Hermine Heusler-Edenhuizen
Lebenserinnerungen

Hermine Heusler-Edenhuizen

Die erste deutsche Frauenärztin
Lebenserinnerungen
Im Kampf um den ärztlichen Beruf der Frau

Herausgegeben von Heyo Prahm

Mit einer „soziologischen Ortsbestimmung"
von Rosemarie Nave-Herz

Leske + Budrich, Opladen 1997

Gedruckt auf säurefreiem und altersbeständigem Papier.

Die Deutsche Bibliothek – CIP-Einheitsaufnahme
Heusler-Edenhuizen, Hermine:
Die erste deutsche Frauenärztin : Lebenserinnerungen: im Kampf um den ärztlichen Beruf der Frau / Hermine Heusler-Edenhuizen. Hrsg. Heyo Prahm. –
Opladen : Leske und Budrich, 1997

ISBN 978-3-322-92564-0   ISBN 978-3-322-92563-3 (eBook)
DOI 10.1007/978-3-322-92563-3

© 1997 Leske + Budrich, Opladen

Das Werk einschließlich aller seiner Teile ist urheberrechtlich geschützt. Jede Verwertung außerhalb der engen Grenzen des Urheberrechtsgesetzes ist ohne Zustimmung des Verlages unzulässig und strafbar. Das gilt insbesondere für Vervielfältigungen, Übersetzungen, Mikroverfilmungen und die Einspeicherung und Verarbeitung in elektronischen Systemen.

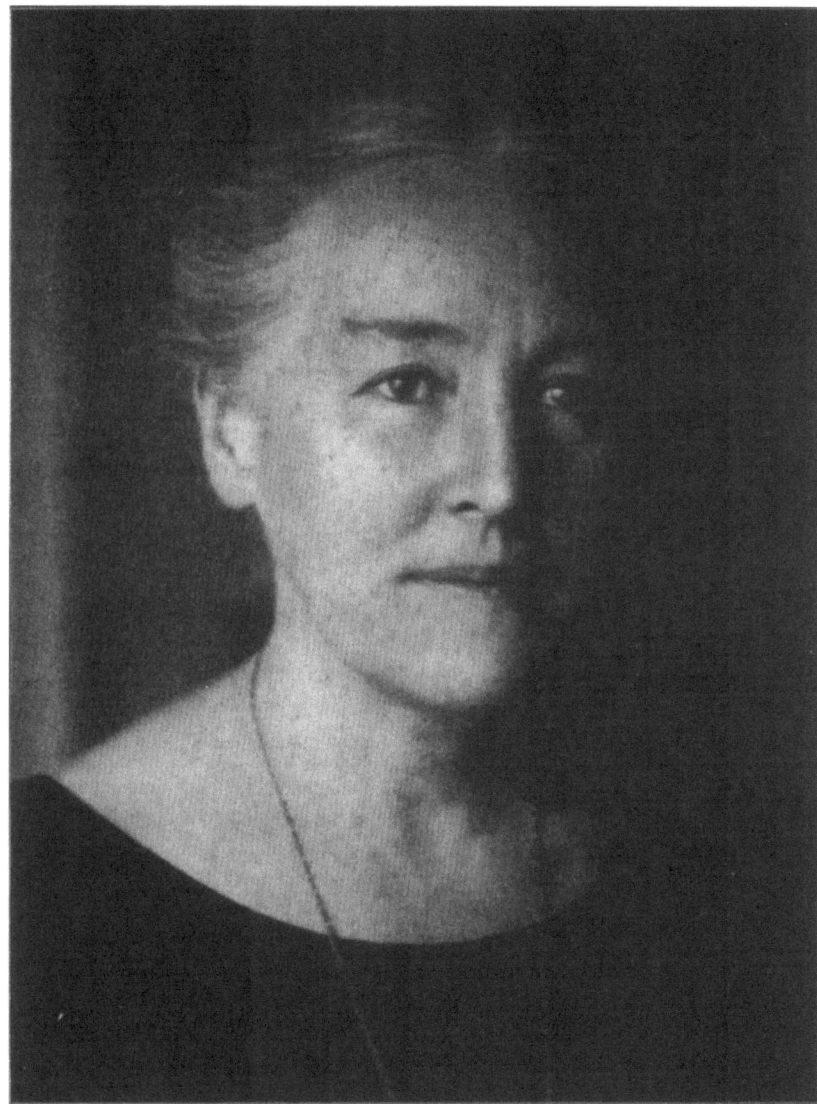

Dr. Hermine Heusler-Edenhuizen

Umseitiges Foto erschien 1931 zum 60. Geburtstag von
Dr.med. Hermine Heusler-Edenhuizen (vgl. Anm. 32 im Nachwort)

Inhalt

Vorwort von *Renate H. Häußler* 9
Vorwort des Herausgebers 11
Rosemarie Nave-Herz:
Soziologische „Ortsbestimmung" zu Hermine
Edenhuizens Ausbildungs- und Berufszeit 13

Durchbruch durch Vorurteile
Lebenserinnerungen von *Hermine Heusler-Edenhuizen* 23

I. Der Weg zum Beruf 25
Kindheit in Ostfriesland 25
Erste Schulbildung 32
„Was wir wollen" 39
Gymnasialkurs bei Helene Lange 43
Gaststudentin im Kaiserreich 48
Geschwisterschicksale 52
Semester in Zürich 54
Kämpfe um das Medizinstudium 56
„Schwester Hermine" 62
Das Kind war viel zu groß 67
Deutsche Ärztin! 70
Erste Frauenärztin Deutschlands 80

II. Beruf und Familie 87
Ehe 87
Haushalt 92
Kinder 103

III. Im Beruf 107
Niederlassung als Fachärztin 107
Ärztin für Frauen 112
Vorkriegszeit 124
1914-1918 in Berlin 126

Paragraph 218	134
Ärztin in der Weimarer Republik	142
Bund deutscher Ärztinnen	147
Hitlerzeit und wieder Krieg	151
Schlußwort	157
Biographisches Nachwort von *Heyo Prahm*	159
Verzeichnis der Schriften von *Hermine Heusler-Edenhuizen* mit Publikationen von *Otto Heusler*	183
Verzeichnis der von Hermine Edenhuizen erwähnten Namen	189
Zeittafel	192

Vorwort von Renate H. Häußler

Die Lebenserinnerungen meiner Mutter, Frau Dr. med. Hermine Heusler-Edenhuizen, zu veröffentlichen, war für mich immer eine ganz wichtige Sache. Es war ja ihr Anliegen, den kommenden Generationen eine Vorstellung davon zu vermitteln, wie beschwerlich die Anfänge waren. Die heutige Selbstverständlichkeit des Frauenstudiums und die Anerkennung der Frau als vernunftbegabtes Wesen waren seinerzeit eben keine Selbstverständlichkeit.

Ihre Erinnerungen hat sie selbst handschriftlich verfaßt. Ich bin dem Herausgeber dieses Buches, Herrn Dr. Heyo Prahm, selbst ein Mitglied der Familie Edenhuizen, zu großem Dank verpflichtet, daß er sich der Mühe unterzogen hat, die Lebenserinnerungen zur Veröffentlichung zu bringen, sogar unter weitestgehender Bewahrung des Originaltextes. Meine Bemühungen waren leider durch all die Jahre vergeblich.

Ich denke, daß sich einige der vielen Kinder, denen meine Mutter seinerzeit in diese Welt geholfen hat, und die dann auch wieder Kinder unter ihrem Beistand geboren haben, an die großartige Ärztin und Persönlichkeit erinnern und sich freuen, wieder von ihr zu hören.

Ich wünsche Herrn Dr. Prahm bei der mit großer Sorgfalt kommentierten Veröffentlichung und dem Verlag Leske + Budrich einen guten Erfolg.

Dr. med. Renate H. Häußler
geb. Heusler-Edenhuizen

Vorwort des Herausgebers

In unserer ostfriesischen Familie war die Erinnerung an die „Berliner Hermine" verblaßt. Ich selbst erinnere mich an sie aus meiner Kindheit als eine große, Respekt heischende und Ehrfurcht gebietende Tante. Sie war eine Cousine meiner Großmutter. Bei meiner Suche nach Unterlagen zur Familiengeschichte Edenhuizen bekam ich auf verwinkelten Wegen Anfang 1993 Kontakt zu Frau Dr. med. Häußler, der in der Nähe von Stuttgart lebenden Tochter. Es entwickelte sich eine intensive Zusammenarbeit mit dem Ziel, nochmals den Versuch zur Veröffentlichung der Lebenserinnerungen zu unternehmen.

Diese Lebenserinnerungen von Dr. med. Hermine Heusler-Edenhuizen (1872-1955) beschreiben den Bildungs- und Berufsweg der ersten in Deutschland ausgebildeten Frauenärztin, einer Schülerin von Helene Lange. Sie hat über viele Jahre immer wieder an diesen Erinnerungen gearbeitet. Der erste Teil scheint 1940 entstanden zu sein, ein weiterer um 1943 nach dem Tod ihres Mannes und der Schluß zwischen 1950 und 1954. Als Abschlußdatum hat sie selbst auf dem Manuskript den 26.10.1954 notiert. Sie selbst und nach ihrem Tod auch die Tochter hatten sich intensiv bei mehreren Verlagen bis gegen Ende der 50er Jahre um die Veröffentlichung bemüht, ohne Erfolg, möglicherweise in der damaligen restaurativen gesellschaftlichen Stimmung wegen ihrer klaren Ablehnung des § 218.

Der Text selbst ist unverändert und vollständig, auch die Gliederung in drei Teile war von ihr vorgegeben. Das begonnene Konzept der Zwischenüberschriften wurde vervollständigt. Dabei mußten einige Passagen sinnentsprechend umgestellt und textlich verbunden werden. Fotos und Zeitungsartikel aus der Nachlaßsammlung von Frau Häußler wurden jetzt eingearbeitet. Historische Ungenauigkeiten kommen wie in allen Memoiren auch hier vor, die atmosphärische Dichte der subjektiven Schilderung sollte jedoch nicht durch Korrekturen verändert werden. In einem biographischen Nachwort habe ich meine eigenen Kenntnisse zum Hintergrund von Hermine Edenhuizen dargestellt.

Das von Frau Häußler mir entgegengebrachte Vertrauen und die spontane Zustimmung von Frau Professor Nave-Herz haben mich zur Arbeit an diesem Buch ermutigt. Viele haben am Entstehen mitgewirkt, ihnen allen sage ich an dieser Stelle meinen herzlichen Dank, auch wenn ich sie nicht alle namentlich aufführen kann. Danken möchte ich Frau Angelika Höffner-Hain für die unermüdliche Arbeit am Computer und die Erstellung der Druckvorlage.

Eine besondere Freude ist das Erscheinen der Erinnerungen zur Ausstellung „Hundert Jahre Frauenstudium an der Universität Bonn" unter der Leitung von Frau Prof. Dr. Annette Kuhn und Priv.-Doz. Dr. Valentine Rothe, in der der Beitrag über Hermine Edenhuizen und Frida Busch von Angela Koslowski bearbeitet wird. Weiter hat die Arbeit für dieses Buch auch einen Beitrag über Hermine Edenhuizen für das „Biographische Lexikon für Ostfriesland" ermöglicht, welches von der Ostfriesischen Landschaft herausgegeben wird.

Ich persönlich freue mich, daß ich der Arbeit von Hermine Edenhuizen an ihren Lebenserinnerungen zum Erfolg der Veröffentlichung helfen konnte.

Oldenburg im Juli 1996 *Heyo Prahm*

Rosemarie Nave-Herz

Soziologische „Ortsbestimmung" zu Hermine Edenhuizens Ausbildungs- und Berufszeit

Hermine Edenhuizen (geb. 1872) war die erste in Deutschland ausgebildete Fachärztin für Frauenheilkunde und Geburtshilfe. In ihrer Zeit konnten Frauen bereits die bis dahin erkämpften Rechte durch die Erste Frauenbewegung für sich in Anspruch nehmen und – wie an ihrer Biographie abzulesen ist – für sich eine eigenständige Lebensplanung entwerfen. Voraussetzung hierfür war die eigene ökonomische Unabhängigkeit, was bei Hermine Edenhuizen der Fall war. Sie wollte unbedingt Ärztin werden, evtl. sogar gegen den Wunsch ihres Vaters mit Hilfe ihres mütterlichen Erbes. Da sie, als sie diesen Entschluß faßte, volljährig war, konnte dieser keine Einwände erheben; er – der selber von Beruf Arzt war – stimmte schließlich sogar ihren Plänen zu.

Der Lebensweg von Hermine Edenhuizen ist beispielhaft dafür, wie schwierig es für diese dritte Generation der Ersten Deutschen Frauenbewegung dennoch war, eine akademische Ausbildung zu absolvieren – trotz bereits stattgefundener Veränderungen. Aus heutiger Sicht ist es kaum zu glauben, mit welchen Problemen Hermine Edenhuizen auf ihrem langen Weg, von der Absolvierung der ersten Gymnasialkurse, geleitet von Helene Lange, über das Universitätsstudium und das Staatsexamen sowie die Promotion bis hin zur Anerkennung als Fachärztin und zur Berufsausübung, konfrontiert wurde.

Im folgenden soll kurz dargelegt werden, welche Veränderungen in Deutschland notwendig waren, ehe überhaupt eine Frau einen derartigen Berufsweg absolvieren konnte, wie ihn Hermine Edenhuizen wählte. Im Anschluß daran werden einige ausgewählte Probleme in der rechtlichen und beruflichen Lage von Frauen während der Zeit der Ausbildung und der Berufsausübung von Hermine Edenhuizen beschrieben, damit die Leserin bzw. der Leser sowohl das Allgemeine als auch das Besondere der vorliegenden Biographie erfassen kann.

I.

Gehen wir weit in die Geschichte zurück, so hat es Ärztinnen immer gegeben, sogar sehr berühmte; vielfach waren es Nonnen (z. B. St. Hildegard von Bingen) oder die sog. „weisen Frauen". Aber diese Zeiten liegen weit zurück.

Durch die langsam einsetzende Professionalisierung des Arztberufes, verbunden mit der Forderung von bestimmten formalen Bildungsabschlüssen zu seiner Ausübung, wurden Frauen zunehmend von der ärztlichen Tätigkeit ausgeschlossen und schließlich auf die unteren Positionen der „Heilberufe" verwiesen, auf den Beruf der Krankenschwester, der Hebamme, später der medizinisch-technischen Assistentin usw. Auch für andere Berufe galt diese Entwicklung, z.B. für den Lehrberuf. Noch im 18. Jahrhundert waren es häufig Witwen, die sich ihr „Brot" durch Unterhaltung einer Schreibschule verdienten (Hinz 1995: 92 ff).

Vor allem durch die Reform des Gymnasiums unter W. von Humboldt wurden Abitur und Universitätsstudium der unumgängliche Bildungsweg für Ärzte. Ab 1808 wurde in Preußen das Abitur und vier Jahre Ausbildung vorgeschrieben. Im Zuge der fortschreitenden Spezialisierung entstanden besonders im 19. Jahrhundert die einzelnen fachärztlichen Berufszweige.

Das Abitur konnten aber Frauen in jener Zeit nicht erwerben; denn der Besuch des Gymnasiums war selbst den Frauen aus den sog. höheren Schichten nicht gestattet. Diese Gruppe von Mädchen war ferner von jeder Art von Erwerbstätigkeit und jeder Art von körperlicher Arbeit ausgeschlossen. Sie durften allerhöchstens die sog. „höheren Töchterschulen" (zumeist privater Art) besuchen. Ihr Bildungsziel war es, Mädchen auf ihre zukünftige Rolle als Gesellschafterin des Mannes, als Hausfrau und Mutter vorzubereiten und „weibliche Eigenschaften" zu fördern. Die Pädagogen jener Zeit formulierten den Zweck dieser Institutionen mit folgenden Worten: „sie dienen dazu, dem Weibe eine der Geistesbildung des Mannes in der Allgemeinheit der Art und der Interessen ebenbürtige Bildung zu ermöglichen, damit der deutsche Mann nicht durch die geistige Kurzsichtigkeit, durch Engherzigkeit seiner Frau an dem häuslichen Herde gelangweilt und in seiner Hingabe an höhere Interessen gelähmt werde, daß vielmehr das Weib mit Verständnis diesen Interessen und der Wärme des Gefühls für dieselben zur Seite stehe" (zit. in: Koepcke 1973: 48).

Das Wort „höhere" Töchterschule bezog sich im übrigen nicht auf ein höheres Bildungsniveau, sondern lediglich auf die soziale Herkunft ihrer Schülerinnen. Diese schulische Unterweisung endete mit dem 14. Lebensjahr. Zuweilen erhielten sie danach noch zwei Jahre Privatunterricht in Gruppen oder einzeln, nämlich Konversations-, Klavier-, Gesangs- oder Malunterricht oder wurden in familienartige Pensionate geschickt, die die Kenntnisse der jungen Frauen, vor allem in deutscher Literatur, Mythologie, Französisch, Geschichte, Erdkunde und Religion, ergänzen sollten (Zinnecker 1973: 57ff.; Tornieporth 1977: 47ff.). Die anschließende „Wartezeit" bis zur – erhofften und ersehnten – Hochzeit wurde mit Näh- und Stickarbeiten, insbesondere auch mit der mühsamen Perlen- und Petit-Point-Stickerei, Klavierspielen, Malen oder anderen Beschäftigungen sowie mit gesellschaftlichen Ereignissen wie Theater- und Konzertbesuchen, Bällen, Tee-Einladungen usw. verbracht.

Eheschließungsgrund sollte zwar einzig die „liebevolle Zuwendung" der Ehepartner sein, de facto mußte aber an eine ökonomische Versorgung der Töchter gedacht werden. Die „Wartezeit" war deshalb keineswegs für alle jungen Frauen eine frohe, unbeschwerte Phase, sondern Enttäuschungen, sowie Sorge und Angst, keinen Heiratsantrag zu erhalten, bestimmten den Alltag mancher Mädchen. Denn die Frauen, die unverheiratet blieben, hatten ein doppelt schweres Los: sie galten vom „eigentlichen" Frau-Sein ausgeschlossen und fielen außerdem ihrer Familie zumeist ökonomisch und „auch sonst" zur Last. Allein der Beruf der Gouvernante bzw. Erzieherin oder der Gesellschafterin stand ihnen offen. Beide Positionen waren schlecht bezahlt und bedeuteten eine Zwitterstellung zwischen Familienangehörigkeit und Dienstboten-Dasein. Seit Mitte des vorigen Jahrhunderts konnten sie auch den Lehrerinnenberuf ergreifen, wobei sie aber zunächst nur als Hilfskraft für den Lehrer eingestellt wurden. Doch selbst dieser einzige Beruf für bürgerliche Frauen in jener Zeit war überfüllt, so daß Wartezeiten oder Vertretungspositionen die Regel waren (vgl. hierzu ausführlicher Braun 1901/1979: 117; Nave-Herz 1977). Es ist deshalb nicht erstaunlich, daß aus dieser Gruppe von Frauen die Erste Bürgerliche Frauenbewegung entstand, mit ihrer Forderung auf Recht zur Erwerbsarbeit und zur qualifizierten Berufsausbildung, um ökonomisch und damit familienmäßig unabhängig in einem sinnvollen Dasein leben zu können.

Die Frauenbewegung jener Zeit ging hervor aus dem freiheitlich gesinnten deutschen Bürgertum, das wiederum in seinem Fühlen und Denken, in seiner gesamten Lebensführung geprägt war von dem Gedankengut des deutschen Idealismus und der Romantik (vgl. Nave-Herz 1996).

Als Gründerin der Deutschen Frauenbewegung gilt Louise Otto-Peters (1819-1895). Sie war, wie auch andere Frauen in jener Zeit, an den politischen Auseinandersetzungen, ausgelöst durch die 1848er Revolution, besonders interessiert und von den Ideen jener Epoche von Freiheit, Gleichheit, Selbständigkeit ganz erfaßt worden. 1843 betonte sie – und wie aktuell klingen ihre Worte noch heute –: „Die Teilnahme der Frauen an den Interessen des Staates ist nicht ein Recht, sondern eine Pflicht" (Bäumer 1950: 332). Indem sie sich für bestimmte gesamtgesellschaftliche Veränderungen einsetzte, wurde ihr die Diskrepanz zwischen den allgemeinen politischen Forderungen und der besonderen Lage der weiblichen Bevölkerung offenkundig. Louise Otto-Peters, überhaupt die erste Generation der Frauenbewegung, so auch Alice Schmidt (1833 - 1903), Henriette Goldschmidt (1825 - 1920) und andere, glaubten, ihr Ziel, den Frauen „Selbständigkeit" und „Mündigkeit" zu erkämpfen, nur über das Recht auf Bildung und Arbeit zu erreichen. Dabei sollte das „Recht auf Bildung" – wie bereits betont – gleichzeitig den Frauen eine selbständige materielle Existenzmöglichkeit bieten. Sie setzten sich explizit für die Töchter der bürgerlichen Familien ein; denn die Mädchen und Frauen der Arbeiterschicht waren aus wirtschaftlicher Not in jener Zeit zu arbeiten gewzungen, unter z.T. sehr schweren Arbeitsbedingungen und langen Arbeitszeiten.

1865 schlossen sich erstmals in der deutschen Geschichte Frauen zusammen, um sich für die Anliegen der weiblichen Bevölkerung einzusetzen. Louise Otto-Peters und ein Hauptmann a.D., A. Korn, der sich für die Belange der Frauen energisch öffentlich eingesetzt hatte, luden vom 16. bis 19. Oktober 1865, den Gedenktagen der Völkerschlacht, zur Ersten Frauenkonferenz Deutschlands ein. Zum ersten Mal leitete eine Frau eine große öffentliche Versammlung (Bäumer 1901:50). Im Rahmen dieser Konferenz wurde der „Allgemeine Deutsche Frauenverein" gegründet. Erste Vorsitzende wurde Louise Otto-Peters, zweite Vorsitzende Auguste Schmidt. Mit der Gründung dieses Vereins begann in Deutschland die organisierte Frauenbewegung.

In der zweiten Hälfte des 19. Jahrhunderts verbesserte sich die berufliche Lage von Frauen. Diese Entwicklung war einerseits ausgelöst worden durch die Erste Frauenbewegung, indem sie durch „Frauenerwerbsvereine" sich für eine weitere berufliche Ausbildung im Anschluß an die höheren Töchterschulen eingesetzt hatte. Andererseits wurden in jener Zeit Handels-, Gewerbe- und Sekretärinnenschulen, Kindergärtnerinnenseminare, Haushaltungsschulen u. a. m. errichtet, als Reaktion auf die Ausweitung des Dienstleistungssektors mit seinem Anstieg an kaufmännischen Tätigkeiten und technischen Assistentinnenberufen und mit dem Ausbau des Bahn-, Post- und Fernmeldewesens mit entsprechenden Berufspositionen, zu denen Frauen ab 1873 zugelassen wurden. Von den höheren Berufspositionen und dem höheren Schulwesen blieben die Frauen jedoch weiterhin ausgeschlossen.

1888 – also als Hermine Edenhuizen 16 Jahre alt war – kam es zur Gründung des Frauenvereins „Reform", der sich explizit für die Errichtung von Mädchengymnasien und für die Öffnung der Universitäten für Frauen einsetzen wollte. Eine eingereichte Petition auf Zulassung des weiblichen Geschlechts zur „Maturitätsprüfung" (heute Abitur genannt) und zum Universitätsstudium blieb jedoch ohne Erfolg.

Erst Helene Lange, zugehörig zur zweiten Generation der Ersten Frauenbewegung, gelang es 1889 Realkurse für Schülerinnen einzurichten. Aber eine 1891 eingereichte Massenpetition um Zulassung von Frauen zum ärztlichen Studium – erneut 1892 – waren ebenfalls erfolglos. In diesem Jahr, 1892, wurden endlich Mädchen in Preußen (und bald danach im ganzen Deutschen Reich) wenigstens zur Reifeprüfung an öffentlichen Jungen-Gymnasien zugelassen und eine Neuordnung des höheren Mädchenschulwesens durchgeführt, weswegen es Helene Lange ein Jahr später (1893) gelang, ihre Realkurse in Gymnasialkurse mit dem Ziel der Reifeprüfung umzuwandeln. Eine Studienmöglichkeit gab es für Frauen aber in jener Zeit immer noch nicht.

Die 1893 wiederum eingereichte Petition mit 60.000 Unterschriften zum Frauenstudium wurde wiederum abgelehnt, nicht anderes geschah dies 1894 (und das war schon die fünfte Petition in dieser Sache).

1896 bestanden die ersten sechs Abiturientinnen in Berlin als Externe die Reifeprüfung, ein anschließendes Studium mit Abschlußexamen war in Deutschland immer noch nicht möglich, sondern nur im Ausland (Schweiz). Voraussetzung für den Schulerfolg waren sehr engagierte Lehrer, die den Unterricht nebenamtlich am Nachmittag erteilten, ferner die geringe Schülerinnenzahl pro Klasse und die hohe Eigeninitiative der jungen Frauen, gekoppelt mit sehr viel Selbststudium. Ferner stand jede dieser ersten Schülerinnen bzw. Abiturientinnen auf dem Prüfstand für ihr ganzes Geschlecht und mußte zudem festzementierte Vorurteile widerlegen (Gerhard 1995: 156).

II.

Ab 1894 besuchte auch Hermine Edenhuizen die Kurse von Helene Lange, die sie mit Erfolg abschloß. Ihre Begegnung it der um 24 Jahre Älteren war – wie die vorliegende Biographie beweist – von großer Bedeutung für ihren weiteren Lebensweg. Beide Frauen stammten im übrigen aus der gleichen Region in Norddeutschland (Oldenburg und Emden) und hatten ähnliche Familienschicksale erlebt, nämlich den Tod der Mutter im Kindesalter; die Väter heirateten nicht wieder, und damit wurden „Hausdamen" für sie verantwortlich, und zu einer – nicht im Haushalt wohnenden kinderlosen – Tante hatten sie eine besondere, auch emotionale Beziehung.

Nach Ablegung der Reifeprüfung (1898) konnte Hermine Edenhuizen in Deutschland mit einem Studium beginnen; denn ab 1895/96 nahmen die Universitäten Göttingen und Berlin Frauen als Gasthörerinnen auf, deren Zulassung jedoch von der Erlaubnis des jeweiligen Dozenten und der Genehmigung des Unterrichtsministers abhängig war. Hermine Edenhuizen erhielt die Zulassung zum Medizinstudium, obwohl gerade der Widerstand gegen das Frauenstudium von seiten der medizinischen Fakultäten am anhaltendsten war. Die Professoren sorgten sich nämlich „um Sitte und Anstand der Männer und das Schamgefühl der Frauen, wenn sie in Hör- und Seziersälen zusammenkämen (und) sie fürchteten ... (sich) vor weiblicher Konkurrenz" (Gerhard 1995: 160).

Hermine Edenhuizen war also nicht nur die erste in Deutschland ausgebildete Fachärztin, sondern auch eine der ersten Studentinnen an den deutschen Universitäten.

Die Sondergenehmigungen für Studentinnen wurden erst mit bzw. nach der Jahrhundertwende überflüssig; denn das lang erkämpfte Immatrikulationsrecht erhielten die Frauen schließlich zunächst in Baden (1900), dann in Bayern (1903), Württemberg (1904), Sachsen (1906), Thüringen (1907), Hessen (1908), Preußen (1908), Elsaß-Lothringen (1908), Mecklenburg (1909). Erst 1920 wurde Frauen das Recht zur Habilitation zugestanden (Nave-Herz 1996).

Als sich Hermine Edenhuizen 1909 zunächst in Köln, dann in Berlin niederließ, hatten praktizierende Ärztinnen „Seltenheitswert" und die wenigen hatten noch in der Schweiz studiert.

Die in jener Zeit herrschende, für uns kaum verstehbare Prüderie – vor allem im Bürgertum – kam Hermine Edenhuizen als niedergelassener Ärztin insofern zugute, da viele Frauen und vor allem gerade auch ihre Ehemänner gynäkologische Untersuchungen lieber durch eine Ärztin vornehmen lassen wollten. Den männlichen Ärzten wurde damals empfohlen, Untersuchungen von Patientinnen stets nur in Gegenwart ihrer Mütter oder Ehemänner vorzunehmen.

Wenn Hermine Edenhuizen als Fachärztin in jener Zeit zwar tätig sein konnte, vom aktiven und passiven Wahlrecht war sie noch ausgeschlossen. Denn, obwohl den jungen Frauen endlich die gleichen Bildungschancen wie den Jungen eingeräumt worden waren, und eine Minorität diese auch in Anspruch nahm und Frauen akademische Berufe bekleideten, waren sie von der politischen Teilnahmne am Staat weiterhin ausgegrenzt. Erst nach dem Ersten Weltkrieg (1918) wurde ihnen das Wahlrecht eingeräumt.

Diese dritte Generation der Ersten Frauenbewegung – und so auch Hermine Edenhuizen – war in ihrer Haltung noch ganz geprägt von der Denkweise der Gründerinnen: vornehmlich durch Pflichterfüllung sollte bewiesen werden, daß die Frauen würdig und fähig seien, weitere Pflichten und damit verbundene Rechte zu übernehmen. „Arbeit – Leistung – Pflichterfüllung standen immer an erster Stelle, die Forderung eines Rechts weit ab an zweiter, wenn ihm nicht ganz die Qualität einer „Belohnung" beigelegt wurde" (von Zahn-Harnack 1928: 22).

1912 heiratete Hermine Edenhuizen. Eine Eheschließung konnte damals für berufstätige und vermögende Frauen ein Rückschritt in die Unselbständigkeit bedeuten. Das Eherecht war nämlich in jener Zeit besonders frauenfeindlich, das mit der Verabschiedung des BGBs im Jahre 1900 für das gesamte Deutsche Reich festgeschrieben worden war. Die zuvor gegebene Rechtslandschaft im Kaiserreich müssen wir uns „wie einen bunten Flickenteppich vorstellen, in dem sich die verschiedenen Rechtsgebiete und Rechtsgewohnheiten je nach früheren Ländergrenzen und Staatsgewalten überlagerten und mischten, und wer zu seinem Recht kommen wollte, mußte oftmals erst gerichtlich klären lassen, welches Recht denn nun anwendbar war" (Gerhard 1995: 127).

Trotz aller Proteste der verschiedensten Gruppierungen innerhalb der Ersten Frauenbewegung wurden auf juristischer Ebene mit Einführung des BGBs keine Veränderungen zugunsten der Frauen aufgenommen, sondern ihre „Unmündigkeit" sogar noch vergrößert. Die in Zürich promovierte Juristin Anita Augspurg rief sogar nach Inkrafttreten des BGBs zum „Eheboykott" auf und setzte sich damit einer Lawine von Diffamierungen aus: „Für eine Frau von Selbstachtung, welche die gesetzlichen Wirkungen der bürgerlichen Eheschließung kennt, ist es nach meiner Überzeugung unmöglich, eine legitime Ehe einzugehen; ihr Selbsterhaltungstrieb, die Achtung vor sich selbst und ihr Anspruch auf Achtung ihres Mannes, läßt ihr nur die Möglichkeit einer freien Ehe offen" (Augspurg 1905: 81). Verteidigt wurde das Recht z.B. mit folgendem Argument: „Aber weil dieses Leben ein gemeinschaftliches ist und sein soll, muß bei Meinungsverschiedenheiten die Stimme eines der Gatten den Ausschlag geben und dies kann nach der natürlichen Ordnung des Verhältnisses nur die des Mannes sein" (Planck, zit. bei Gerhard 1995: 64).

Das BGB schrieb fest, daß mit der Eheschließung die Frau nicht nur den Nachnamen ihres Mannes zu führen hatte, sondern er bestimmte auch den Wohnort. Ferner wurden die Verwaltungs- und Nutznießungsrechte des Mannes am Vermögen seiner Frau noch erweitert; konkret: sobald eine Frau heiratete, verlor sie die Verfügung über ihr eigenes Vermögen. War sie erwerbstätig, blieb ihr Lohn zwar ihr Eigentum, aber der Ehemann konnte jederzeit ohne ihre Zustimmung, sogar ohne ihr Wissen, ihr Arbeitsverhältnis kündigen. Nur ein privater Ehevertrag, abgeschlossen vor der Heirat, konnte die Frauen vor diesen Gesetzen schützen, was Hermine Edenhuizen auf Anraten von Helene Lange getan hat.

Um die Jahrhundertwende und vor allem dann in den 20er Jahren dieses Jahrhunderts hatte die Erwerbstätigkeit bei unverheirateten Frauen in allen Schichten langsam Anerkennung gefunden, aber nicht diejenigen von verheirateten Frauen und Müttern. Nach der Eheschließung schieden die Frauen allgemein aus dem Erwerbsleben aus; es sei denn, die wirtschaftlichen Verhältnisse zwangen die Frauen zur Weiterarbeit. Dennoch blieben in jener Zeit, wenn auch sehr selten, einige besser ausgebildete Frauen – und so auch Hermine Edenhuizen – nicht aus finanziellen Gründen, sondern wegen ihrer hohen Berufsmotivation nach der Eheschließung erwerbstätig. Selbst nach Gründung einer Familie führte sie ihre gynäkologische Praxis in gleichem Umfang weiter. Sie versuchte, Familienpflichten und volle Erwerbstätigkeit zu vereinbaren und war somit ihrer Zeit weit voraus.

Die Einstellung zur mütterlichen Erwerbstätigkeit war in der Ersten Deutschen Frauenbewegung unterschiedlich. Die Mehrzahl der Mitglieder lehnte eine Berufstätigkeit von Müttern ab und nur wenige Befürworterinnen gab es. Agnes Zahn-Harnack, zu jener Zeit die erste Vorsitzende des Bundes Deutscher Frauenvereine, versuchte, eine vermittelnde Haltung einzunehmen. Sie schrieb: „Der einzelnen Persönlichkeit muß die Freiheit gegeben werden, nach dem Maß ihrer Kräfte oder nach innerster Überzeugung, Beruf mit Ehe und Mutterschaft zu vereinigen, und es wird immer Frauen geben, die körperlich so kräftig und seelisch so reich sind, daß sie das Recht haben, eine doppelte Last auf sich zu nehmen. Bei der großen Mehrzahl der Frauen aber wird man in zahlreichen Berufen sagen müssen, daß sie besser unverheiratet bleiben. Dazu ist jedoch unbedingt erforderlich, daß es der Frauenbewegung gelingt, der unverheirateten Frau sozial und gesellschaftlich eine ganz andere Stellung zu verschaffen, als sie sie heute noch in vielen Kreisen hat. Und es gehört weiter dazu, daß die unverheiratete Frau in ihrem Beruf auch wirklich den Mittelpunkt und die Kraftquelle ihres Lebens sieht. Es kommt uns bei dieser Betrachtung der Gedanke, wie lebensklug die katholische Kirche ist, wenn sie der Jungfräulichkeit, sei es auch aus Gründen, die sich nicht rechtfertigen lassen, eine besonders bevorzugte Stellung gibt. Wir brauchen im Aufbau unserer Gesellschaft unverheiratete, durch keine Rücksicht auf Haus und Familie gebundene Frauen (und auch Männer, aber das erst in zweiter Linie), die sich einer Sache ganz widmen können und die Erfahrung gemacht haben, daß sachliche Arbeit ein Leben beglückend füllen und tragen kann. Dazu gehört allerdings eine neue Einstellung in der Erziehung auf den Beruf, in den die Frau nicht einsteigen soll wie in einen Eisenbahnzug, mit der Absicht, ihn bei der nächsten Haltestelle wieder zu verlassen, sondern in den man einziehen soll, wie in ein Haus, in dem man wohnt und das man mit seiner Persönlichkeit ganz erfüllen und durchdringen will. Das ist mehr als eine Tugend machen aus der Not, in der die junge Frauengeneration heute stärker denn je steht; es ist der Anfang einer neuen Berufsethik, zu der wir den Weg suchen müssen" (von Zahn-Harnack 1928: 75 ff.).

Dieser Ethik fühlte sich auch Hermine Edenhuizen in ganz besonderem Maße verpflichtet. Sie und die wenigen anderen erwerbstätigen Familienfrauen ihrer Generation, die den Kampf gegen hartnäckige und biologistisch begründete Vorurteile auf sich nahmen, waren Wegbereiterinnen für die Anerkennung eines anderen Frauenbildes und Familienmodells, das erst in jüngster Zeit langsam Geltung findet.

Mit der Weimarer Republik erhielten die Frauen endlich wenigstens formal die Gleichberechtigung. Dieser Erfolg ist einerseits auf die organisierte Frauenbewegung zurückzuführen, aber andererseits waren auch mitverursachende Faktoren: die wirtschaftliche Entwicklung, die gesamtpolitische Situation (vornehmlich der erste Weltkrieg zeigte das Angewiesensein auf Frauen) und ideelle Veränderungen, nämlich, daß sich die Idee von Gleichheit, Mündigkeit und Selbständigkeit der Menschen in immer breiteren Kreisen durchsetzte. Dennoch: ohne Zusammenschluß von gleichgesinnten Frauen, ohne ihr Durchstehvermögen, trotz Spott, Hohn und der stärksten gegen sie gerichteten Waffe: das Lächerlichmachen, ohne ihre immer wieder erneut in der Öffentlichkeit vorgetragene Forderung nach Gleichberechtigung (trotz vieler

Niederlagen) und ohne die – wenn auch wenigen – Vorbilder von berufsengagierten, bewußt gegen die Vorurteile kämpfenden Frauen – wie Hermine Edenhuizen – wäre ein Wandel vermutlich nie ausgelöst worden.

Literatur

Augspurg, A. (1905): Ein typischer Fall der Gegenwart. In: Die Frauenbewegung 11, S. 81 - 82.

Bäumer, G. (1950): Gestalt und Wandel – Frauenbildnisse. Berlin.

Braun, L. (1979): Die Frauenfrage – ihre geschichtliche Entwicklung und ihre wirtschaftliche Seite (Erstausgabe: 1901). Berlin.

Gerhard, U. (1995): Unerhört – Die Geschichte der Deutschen Frauenbewegung. Reinbek b. Hamburg.

Gerhard, U. (1995): Frauenbewegung und Ehekritik – Der Beitrag der Frauenbewegung zu sozialem Wandel. In: B. Nauck/C. Onnen-Isemann: Familie im Brennpunkt von Wissenschaft und Forschung. Neuwied, S. 59 - 71.

Hinz, R. (1995): Lehrerinnen im Bildungsauftrag des frühen 19. Jahrhunders. In: H. Fleßner (Hg.): Aufbrüche – Anstöße; Frauenforschung in der Erziehungswissenschaft. Oldenburg, S. 79 - 113.

Koepcke, C. (1973): Die Frau und die Gesellschaft. München.

Möhrmann, R. (1978): Frauenemanzipation im deutschen Vormärz – Texte und Dokumente. Stuttgart

Nave-Herz, R. (1977): Die Rolle des Lehrers. Neuwied.

Nave-Herz, R. (1996): Die Geschichte der Frauenbewegung in Deutschland, 5. Aufl., Hannover.

Otto-Peters, L. (1890): Das Vierteljahrhundert des Allgemeinen Deutschen Frauenvereins. Leipzig.

Torniporth, G. (1977): Studien zur Frauenbildung. Weinheim.

Twellmann, M. (1972): Die deutsche Frauenbewegung – Ihre Anfänge und erste Entwicklung, 1843 - 1889. Meisenheim.

Zahn-Harnack, A. von (1928): Die Frauenbewegung – Geschichte, Probleme, Ziele. Berlin.

Zinnecker, J. (1973): Sozialgeschichte der Mädchenbildung. Weinheim.

**Durchbruch
durch Vorurteile**

im Kampf um den ärztlichen Beruf der Frau.

Lebenserinnerungen
von
Dr. med. Hermine Heusler-Edenhuizen
Fachärztin für Frauenkrankheiten und Geburtshilfe

Der Weg zum Beruf

Kindheit in Ostfriesland

Fern von jeglichem Einfluß frauenrechtlicher Ideen bin ich in einem kleinen ostfriesischen Dorf, Pewsum bei Emden, aufgewachsen, nahe dem Dollart. Das Dorf hatte damals siebenhundert Einwohner und liegt, wie alle ostfriesischen Dörfer dieser Gegend, auf einer Warft. Das ist eine breite hügelartige Erhöhung mitten in dem absolut flachen Land, die künstlich angelegt worden ist, um die Siedlung vor Überschwemmungen zu schützen, falls der Deich, der das ganze Land umgibt, dem Druck einer Springflut oder eines schweren Sturmes nicht standhalten sollte. Auf der Höhe der Warft steht die Kirche, neben ihr der Glockenturm für sich, beide vom Friedhof umgeben, an den sich dann die Häuser anschließen.

Nach Erzählungen ist der letzte Deichbruch im Jahre 1825 gewesen. Seither haben die Deiche gehalten; aber die Mär von dem Schrecken eines Deichbruchs ging in meiner Jugend noch stark um, und wir Kinder hörten mit leisem Schaudern davon erzählen. Wir hatten viel Sturm. Er toste und brauste um das einzeln stehende Haus mit seinen hohen Bäumen. Für gewöhnlich liebten wir ihn und kämpften und spielten mit ihm; nur wenn er des Nachts gar zu scharf an allem rüttelte und die Bäume ächzten, haben wir Angst gehabt.

Mein Vater war in diesem Dorf ein gesuchter Landarzt. Sein Vater, in einem kleinen ostfriesischen Dorf Pastor, oder besser „Domine in Kark", wie zu der Zeit auch bei uns die noch holländisch predigenden Pastöre genannt wurden, war ein rein geistig eingestellter Mann gewesen, ohne Sinn für die Realitäten des Lebens und hatte deshalb auch keine irdischen Güter gesammelt. Er schrieb 1835, in demselben Jahr, in dem David Friedrich Strauß „Das Leben Jesu" herausbrachte, ein streng orthodoxes Buch über die „Prädestination" und gebrauchte dazu mangels erreichbarer Bibliothek „das Konversationslexikon" als Quelle. Soweit er nicht schrieb und studierte, ging er mit seinem „Boekje" (Büchelchen) durch das Dorf, die kranken Gemeindemitglieder zu kurieren. Nach den Ländereien aber, die damals den Geistlichen an Stelle baren Gehalts zur Herausarbeitung ihres Lebensunterhaltes

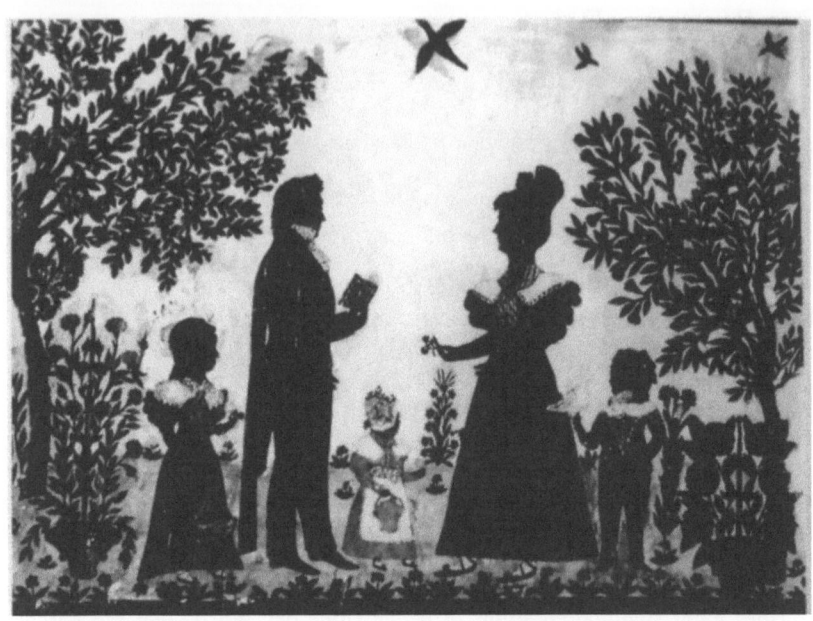

Die Großeltern Edenhuizen 1839 mit den drei ältesten Kindern. Links Hilderina, die spätere „Märchentante", rechts Martin, der Vater von Hermine Edenhuizen; der Pastor mit der typischen Schleppe. Biedermeierlicher Scherenschnitt in der Mode des aufstrebenden Bürgertums von Caspar Dilly (vgl. Nachwort Anm. 5).

überlassen wurden, sah er sich kaum um; diese zu reale Arbeit überließ er seinem Vertrauensmann, der ihn so stark übervorteilte, daß die Familie immer arm und oft in bitterer Not war. Man erzählte sich, es sei oft nicht genug Geld genug dagewesen, um zerschlagene Fensterscheiben zu erneuern, obgleich sie klein waren, und deshalb hätten in der Pastorei viele Fenster Holzscheiben getragen. Nichtsdestoweniger war der Herr Pastor zu Hause der Domine. Seine Kinder durften in seiner Nähe überhaupt nicht sprechen und versanken in Demut vor ihm, erheblich mehr noch als wir vor unserem Vater. Indes muß der Großvater einen von uns nicht mehr feststellbaren Persönlichkeitswert gehabt haben, denn seine Kinder sprachen bis in ihr hohes Alter hinein stets nur mit großer Hochachtung von ihm, und auch in der Gemeinde wurde ihm Jahrzehnte hindurch ein dankbares Andenken bewahrt. Wir Enkelkinder haben ihn nicht mehr gekannt.

Wir sieben Kinder verloren im frühen Alter von zwölf bis zu einem Jahr die Mutter und teilten dann das schwere Schicksal der meisten mutterlosen Kinder, ohne Liebe und Zärtlichkeit groß zu werden. Die langjährige Hausdame haben wir teils gehaßt und teils verachtet. Sie war unfähig, uns lebhaf-

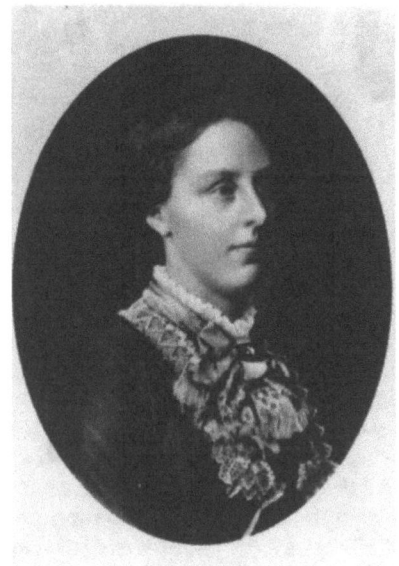 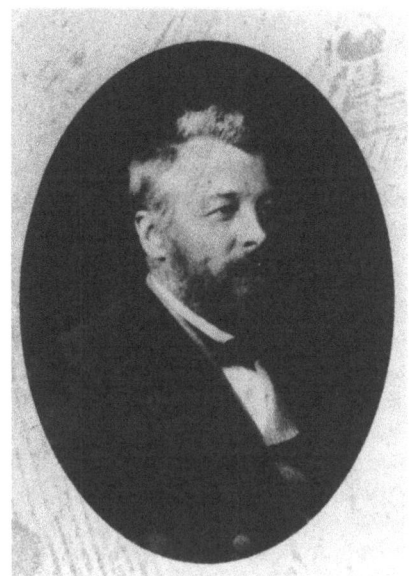

Aafke Dieken　　　　　　　　Dr. Martin Edenhuizen
Die Eltern ca. 1867

te Kinder zu erziehen und stellte sich zwischen uns und den Vater, indem sie bei eigenem Versagen drohte, den Vater zu schweren Strafen zu veranlassen. Obgleich es niemals zu dieser Bestrafung kam, hatten wir doch Angst davor, wagten aber auch nicht, uns bei dem Vater über sie zu beklagen. Wir waren in zu großem Respekt vor ihm erzogen, und dann war er auch in seiner Trauer um die Mutter so ernst, daß wir Scheu hatten, ihn zu stören. Wir wußten, daß er manchmal nachts zum Friedhof ging, hörten, daß er das Grab der Mutter nach Jahresfrist wieder hatte öffnen lassen und, als er den Sarg im Wasser schwimmend fand, wie das unsere tiefliegende Gegend mit sich bringt, eine neue Gruft hatte bauen lassen mit meterdicken Wänden. Als wir größer waren, nahm er uns Kinder mit in diese unheimliche Gruft, die uns schreckliches Grauen einflößte. Aus gesunder Abwehr heraus ist es mir meistens gelungen, mich in letzter Minute unauffindbar zu verstecken.

Die gleiche schwere Friesenart ließ ihn uns Kinder drei Jahre lang Trauer tragen, wodurch wir in eine Gemütsrichtung hineingerieten, daß wir empört waren, als man uns nachher wieder bunte Sachen anziehen wollte. Während dieser dreijährigen Trauerzeit haben wir auch keine Weihnachtsfeier gehabt. Erst als im vierten Jahr mein Bruder und ich uns heimlich aus dem Garten eine Tanne holten, kam der Vater zur Besinnung.

Ich habe mir in späteren Jahren oft überlegt, wie es möglich war, daß er als Arzt und als kluger, gütiger Mensch die Kindergemüter so schwer belasten konnte und fand eine Erklärung nur in der damaligen Einstellung zu Kindern überhaupt, als ob sie bis zur Reife nur spielten und träumten und das Leben noch nicht recht an sich auswirken lassen konnten. Die Kinder jener Zeit wurden auf dem Lande nicht ernst genommen und beiseite geschoben, besonders noch, wenn so viele da waren. Kinderpsychologie, wie wir sie heute kennen, war noch ein unbekanntes Thema.

So auf uns selbst angewiesen, trugen wir sieben Kinder unser Leid für uns und sorgten früh eins für das andere. Wir machten aus der Mutter eine „Heilige", von der wir nur untereinander sprachen und dann auch nur leise. Mit anderen von ihr zu reden, erregte uns so sehr, daß wir darauf nicht antworteten, wie wir auch Photographien von ihr, die man uns zeigen wollte, schnell fortlegten. Das haben der Vater und die Verwandten nicht verstanden. Sie waren der Meinung, wir hätten die Abgeschiedene schon vergessen! – Würde die Mutter die Seelen der Kinder besser erfaßt haben? Wir haben es geglaubt und uns deshalb noch in einem Alter nach ihr gesehnt, in dem andere Kinder sich von ihr lösen. In späteren Jahren habe ich die Erfahrung gemacht, daß dieses Seelenschicksal mutterloser Kinder wohl meistens das gleiche ist. So oft ich mutterlos aufgewachsene Frauen traf, schütteten wir uns in sofortigem Kontakt unser Herz aus. Das Leid war immer dasselbe.

Große Lebensverhältnisse in Gestalt eines weitläufigen Gartens mit vielen Spiel- und Naschgelegenheiten, eines geräumigen Hauses mit eigenen Zimmern für uns und einer Scheune für Vaters Wagenpferde und unser Ziegenfuhrwerk, ließen uns trotz allem froh sein. Wir lebten die meiste Zeit im Freien und sind wohl dadurch körperlich gesund und kräftig geworden. Psychisch haben wir alle gelitten; wir waren erregte Kinder und nahmen das Leben frühzeitig schwer.

In der Verwandschaft war nur eine Tante, die älteste Schwester unseres Vaters, die sich unserer warm annahm. Sie war selbst kinderlos und hatte einen kranken Mann. Zu ihr pilgerten wir in allen Ferien gleich am ersten Tage, um am letzten weinend wieder nach Hause zu gehen. Diese Tante hatte eine wundervolle Art, die Umwelt märchenhaft zu beseelen. Sie erzählte uns, was ihr die Vögel aus fernen Ländern berichtet hätten, die Schwalben besonders bei der Abreise und bei der Wiederkehr, erzählte uns, was ihr die Pferde und Kühe im Stall ausgeplaudert hätten – ja sogar die toten Gegenstände ließ sie reden. Alles um sie herum war belebt und beseelt. Wenn wir dann manchmal einwarfen, ein Bild zum Beispiel könne doch nicht sprechen, dann sah sie uns mit großen Augen lachend an, drohte mit dem Finger und meinte: „Ihr müßt nur ordentlich hinhören!" Und sogleich glaubten wir wieder. – Wir durften bei ihr tun, was wir wollten, und durften auch bestimmen, was gegessen werden sollte. Es ging alles nach unseren Wünschen; nur mußten wir Mädchen jeden Tag eine bestimmte Anzahl Runden an einem Strumpf strik-

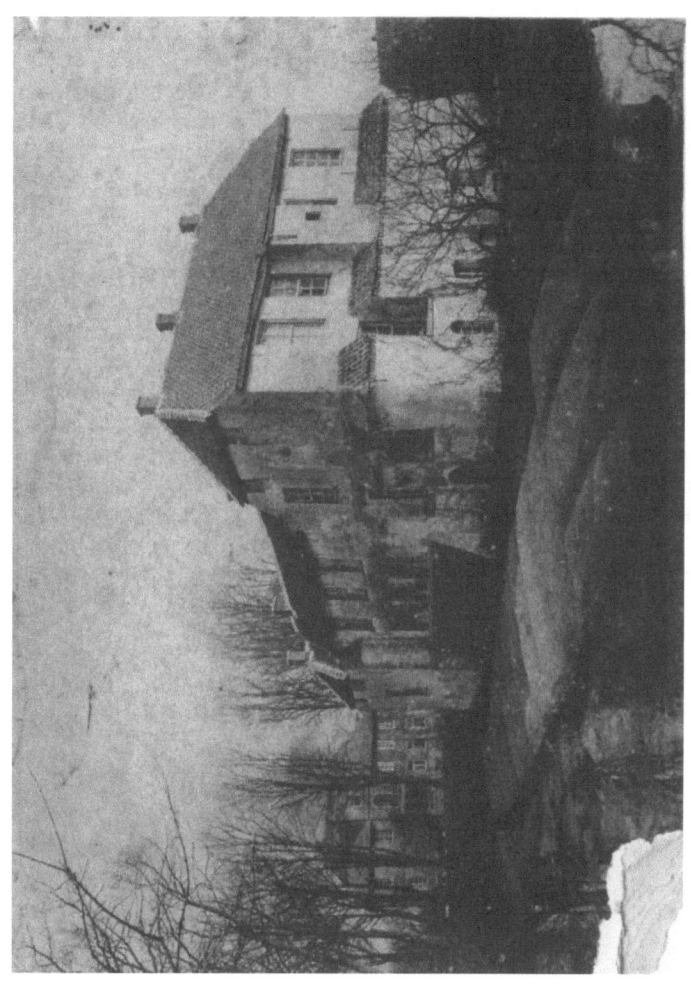

Burg Pewsum 1894, Geburtshaus Hermine Edenhuizen im Hintergrund ken, wobei sie in ernstem Ton von dem Wert der Arbeit sprach. Ihr immer lebendiges Bild hat uns erzieherisch entscheidend beeinflußt im Streben nach Innerlichkeit und in der Wertschätzung der Arbeit.

Von der Familie der Mutter lebten nur zwei Brüder, beide sehr reich und exklusiv. Der klugen Frau des ältesten Bruders fehlte es an genügender Warmherzigkeit, um sich der sieben mutterlosen Kinder anzunehmen; die Frau des jüngeren hatte keine Initiative. Dieser jüngere Bruder selbst war gut zu uns, aber als Mann wußte er nichts anderes zu tun, als uns reich zu beschenken und freundlich zu sein. Beide Onkel waren sehr „nervös", wie man es bezeichnete. Ihre Mutter, unsere Großmutter, war die letzten sechzehn Jahre ihres Lebens gemütskrank gewesen, und unsere eigene Mutter während der kurzen Spanne ihres Lebens – sie starb im Alter von achtunddreißig Jahren – auch schon zwei Jahre lang. Diese psychische Schwäche war das Resultat einer langen Inzucht. Der Stammbaum der Familie Dieken ist bis 1400 sicher zu verfolgen, wird dann undeutlich durch Änderung des Namens. Die Familie erreichte ihren Höhepunkt an Besitz und Ansehen am Ende des 18. Jahrhunderts, ließ dann nach an Kraft und stirbt jetzt langsam aus in der üblichen Weise der durch Inzucht Degenerierten. Aufgestaute Hemmungen stehen einer normalen Fortpflanzung im Wege. Die sieben Kinder unserer Mutter brachten kein Enkelkind und das jüngste ihrer Kinder wurde im Klimakterium schizophren.

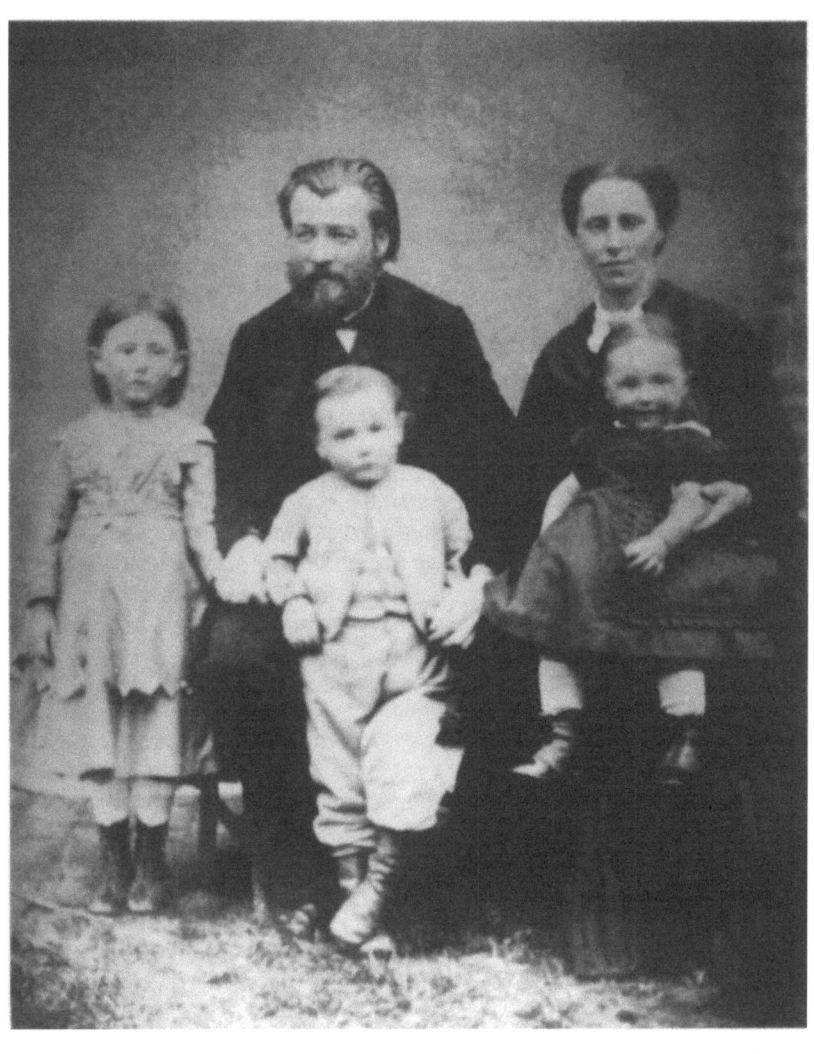

Familie Dr. Martin und Aafke Edenhuizen ca. 1875. Hermine auf dem Schoß, stehend Gesine und Ubbo.

Erste Schulbildung

Von den sieben Geschwistern war ich wohl das kräftigste Kind, jedenfalls das vitalste. Ich bekam im Alter von viereinhalb Jahren meinen ersten Unterricht mit dem älteren Bruder zusammen. Gemeinsam schlenderten wir spielend, die Schulmappe zwischen uns, zu der außerordentlich netten und pädagogisch sehr einsichtsvollen Privatlehrerin. Zwei Jahre später trennten sich unsere Wege. Ich kam in die Privattöchterschule und er in die entsprechende Knabenschule des Ortes. Für uns Mädchen hatte der Staat zu der Zeit nur die Volksschule. Wollten Familien mehr Bildung für ihre Töchter, dann engagierten sie Hauslehrerinnen. In dem kleinen Pewsum nun taten sich mehrere Familien zusammen, mieteten zwei Zimmer, engagierten zwei Lehrerinnen und gründeten so eine Privat-Töchterschule, die der Oberaufsicht des Dorfgeistlichen unterstellt wurde.

Wir hatten das Glück, zwei gewissenhafte und eifrige Lehrerinnen zu bekommen, die in guter Organisation zwölf bis zwanzig Kinder im Alter von sieben bis vierzehn Jahren unterrichteten, wobei erschwerend war, daß viele Kinder zu Hause nur plattdeutsch sprachen. Unsere damalige Erziehung zu Respekt und Ehrfurcht kam wohl der Disziplin zu Gute. In der Stadt Emden war auf ähnliche Weise eine Privat-Töchterschule entstanden, die später die Stadt übernahm. Dem größeren Besuch entsprechend waren dort mehr Lehrkräfte angestellt und auch spezialisierte.

Als ich eben das 14. Jahr vollendet hatte, schickte mich der Vater auf diese Emdener Schule, wo man mein Wissen so hoch einschätzte, daß ich gleich in die Ia-Klasse kam und dann leider nach einem Jahr fertig war. Ich hatte aber den starken Wunsch, weiter geistig zu arbeiten und wollte deshalb die Selekta besuchen. Der Direktor der Schule unterstützte meinen Wunsch bei dem Vater. Der Lehrerberuf, für den die Selekta vorbereitete, war dem Vater aber so unsympathisch, daß er, wie er sagte, keinem seiner Kinder je erlauben würde, ihn zu wählen. Dagegen machte er mir den Vorschlag, nach Zürich zu gehen und mich dort auf ein Studium vorzubereiten! Und ich — lehnte dies Anerbieten entrüstet ab mit der Begründung, daß das niemand von den Mitschülern tue. So habe ich mir damals, weil ich noch nicht reif war, selbst den Weg verlegt, den ich mir sieben Jahre später schwer erkämpfen mußte.

Zunächst ging es nun zurück ins Elternhaus, wo ich keine Pflichten zuerteilt bekam, sondern spielerisch lebte, wie es mir gefiel. Wir schlugen, wie mein Vater tadelte, bei dem beliebten Croquetspiel „mit Stöcken die Zeit tot". Aber er wußte nicht, wie er ändernd eingreifen sollte, wie er uns auch nicht von der Unsitte des Korsettragens abbringen konnte, mit dem man sich nach damaliger Mode eine Taille von 48 cm zurecht schnürte.

Da meldete sich bei mir das Schicksal. Ich erkrankte im Alter von fünfzehn Jahren an einer schweren Blinddarmentzündung, der ich zum Opfer gefallen wäre, wenn mich nicht meine ungewöhnlich kräftige Konstitution gerettet hätte. In damaliger Zeit stand die chirurgische Behandlung der Appendicitis noch in den allerersten Anfängen. Mein Vater ließ einen Chirurgen aus Oldenburg kommen. Der aber erklärte den Fall für chirurgisch unzugänglich und für hoffnungslos. So als junger Mensch dem Tode ausgeliefert, was ich selber fühlte, geschah das Seltene, daß der Körper sich half mit Durchbruch in Blase und Darm. Der ganze hochfieberhafte Heilungsprozeß dauerte aber ungefähr ein Jahr. In den letzten Wochen der Rekonvalescenz brachte mir mein Vater Lehrbücher für Chemie und Physik und meinte, von denen hätte ich doch mehr als von den törichten Novellen und Romanen, die ich läse. Aber ich folgte dieser Aufforderung nicht, weil ich mich noch zu matt fühlte. Das war die zweite Abwehr von Vorschlägen des Vaters zur Weiterbildung; er muß wohl nicht die richtige Art gehabt haben, in uns Mädchen Interesse zu erwecken. Ich weiß, daß ich auch seine ständigen Anregungen in Botanik, Zoologie und Astronomie gleichgültig abgewiesen habe, während die Brüder lebhaft interessiert mit ihm physikalische Experimente machten. Für sie kam allwöchentlich der Dorfschullehrer zum Turnunterricht; da hätte ich gern mitgemacht, weil ich vor der Erkrankung überschäumte von Kraft. Mein Vater hätte das wohl auch gestattet, aber ihn hinderte die törichte Hausdame, deren jedes dritte Wort lautetete: „Ein junges Mädchen muß sinnig sein!" Wie ich das Wort „sinnig" gehaßt habe! Zur Entschädigung bin ich in die höchsten Bäume oder auf den Dachfirst geklettert und bin mit der Stoßstange über die breiten Gräben gesprungen; das bemerkte niemand, und ich kam dabei doch zu meinem Recht.

Im Gegensatz zu meinem Vater, der musikalisch war und selbst Flöte spielte, ist die Familie der Mutter so unmusikalisch, daß das väterliche Erbe nicht zur Geltung kommen konnte. Vier von den Kindern hatten Freude an Musik, die anderen drei nicht einmal das. Musikunterricht bekamen wir alle schon in jungem Alter. An einem Abend in jeder Woche wurde vierstimmig gesungen, wozu auch wieder der orgelspielende Dorfschullehrer herangezogen wurde. An diese Abende erinnere ich mich mit einem leisen Glücksgefühl. Sie hörten auf, als wir Kinder auf die höheren Schulen nach außerhalb gingen. Jedes von uns bekam Klavierstunden bei einer der Töchterschullehrerinnen, die selbst nicht viel konnten. Außer mir, die ich aushielt, haben alle Geschwister aufgehört. Später haben noch ein Bruder und eine Schwester Geige gespielt. Es blieb aber alles in den Anfängen stecken. Die Ausübung einer Kunst blieb uns versagt.

In der Zeit, in der ich akut krank lag, siechte der ältere Bruder langsam hin an Tuberkulose, die er sich als 15jähriger durch Rauchen aus der Pfeife eines tuberkulösen Kutschers zugezogen hatte. Damals wußte man noch nichts von Tuberkelbazillen und hielt die Tuberkulose für eine reine Erbkrankheit, die unsere gesunde Familie nicht zu befürchten hatte. Mein Vater brachte den Kranken nach Norderney in ein Sanatorium. Dort wurde er, den damaligen

Anschauungen entsprechend, überfüttert. Man quälte ihn mit 8 bis 10 Eiern am Tage neben den regulären Mahlzeiten und ließ ihn mehrere Stunden am Tag spazieren gehen, statt Liegekuren zu machen. Nachdem ich mich von dem Schwersten erholt hatte, wurde ich zu seiner Gesellschaft auch in das Sanatorium geschickt und habe dort drei Monate lang das Hoffen und Verzagen des Bruders miterlebt. Als das Ende nicht mehr zu bezweifeln war, kamen wir ins Elternhaus zurück, wo ich ihn in den letzten Wochen mit einem Pfleger zusammen gepflegt habe und bei seinem schweren Sterben (Kehlkopftuberkulose) drei Tage hindurch zugegen war. Der Vater, der sehr um ihn litt, gab ihm aus religiösen Gründen keine Erleichterung durch Morphium. Es blieb dann keine andere Hilfe als das heiße Gebet zu Gott, ihn schnell zu sich zu nehmen. Das zu erleben war für eine 16jährige schwer.

Ein Jahr darauf, nun siebzehn alt, kam ich, wie das üblich war, in „Pension" und zwar nach Berlin. Im Verhältnis zu 1940 war Berlin damals, 1889, noch eine größere Provinzstadt. Es gab weder Untergrundbahn noch elektrische Bahn und keine Autos. Die noch junge Stadtbahn wurde angestaunt, und ihr Anspruch auf schnelles Aus- und Einsteigen wirkte gerade so beängstigend wie heute für Neulinge die Rolltreppe. In den Straßen fuhren Pferdebahnen, die je nach der Größe der Wagen von einem oder zwei Pferden gezogen wurden. Ihr Tempo war so rücksichtsvoll, daß man ohne Gefahr während der Fahrt auf- und abspringen konnte. Für Einzelfahrten standen Pferdedroschken am Rande der Straßen zur Verfügung, erster Güte mit zwei Pferden und zweiter mit einem Pferd, entsprechend die Preise moderiert. Stolz saß auf dem Bock der berühmte Berliner Droschkenkutscher mit seinem schwarzlackierten Zylinder auf dem Kopf und einem weiten blauen Cape über dem Mantel. Er nahm sich viel Zeit, wenn man ihn um eine Fahrt ersuchte und kam nie aus seiner sprichwörtlichen philosophischen Ruhe heraus. Die Stadt selber hörte im Westen, wo ich sie hauptsächlich kennenlernte, am Lützowplatz, damals noch ein Holzplatz, auf. Von dem kahlen Nollendorfplatz aus fuhr eine Kleinbahn mit Lokomotive über märkische Sandflächen nach dem Ausflugsort Halensee. Die Potsdamerstraße endete in der Gegend der Göbelstraße, von wo aus man am Botanischen Garten vorbei über freies Feld zu dem Dorf Schöneberg mit der kleinen Dorfkirche pilgerte. Trotz dieser relativen Harmlosigkeit erschütterte mich Landkind das Leben und Treiben in Berlin so stark, daß ich als großes, langaufgeschossenes Mädchen die Hand des Vaters nicht losließ, sobald wir die Straßen betraten. Drei Tage lang wurden wir von Freunden des Vaters mit den Sehenswürdigkeiten Berlins bekannt gemacht, dann mußte ich bei den Damen abgeliefert werden, die meine Erziehung in die Hand nehmen wollten. Mein Vater brachte mich mit einer Droschke „erster Güte" zu ihnen in die Potsdamerstraße. Er hatte mit den drei sehr gebildeten, geistig regen und gütigen Damen eine gute Wahl getroffen. Nach kurzem Sehen war schon der Kontakt da. – Aber dann kam der Abschied vom Vater! Ich durfte ihn die Treppe hinunter begleiten bis an die große Haustür, die noch Glasscheiben hatte. Als diese Tür hinter ihm zugefallen war, brach ein solcher Jammer über mich herein, daß ich ihm nachlaufen wollte. Er winkte mir durch die Scheiben begütigend zu und wandte sich schnell ab. Von da an habe ich drei Monate hindurch ein unsinniges Heimweh gehabt. Man konnte mich kaum ablenken. Gelang es mir, während des Unterrichts und bei dem offiziellen Zusammensein mit den anderen die Fassung zu bewahren, dann brachte die geringste Gemütserregung durch ein freundliches Wort oder eine teilnehmende Frage das ganze Gebäude der Selbstbeherrschung wieder ins Wanken. Die kleine Schöneberger Kirche, in der wir allsonntäglich den Gottesdienst besuchten, ist mir heute noch eine lebhafte Erinnerung an ein Meer von Heimwehtränen. Bei so großer Sensibilität wäre ich damals nie fähig gewesen, kämpferisch einen eigenen Weg zu gehen. So war es unbewußter Selbstschutz, der mich den zwei Jahre zurückliegenden Vorschlag meines Vaters ablehnen ließ, nach Zürich zu gehen. Es mußte zunächst einmal die starke Bindung an die Heimat, wie sie Friesenart ist, gelockert werden. Dazu haben mir in liebevoller und fröhlicher Weise die drei Pensionsmütter geholfen und die sympathischen und angeregten Mitschülerinnen, die mich weidlich neckten, wenn ich so intensiv Ostfriesland als Ideal hinstellte.

Wir hatten Unterricht in Literatur- und Kunstgeschichte, schrieben Aufsätze, was eine gute Übung war, mußten aber auch Mal- und Klavierstunden nehmen. Musik liebte ich, ohne besonders musikalisch zu sein, hatte darin auch schon einige Vorbildung, Maltalent aber hatte ich gar nicht. So pinselte ich denn mühsam nach Vorlagen Blumen zurecht und fand selbst, daß sie alle leblos wirkten. Dabei lernte ich das quälende Gefühl kennen von geistiger Unzulänglichkeit bei bestem Wollen. – Auf besonderen Wunsch meines Vaters beteiligte ich mich auch an einem Privatkochkurs einer Lehrerin der Pestalozzi-Fröbelschule. Mit dem Kochen ging es mir aber ähnlich, wenn auch nicht ganz so katastrophal, wie mit dem Malen. Ich hatte kein Interesse und habe mit meiner Gruppenpartnerin, einer Tochter von Rudolf Virchow, viel Unsinn dabei getrieben und eine Menge Kuchenteig genascht. Als ich später zu Hause Gebrauch von meinen erworbenen Kenntnissen machen sollte, ging es nicht ohne starke Anlehnung an das „ABC der Küche" von Frau Hedwig Heyl, was viel Zeit in Anspruch nahm. So brauchte ich mindestens vier Stunden für die Zubereitung des Mittagsessens. Nach solcher geistigen und körperlichen Anstrengung empfand ich es als Nichtachtung, wenn das mühsam Hergestellte binnen einer Viertelstunde sang- und klanglos verzehrt wurde. Deswegen machte ich schließlich vor Beginn der Mahlzeit die Familie auf die Notwendigkeit aufmerksam, langsam und mit Bedacht zu essen, was zur Herstellung so viel Arbeit erfordert habe. Der Vater lächelte dazu, aber die Geschwister lachten mich ohne jedes Mitgefühl aus. Sie haben nur die in reichlicher Menge angewandten guten Zutaten anerkannt.

Wie ich später erfuhr, waren unsere drei Pensionsmütter sehr interessiert für die damals einsetzende „Frauenbewegung". Sie besuchten regelmäßig die Vorträge von Helene Lange, aber sie glaubten, es nicht verantworten zu können, die dort empfangenen Eindrücke an ihre Zöglinge weiterzugeben und hielten deshalb den alten Stil der Pensionserziehung inne. So war ich damals in nächster Nähe der Quelle einer Gedankenwelt, die mich nachher gänzlich erfüllen sollte, ohne von ihr auch nur zu hören. Vier Jahre später mußte ich den Weg dahin für mich neu entdecken.

In Bezug auf meine geistige Weiterentwicklung war das Pensionsjahr wohl vergeudete Zeit, aber es hat mich psychisch gefördert, mich härter gemacht und mir zwei wertvolle Freundschaften gebracht, die der drei Pensionsdamen, mit denen ich bis zu ihrem Tode in naher Beziehung blieb, und die meiner treuen Marie Luise von dem Hagen, die in Freud und Leid meines späteren Lebens mir fest und treu zur Seite gestanden hat, bis sie 1949 in die Ewigkeit einging.

Als ich, achtzehnjährig, wieder nach Hause zurückkam, wußte ich mit meinem überschüssigen Tatendrang nichts anzufangen. Für Hausarbeit waren Angestellte da. Alle Arbeit, die ich im Hause tat, kam mir überflüssig vor. Der Vater meinte, ich solle Brot backen, aber das machte ja der Bäcker rascher und besser. Auch Strümpfe, die ich stricken könnte, waren billiger zu kaufen. Wie wir auch hin und her überlegten, wir fanden nichts Vernünftiges für mich zu tun. Bei diesem Mangel an Pflichten wurde ich innerlich unruhig und suchte dagegen Zuflucht in der Religion. Wir waren evangelisch reformiert erzogen und konfirmiert. In diesem Bekenntnis war uns gepredigt worden, es fiele kein Haar von unserem Haupte, von dem Gott der Herr nichts wisse. So konnte ihm auch meine Unzufriedenheit nicht verborgen sein. Abend für Abend las ich die Bibel und Andachtsbücher und ging mit mir ins Gericht. Als ich trotzdem nicht weiterkam, suchte ich ein besseres Andachtsbuch. Dazu ging ich in eine Buchhandlung in Emden. Unberaten, wie ich war, wählte ich dort als Andachtsbuch „Das Leben Jesu" von David Friedrich Strauß, dem bekannten Religionskritiker. Mit diesem Buch kam die Wendung in meinem Leben. Ich habe bei seiner Lektüre ein schweres halbes Jahr durchgemacht. Während ich verstandesmäßig bejahte, was Strauß sagte, quälte mich gleichzeitig das Gefühl von Gotteslästerung. Fragen konnte ich zu Hause niemand. Angstvoll flüchtete ich wieder ins Gebet und fuhr schließlich zu dem Geistlichen in Emden, der mich konfirmiert hatte. Von diesem ausgezeichneten Menschen, der aber so orthodox eingestellt war, daß er mit seiner Familie im schönsten Sinne gedanklich ein Leben mit dem dreieinigen Gott zusammen führte, bekam ich die Antwort: „Du mußt nicht denken, Du mußt glauben!" – Wozu hatte mir Gott dann aber die Gabe des Denkens gegeben? Ich sah mich wieder allein. Um noch tieferen Einblick in die von Strauß vertretene Gedankenwelt zu bekommen, holte ich mir nach und nach alle Bücher, die auf dem Schlußblatt des jeweils gelesenen Buches

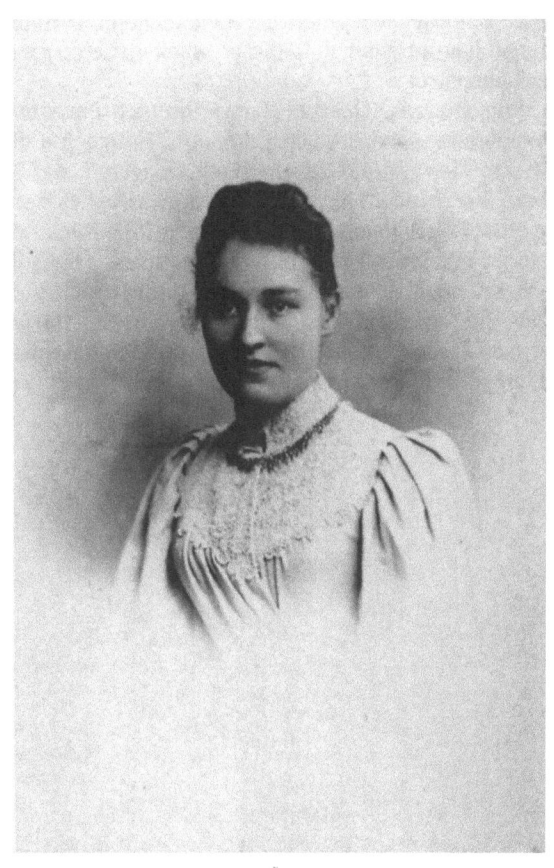

Als „höhere Tochter" zurück aus „Pension" in Berlin 1890

erwähnt waren, anfangend mit Büchner „Kraft und Stoff", mit Darwin und aufhörend mit Kants „Kritik der reinen Vernunft". – Diese Kritik der reinen Vernunft brachte mich ganz aus der Fassung, weil mir die Sprache durch die vielen lateinischen und griechischen Wörter zu unverständlich war. Ich überlegte, wie ich mir wohl besseres Wissen in den beiden Sprachen aneignen könne und ging wieder in die Emdener Buchhandlung zum Suchen. Da mein Vater in Geldfragen sehr großzügig war, konnte ich mir ungehindert Bücher kaufen. Am Ende des Jahres kam, wie das damals üblich war, die Gesamtrechnung. Die ging bei uns Reihe um, damit jeder bezeichnete, was er gekauft hatte. Stimmte die Aufstellung, d.h., hatte jedes Buch seinen Käufer gefunden, dann wurde die Rechnung unbesehen bezahlt. Wäre der Vater engherzig gewesen, so wäre ich wahrscheinlich der Leihbücherei verfallen und in andere Bahnen geraten. Darum sehe ich in dieser seiner Art eine große Schicksalshilfe für meinen Lebensweg.

Übrigens gab es eine Mitschülerin, Geeske Herlyn, in der Pewsumer Töchterschule, die dies verzehrende Suchen nach Erkenntnis mitmachte. Sie kam von weit her zu mir, um sich ab und zu ein Buch zu leihen, das sie heimlich lesen mußte, weil ihre Mutter der Meinung war, „Bücher seien nichts für Mädchen". Und eines Tages kam sie und erzählte mir bedrückt, die Mutter habe sie ertappt und ihr nun jedes Lesen definitiv verboten: „Sie solle arbeiten". – Drei Brüder dieses hochbegabten Mädchens, die bei Förderung von Seiten der Eltern sicherlich meinen Weg mitgegangen wäre, durften studieren! Ihr aber verbot man das Lesen, weil sie Frau war. Sie hat später einen Landwirt geheiratet und ist früh gestorben.

„Was wir wollen"

Ausgesprochen schicksalhaft gestaltete sich der erneute Gang in die Buchhandlung. Als ich in meiner Verzweiflung über Kant nach Hilfsbüchern zu seinem Verständnis suchte, fand ich dort das erste Heft von Helene Langes „Die Frau ",. Der Titel interessierte mich. Ich schlug das Heft auf und las an erster Stelle einen Aufsatz „Was wir wollen" über die Ziele der Frauenbewegung. Wie ein Blitz schlugen die Gedanken bei mir ein. Es hatte mir niemand von dergleichen jemals gesprochen, aber unbewußt hatten wohl gleichgerichtete Vorstellungen tiefinnerst in mir gelebt. So war ich immer in Opposition gegen die Brüder gewesen, für deren Ausbildung der Vater alles tat, und die trotzdem mit Grimm von der „Penne" sprachen, an der sie lernen konnten. Empört hatte es mich auch je und je, wenn die dummen Jungen taten, als ob sie aus höherer Bestimmung heraus alles besser könnten als wir Mädchen.

> *Die neuen Berliner „Gymnasialkurse für Frauen" werden am 12. Oktober d. J. eröffnet. Die Kurse finden in der städtischen Charlottenschule (Steglitzerstr. 29) in den Nachmittagsstunden statt und dauern voraussichtlich 3 bis 4 Jahre. Das Honorar beträgt 125 Mark für das Semester. Die in den Gymnasialkursen befolgten Methoden sind auf völlig Erwachsene berechnet, so daß der Eintritt etwa mit dem 18. Lebensjahr ratsam erscheinen wird. Das Minimaleintrittsalter ist das vollendete 16. Lebensjahr. Eine weitere Eintrittsbedingung ist das Bestehen einer Aufnahmeprüfung, in welcher diejenigen Kenntnisse nachzuweisen sind, die programmmäßig in einer vollausgestalteten höheren Mädchenschule erworben werden. Die Teilnahme an einzelnen Kursen ist gestattet. Nähere Auskunft erteilt die Leiterin der Kurse, Frl. Helene Lange (Berlin W., Schöneberger Ufer 35).*
>
> Die Frau 1, 1, S. 66

Ankündigung der Berliner „Gymnasialkurse für Frauen" von Helene Lange 1893

Aber mir war nie der Gedanke gekommen, daß diese herrschende Anschauung von der Superiortät des Mannes *falsch* sein könnte. Stehenden Fußes blätterte ich das Heft weiter durch und fand hinten eine kleine Notiz, daß Helene Lange „Gymnasialkurse für Frauen" eingerichtet habe. Mit dem Lesen dieser Notiz enstand bei mir der Plan, daß ich diese Kurse besuchen und dann Ärztin werden wolle. Von ihm bin ich nicht wieder abgewichen. Ich habe gradlinig gekämpft und gestrebt, bis ich in Berlin Schülerin war, und habe ebenso gradlinig mein Studium absolviert und bis zum heutigen Tage in meiner ärztlichen Tätigkeit das Motto gehabt, zeigen, daß die Frau etwas *kann,* daß sie Besonderes kann. Anderes als der Mann und zwar ergänzend das, was ihm versagt ist.

Nun aber der Kampf! – Zunächst mußte die Erlaubnis des Vaters eingeholt werden. Die Geschwister stimmten mir gleich zu, als ich von meiner Absicht sprach. Die Brüder taten es allerdings mit dem Hinweis, daß ich bald genug haben würde von dem „Pennal". – Nach einem Kirchgang aller Kinder mit dem Vater, dem sich nach ostfriesischer Sitte zu Hause eine behagliche Kaffeestunde anschließt, nahm ich all meinen Mut zusammen und trug meinem Vater meinen Wunsch vor. Die Antwort war – ein Witz aus den „Fliegenden Blättern" über Frauenemanzipation, den er mir vorlas. Das erschütterte mich dermaßen, daß ich vor Erregung weinte, und dieses Weinen wiederum veranlaßte den Vater zu der Erklärung, „daß ich für solch Unterfangen viel zu nervös sei".

Was nun weiter? Noch einmal fragen wäre vergeblich gewesen. So schrieb ich an Helene Lange, schilderte ihr meine Situation und bat um Rat. Die Anwort kam rasch. Ich möge meine Schulkenntnisse auffrischen und durch konsequentes Arbeiten dem Vater zeigen, daß es mir ernst sei.

Diesen Ratschlag habe ich befolgt. Ich habe intensiv gearbeitet und mich dazu so sehr auf mein Zimmer zurückgezogen, daß es dem Vater auffiel. Nach einiger Zeit kam er zu mir herauf und fragte, was ich treibe, äußerte aber weder Zustimmung noch Mißbilligung. – Als er allmählich öfter kam, merkte ich, daß er anfing, sich mit meinem Studium oder wenigstens mit dem Gedanken daran vertraut zu machen. Indes nahm er Rücksprache mit dem Verwandtenkreis, mit den Onkeln und Tanten, die allesamtentsetzt waren und stark abrieten. Es sei Abenteuersucht von mir, meinten die einen, die anderen sprachen von Hysterie, und alle waren der Ansicht, daß es unter keinen Umständen angängig sei, ein so junges Mädchen allein in die Welt hinauszuschicken. Durch solche Äußerungen wurde der Vater immer wieder wankend. Nur als der Pastor aus dem Dorf kam und ihm vorhielt, er könne doch seine Tochter nicht nach Berlin schicken, in dieses „Sündenbabel", da hat er lachen müssen, um so mehr, als der Pastor auf seine Frage zugeben mußte, daß er selbst Berlin nicht kenne. Mein Vater war ein hochintelligenter Mensch und aufgeschlossen für neue Ideen. Wie er mir später gesagt hat, beschwerte ihn zur Hauptsache der Gedanke, ob er im Sinne der verstorbenen Mutter handele, wenn er mir den Willen lasse.

Ein volles halbes Jahr währte dieses Hin und Her. Zwischendurch kam noch jemand mit einer Zeitungsnotiz, daß die Sache mit den „Gymnasialkursen für Frauen", die eine „Helene Lange" eingerichtet habe, Schwindel sei. Als dann die Zeit des Schulbeginns näher rückte und ich eine Enscheidung haben mußte, habe ich mit Aufbietung aller Energie dem Vater erklärt, daß ich zum Herbst definitiv auf die Kurse gehen würde, ob er einverstanden sei oder nicht, und daß ich zur finanziellen Durchführung mein mütterliches Erbe verlangen würde, wenn er selbst mich nicht unterstützen wolle. Ich war inzwischen mündig geworden. Diese Festigkeit, die angesichts des damals starken Respektverhältnisses zwischen Eltern und Kindern doppelt wog, hat ihn besiegt. Er gab sein Einverständnis mit den Worten: „Ich laße Dich gehen, aber schweren Herzens. Du sollst mir nie in Deinem Leben einen Vorwurf machen, daß ich es tue!"

Leider hat er das Fertigwerden nicht mehr erlebt. Er starb, als ich anderthalb Jahre Schülerin der Kurse war. Ich wurde an sein Sterbelager gerufen. Er wollte dringend noch mit mir sprechen, konnte aber keine Worte mehr finden und wurde dann bald bewußtlos. Im Laufe der einundeinhalb Jahre hat er aber starken Anteil an meiner Arbeit genommen, viel Freude daran gehabt und an mein ernstes Streben zu glauben gelernt. Einige Zeit vor seinem Tode hat er mir bekannt, daß er zu der Überzeugung von der Notwendigkeit von Ärztinnen gekommen sei, denn rückblickend entsinne er sich aus seiner Praxis doch mancher Situation, in der eine Frau besser am Platze gewesen wäre als ein Mann.

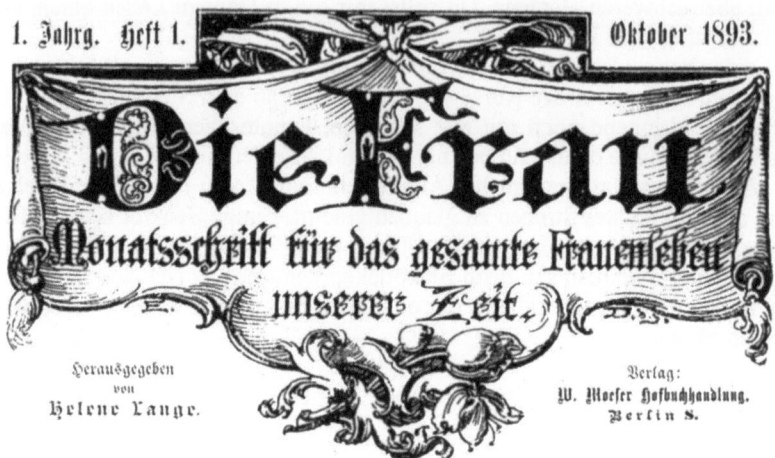

1. Jahrg. Heft 1. Oktober 1893.

Die Frau

Monatsschrift für das gesamte Frauenleben unserer Zeit

Herausgegeben von Helene Lange.

Verlag: W. Moeser Hofbuchhandlung. Berlin S.

Was wir wollen.

Es giebt Worte, die an und für sich ein ganzes Programm bedeuten, besonders wenn ihnen die Zeitströmung eine bestimmte Färbung verleiht. So ist es mit dem Titel unserer Zeitschrift: Die Frau. Eine Fülle von Bildern und Gedanken, von Beziehungen und Interessen quillt aus dem einen Wort. Die Poesie des häuslichen Herdes, die schaffende und sorgende Mutter, die treue Pflegerin und Erzieherin, auch manch lachendes Bild voll sorgloser Anmut, der Lilie gleich auf dem Felde, steigt vor unseren Blicken empor.

Aber unsere Zeit hat über alle diese Bilder einen ernsteren Ton gebreitet. Eine rauhe Hand hat den häuslichen Herd gestreift und Millionen von Frauen hinausgewiesen in die Welt; die Mutter, die Erzieherin, sieht ihre Aufgaben wachsen und sich vertiefen, und die lachende Anmut ist nur zu oft ernster Sorge gewichen. Wir alle wissen, wie es gekommen: wie zu derselben Zeit, wo die ehernen Netze sich weit über die Länder breiteten und den menschlichen Verkehr auf ungeahnte Höhen hoben, wo dem Manne sich neue, lohnende Felder der Thätigkeit erschlossen, das Sausen der Maschinen begann, die in der Werkstatt erzeugten, was emsige Frauenhand bisher im Hause geschaffen. Bei Tausenden von alleinstehenden Frauen hielt bittere Not, bei Tausenden unfreiwillige Muße und geistige Not ihren Einzug. Auch im gesicherten Heim empfand die Gattin, die Mutter den Wandel der Dinge; die Aufgabe der Frau, die ihr fest und sicher von der Natur gegeben, die natürliche Entwickelung der Frau, die unter „der Notwendigkeit heiliger Macht" in gewiesenen Bahnen sich zu vollziehen schien, sie waren in Frage gestellt.

In dem Ringen mit den erschwerten Existenzbedingungen, mit veralteten Anschauungen und Vorurteilen, haben die Frauen besonders bei uns in Deutschland

Gymnasialkurs bei Helene Lange

Nun Berlin! – Zunächst der Antrittsbesuch bei Helene Lange. Als ungewandtes Landkind empfand ich den sehr aufregend. Ich bin vor dem Hause in der Derfflingerstraße, in dem sie wohnte, mehrere Male auf und ab gegangen, um Mut zu sammeln. Helene Lange sollte ja Schicksal für mich werden; sie konnte meine ganze Begeisterung niederschlagen, wenn sie mich für zu dumm erklärte. Schließlich ging ich mit heftigem Herzklopfen die Treppe hinauf und schellte. Eine Schülerin öffnete mir, Fräulein Anni Mittelstaedt, ein reizendes junges Mädchen, dessen Charme ich in all meiner Not noch wahrnahm, und führte mich zu Fräulein Lange. Was dann bei der ersten Begrüßung zwischen uns gesprochen worden ist, habe ich vor lauter Erregung nicht behalten; ich empfand nur neben dem Hoheitsvollen sofort das Gütige in ihrem Wesen und war sehr beglückt über die weitere Entdeckung, daß sie als Oldenburgerin eine Landsmännin von mir sei und plattdeutsch spreche. Ein Ausspruch von ihr, wie er typisch für sie war, ist mir in der Erinnerung geblieben. Als ich sie fragte, was ich für die von ihr angekündigte Vorprüfung mitzubringen habe, antwortete sie lakonisch: „Nur Ihren Kopf". Und in dem armen Kopf war so wenig drin! – Mit meinen damaligen Kenntnissen aus der höheren Provinztöchterschule konnte ich keine besondere Ehre einlegen. Die anderen Prüflinge allerdings mit den ihren anscheinend auch nicht, denn nach beendeter Prüfung erklärte Helene Lange uns elf Anwärterinnen, wir wüßten so wenig, daß sie uns entweder alle wegschicken oder alle annehmen müsse im Vertrauen darauf, daß wir fleißig sein würden. Wir blieben alle; aber von den elf Schülerinnen haben nur zwei durchgehalten: Thekla Freytag, Berlin und ich. Den anderen ist die Arbeit im Laufe der Zeit zu schwer geworden und vor allem auch der mit ihr verbundene Verzicht auf das damals in Blüte stehende Gesellschaftsleben mit seinen Bällen und sonstigen Vergnügungen. Im 2. Jahr kamen noch zwei andere Schülerinnen hinzu und hielten mit uns durch: Frida Busch aus Bonn und Clara Bender aus Breslau. – Wie haben wir gearbeitet! Zur Zeit, in der dies alles spielte, hielt man die Frau ernsthaft für geistig minderwertig. Nach der Theorie eines Professors Bischof sei ihr Gehirn zu klein und im Gewicht zu leicht, wobei ein Männerhirn als Norm hingestellt wurde. Daß es nicht auf die Größe und Gewicht des Gehirns ankommt, sondern auf die feinere Ausbildung der verschiedenen Gehirnwindungen, wurde erst einige Jahre später gelehrt. – Interessanterweise hat das Gehirn des Herrn Professors selbst, als es nach seinem Tode untersucht wurde, an Größe und Gewicht nicht dem Durchschnitt des Männerhirns entsprochen, sondern knapp dem des Frauenhirns, womit seine Theorie von ihm selbst ad absurdum geführt worden ist.

Auf Grund dieses Glaubens an das zu kleine Gehirn aber stritt man uns Mädchen damals glatt jede Fähigkeit ab, Mathematik, Latein und Griechisch begreifen zu können. Helene Lange erzählte, daß ein ihr bekannter Justizrat sich gebogen habe vor Lachen, als sie ihm über ihren Plan berichtete, Gymnasialkurse für Frauen zu errichten. Auf ihren Einwand hin, daß sie persönlich sich die Gymnasialkenntnisse doch autodidaktisch erworben habe, sei der übliche Hinweis erfolgt auf die „Ausnahme von der Regel". – Trotz dieser allgemeinen Einstellung strebten wir Schülerinnen alle dem humanistischen Abitur zu! – Wir älteren Kursteilnehmerinnen, die wir nicht mehr kindhaft in den Tag hineinlebten, wurden aber von solchen Behauptungen doch beeindruckt. Sie erschütterten immer wieder unser Selbstvertrauen, das eben anfing, sich zu heben.

An jedes neue Fach bin ich mit Sorge herangegangen, ob es zu bewältigen sein würde. Es gab auch im ersten Jahr Augenblicke, in denen ich über meine schlechte Vorbildung verzweifeln wollte, weil ich neben dem Neuen noch so viel nachholen mußte, was die Städterinnen von ihren besseren Schulen mitgebracht hatten. Ein Blick auf Helene Lange half mir aber rasch über solche Zeiten hinweg. Von ihr strömte eine Kraft und eine so selbstverständliche Sicherheit aus, daß ich mich meines Kleinmutes schämte und frisch wieder weiter arbeitete. Wie sich bald herausstellte, waren wir alle in Mathematik und alten Sprachen gut. Thekla Freytag, eine Enkelin des bekannten Botanikers Schleiden, zeigte für Mathematik sogar eine ganz besondere Begabung.

Helene Lange hatte die ihr erreichbaren besten Lehrkräfte für uns geworben, weil sie wußte, daß man uns scharf prüfen würde. Sie bestand auf einer gründlichen Ausbildung. Einer unserer Lehrer, Professor Dr. Corssen, der die Arbeit an uns in der Absicht übernommen hatte, uns zu zeigen, daß Frauen diese Fächer nicht bewältigen *könnten* und deshalb aufhören müßten, hat mir später zugegeben, wir seien die besten Schüler gewesen, die er in langjähriger Lehrtätigkeit erlebt habe. Wir arbeiteten aber gegebenenfalls auch bis nachts 3 Uhr und länger. Als Helene Lange in ihrer Sorge um uns eines Tages fragte, wer nachts mit Kaffee arbeite, konnte niemand „nein" sagen. Ihre weitere Erfahrungsfrage: „Aber doch wohl nicht mit kalten Fußbädern dabei?" merkte sich unsere jüngste Klassenkameradin und machte in der folgenden Nacht einen Versuch damit. Glücklicherweise ist sie gesund geblieben.

Wir brauchten dreiundeinhalb Jahre für die Vorbereitung. Im Frühjahr 1898 waren wir fertig mit dem Pensum. Wir hatten die Ilias von A bis Z ohne Auslassung des kleinsten Teiles zweimal gelesen; wir schnurrten Horazische Oden herunter, wenn man uns Buch und Nummer nannte, und waren in Mathematik so geübt, daß uns die Inhaltsberechnung des Heptakododekaeders – eine unserer Examensfragen – keine Schwierigkeiten mehr machte. Wegen der übrigen Fächer hatten wir keine Sorge.

Aber nun kam ein neues Hindernis. Die Behörden waren auch noch nicht zu dem Glauben an die geistigen Fähigkeiten der Frauen durchgedrungen und hatten ihnen deshalb die Zulassung zu den Prüfungen nicht freigegeben.

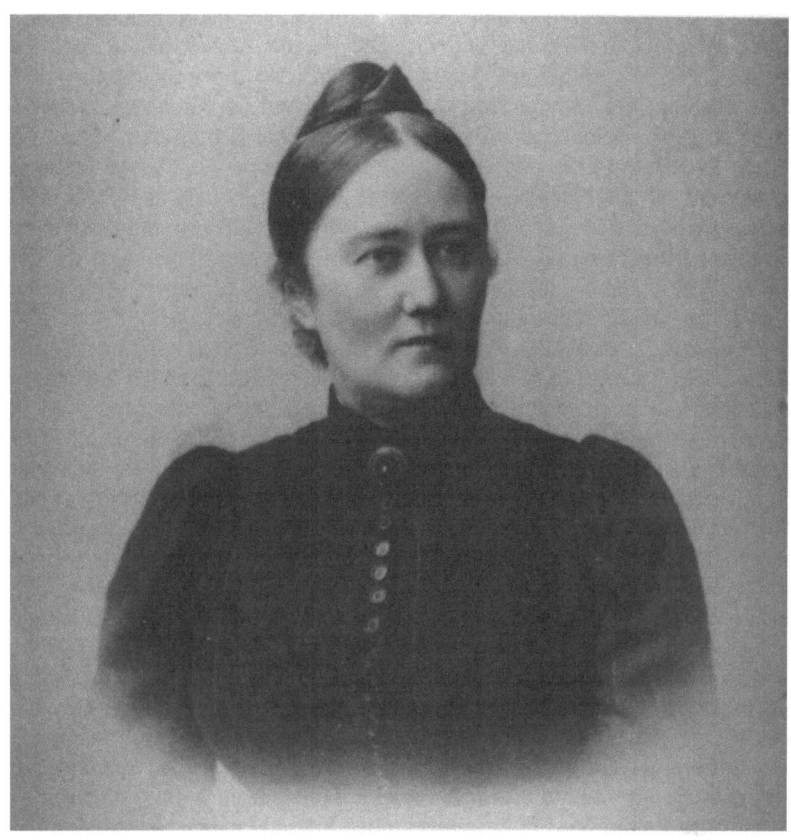

Helene Lange 1896 ihren Schülerinnen: „In der Beständigkeit liegt das Geheimnis des Erfolgs"

– Im Gegenteil: weil sich an das Reifezeugnis konsequenterweise die Er laubnis zum Universitätsstudium knüpfen mußte, gab es große Diskussionen über die Gefahr des Frauenstudiums. Die Herren Abgeordneten fürchteten für die Familie, weil sie der Meinung waren, daß die Frau durch geistige Beschäftigung ihre „Mutterfähigkeit" verliere, und sie fürchteten weiter für die Sittlichkeit. Helene Lange schrieb geharnischte Broschüren gegen diese Reden, Broschüren, die erheblich geistreicher waren, als die Auslassungen der Herren! – Ein Gesetz gegen uns wurde zum Glück nicht ausgearbeitet; so bombardierten wir weiter mit Petitionen. Jede einzelne von uns richtete eine besondere Eingabe an das Kultusministerium, das Abiturientenexamen ablegen zu dürfen. Dank dem damaligen großdenkenden Kultusminister Althoff wurden die Anträge tatsächlich bewilligt. So gingen aus unserer Klasse, der 3. des Kursus, vier Schülerinnen in das Examen. Wir legten es im Luisenstädtischen Gymnasium in Moabit vor ausschließlich fremden Lehrern ab, von denen nur einer, der Schulrat Pilger, wohlwollend war. Man verlangte von uns an fünf aufeinanderfolgenden Tagen 5 schriftliche Arbeiten in Mathematik, Latein, Griechisch, Deutsch und Französisch. Vier Wochen später folgte die mündliche Prüfung an einem einzigen Tage, aber von morgens 9 Uhr bis abends 7 Uhr mit nur einer Stunde Mittagspause; dies, obgleich die schriftlichen Arbeiten so ausgefallen waren, daß wir normalerweise von der mündlichen Prüfung hätten dispensiert werden müssen. In Erinnerung geblieben ist mir ein besonderes Glück beim Aufsatz und Pech im Mündlichen bei der Religion. Wir hatten das Aufsatzthema bekommen: „Zu welchem Zweck lernen wir fremde Sprachen?". Hier fiel mir ein von meinem Vater oft angeführtes holländisches Sprichwort ein: „De taal is de zeel von het volk". Weil das ausgezeichnet in das Thema hineinpaßte, wandte ich es an. Und das hatte zusammen mit meinem holländischen Namen den überraschenden Erfolg, daß die Examinatoren mich für eine Holländerin hielten und mir von diesem Standpunkt aus ein besonders gutes Prädikat gaben. Ich merkte diese Annahme später bei der Geschichtsprüfung, wo man mich nach der richtigen Aussprache von Rijswijk fragte.
Pech aber hatte ich bei der Prüfung in Religion. Da gab es zunächst eine Frage nach der Gerechtigkeitsidee im Buche Hiob, die ich voll beherrschte, weil sie mich interessiert hatte; auch die Art der Anlehnung des Liedes „Befiehl du deine Wege" an den Bibelspruch „Befiehl dem Herrn deine Wege" war mir geläufig – aber dann sollte ich das ganze Lied aufsagen. Den 1. Vers konnte ich, beim 2. haperte es sehr und der 3. mißlang total. „Gut", meinte der Prüfer, „das Lied ist Ihnen nicht ganz gegenwärtig, nehmen wir deshalb ein anderes, zum Beispiel: „Ein feste Burg ist unser Gott". Doch mit diesem Choral erging es mir ebenso. Da griff der Schulrat ein und meinte, ich würde wohl das Lied „Aus tiefer Not schrei ich zu dir" besser können. Davon brachte ich aber nur die ersten beiden Zeilen heraus, dann saß ich hoffnungslos fest. Es schwirrten in meinem Kopf lutherische, reformierte und unierte

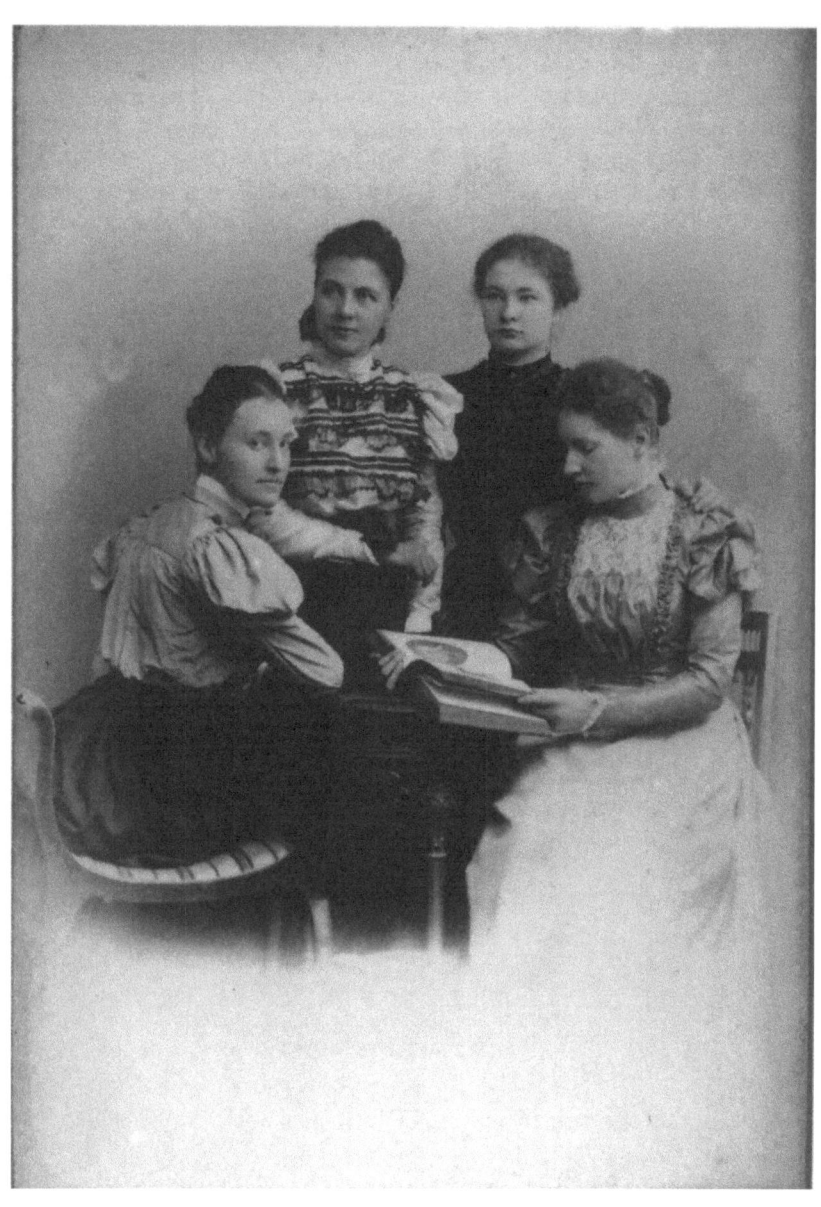

Abitur 1898 v. l.: Hermine Edenhuizen, Frida Busch, Clara Bender, Thekla Freytag

Lieder durcheinander und machten mich vollkommen unsicher. So gab es denn in Religion nur ein „knappes gut".

In der Mittagspause war Helene Lange bei uns. Sie hatte für körperliche Erfrischungen vorgesorgt, und wir holten sie in dieser Zeit geistig schnell noch aus mit unendlichen Fragen für die noch bevorstehenden Fächer. Ich glaube, Helene Lange hat sich damals um den Ausgang des Examens reichlich so gesorgt wie wir Schülerinnen. Hatten wir nur unsere Kenntnisse zu beweisen, so hat sie den Beweis zu führen, daß ihr Glaube an die geistigen Fähigkeiten der Frau im allgemeinen, den sie mit der Gründung der Gymnasialkurse für Frauen herausgestellt hatte, berechtigt sei.

Um 7 Uhr waren wir fertig und erfuhren dann bald, daß wir alle bestanden hatten und zwar mit gut! – Mit dieser Nachricht fuhr ich per Droschke I. Klasse unmittelbar zu Helene Lange und werde nie vergessen, wie sie bei meinem Kommen oben von der 3. Etage herunter rief: „Seid Ihr durch?" – Mein „Ja" ist ihr ein persönliches Glückserleben gewesen.

Mit dem bestandenen Abitur, das damals als Besonderheit mit Angabe der einzelnen Namen in allen Tageszeitungen veröffentlicht wurde, hatte ich in meiner Heimat die letzten Zweifler im Verwandtenkreis besiegt. Während ich in Emden sonst den Weg vom Bahnhof zu dem dort wohnenden Onkel zu Fuß zurücklegen mußte, wurde ich jetzt feierlich im Zweispännerjagdwagen von ihm persönlich abgeholt. Die übrigen Verwandten empfingen mich entsprechend. Den „Babelpastoren" habe ich leider nicht wiedergesehen, weil unser Elternhaus im Heimatort inzwischen aufgelöst war.

Gaststudentin im Kaiserreich

Wenn diese Siege über die Vorurteile der Familie auch Freude machten, so kam das eigentliche Glücksgefühl über das Erreichte doch erst, als mir klar wurde, daß uns jetzt das Tor zu allen Wissenschaften offenstände! – Es war an einem sonnigen Frühlingstage, als ich mit meiner Freundin und Mitschülerin Frida Busch zusammen mir ein Vorlesungsverzeichnis der Berliner Universität holte und auf einer Bank im Tiergarten durchsah.

„Das alles dürfen wir nun hören!"

Überwältigt vom Glück legten wir gleich einen Plan zurecht, der neben den Vorlesungen für unsere medizinischen Fachstudien noch so viele andere über Philosophie und Literatur enthielt, daß wir deren Verarbeitung gar nicht hätten durchführen können. Solch ein Glücksgefühl empfindet der Mensch wohl nur nach Kampf um ein heiß Ersehntes. Ich glaube nicht, daß das einfache Vorlesungsverzeichnis die Studentin von heute, die eingefahrene Wege geht, irgendwie erschüttern kann.

Um dieselbe Zeit, im Frühjahr 1898, als wir so glücklich waren über die Aussicht auf das Medizinstudium, fand in Wiesbaden eine große Ärztetagung statt, in der einstimmig eine Resolution *gegen* die Zulassung von Frauen zum ärztlichen Studium verfaßt wurde, wobei die wörtlich „ehrenhaften" Kollegen aus „edlen, ritterlichen, und großzügigen" Motiven, wie sie vorgaben, „unwiderlegliche, sachliche" Gründe vorbrachten dafür, daß das Studium dem Frauengeschlecht selbst zum Schaden gereichen würde!

Ich glaube, sie haben bei dieser Resolution weniger an das Allgemeinwohl gedacht, als daran, sich selbst das Ideal der dienenden, demütig ergebenen Frau und Ehefrau zu erhalten, wobei sie dann von einer wissenschaftlichen Beurteilung abgeglitten sind in eine subjektive Wunschrichtung. Aber die Einstellung dieser Ärzte, darunter prominenter, war eine weit verbreitete und wurde gehört. – Sie beeinflußte auch die Universitätskreise, sowohl die lehrenden Professoren, wie die lernenden Studenten. Deshalb fanden wir sofort Schwierigkeiten, mit denen wir nicht gerechnet hatten.

Offen standen uns die Tore noch nicht. 1898 wurden die Frauen noch nicht immatrikuliert. Wir wurden nur als „Gasthörerinnen" geduldet. Den Gasthörern aber lag es ob, jeden Dozenten persönlich um Erlaubnis zu bitten, seine Vorlesung hören zu dürfen, womit die Möglichkeit gegeben war, daß wir bei unfreundlicher Einstellung *aller* Dozenten von einer Universität ganz ausgeschlossen werden konnten. In diesem Kampf dirigierte wieder Helene Lange, die in Wort und Schrift intensiv und packend für die Notwendigkeit geistiger Ausbildung der Frauen kämpfte. Sie war damals Vorsitzende des von ihr gegründeten Allgemeinen deutschen Frauenvereins, den ich, so oft ich Zeit hatte, besuchte, weil es für mich Landkind immer wieder ein unerhörtes Erleben war, eine Frau mit solcher Sicherheit öffentlich auftreten zu sehen und sie vollkommen frei und treffsicher reden zu hören. Innerlich erhoben und mit neuem Mut für meine dagegen kleine, bescheidene Aufgabe, als Arzt am einzelnen Menschen in der Stille zu wirken, verließ ich jedesmal diese Zusammenkünfte. So hat Helene Lange bei meinem Werdegang unablässig bewußt und unbewußt auf mich eingewirkt. Sie veranlaßte mich zunächst, zu dem Anatomie-Professor Waldeyer zu gehen und ihn für alle Berliner Medizinstudentinnen um Zulassung zu seinen Vorlesungen und zur Anatomie zu bitten. Ich suchte den Geheimrat in seiner Wohnung auf und wurde nicht sehr liebenswürdig von ihm empfangen. Als ich mein Begehr vorgetragen hatte, erklärte er rund heraus, er könne uns nicht zulassen, da er nicht für das Benehmen der Studenten einstehen könne. Dagegen wandte ich – ahnungslos noch – ein, daß doch das Verhalten der Studenten von unserem eigenen Betragen abhinge, wie das in jeder Gesellschaft der Fall ist. Weil er sich diesem Argument nicht verschließen konnte, brummte er dann: „Ja, er möge aber selbst keine Vorträge vor Damen und Herren halten" – womit er sein Zugeständnis an die damals noch herrschende Prüderie machte, gegen das sich nichts sagen ließ. Unverrichteter Sache ging ich fort.

Nur gültig für das *Sommer*-Semester 1902

Dem Frl. *Hermine Edenhuizen*

aus *Berlin*

wird hierdurch gestattet, die Vorlesungen derjenigen Herren Dozenten hiesiger Universität als Hospitantin anzunehmen, welche dazu ihre Genehmigung erteilen.

Dieselbe hat zunächst das Auditoriengeld bez. das Honorar für alle von ihr zu hörenden öffentlichen und privaten Vorlesungen bei der Quästur zu entrichten und sich sodann bei den betreffenden Herren Dozenten zu melden.

Bonn, den *24. April* 1902

Rektorat der Königlichen Rheinischen Friedrich-Wilhelms-Universität.

Ludwig

Bei jedem einzelnen Dozenten mußten (nur) die Frauen persönlich um Hörererlaubnis als „Hospitantin" bitten, bis zur Einführung des Immatrikulationsrechts für Frauen.

Die große Prüderie, von der sich sogar der Geheimrat nicht freimachen konnte, hat uns selbst, die wir als junge Mädchen ganz unter ihrer Herrschaft aufgewachsen waren, das Medizinstudium im Anfang nicht wenig erschwert. Die heutige Welt wird kaum verstehen, daß junge Mädchen einstmals Worte wie „männlich", „weiblich", „unehelich", „Geburt" und alles, was das sexuelle Gebiet nur entfernt streifte, nicht hören und aussprechen konnten, ohne vor Scham rot zu werden. So bin ich denn die ersten Semester in den Anatomiekollegs jedes Mal tief errötet, wenn von „weiblichen" Becken und anderen

„weiblichen" Organen die Rede war. Es war ungeheuer peinlich für uns Einzelwesen unter so viel Männern und verminderte die mitgebrachten Hemmungen nicht; sie mußten aber tapfer niedergekämpft werden.

Im ersten Semester half uns der junge Professor Hans Virchow aus der Schwierigkeit heraus. Er ließ uns teilnehmen an seinen Vorlesungen über Knochen- und Bänderlehre. Auch Professor Hertwig ließ uns zu seiner Vorlesung über Histologie zu. Physiker, Chemiker, Botaniker und Zoologen machten keine Schwierigkeiten. – Zu meinem großen Bedauern ging Frida Busch, mit der ich bisher viel zusammengearbeitet hatte, für das erste, schwierige Semester nach Zürich, wo das Studium der Frauen schon Gewohnheit geworden war. Ich selbst konnte aus Familienrücksichten nicht aus Berlin fort, so gern ich ihr gefolgt wäre. So mußte ich denn mit einer mir fernstehenden Studentin den schweren Anfang in Berlin machen. Das Unglück wollte, daß wir beide als erste Berliner Medizinstudentinnen stets an „Müller und Schulzefiguren" erinnerten, wie sie der Kladderadatsch zu dieser Zeit brachte. Ich war groß, schlank und blond und meine Gefährtin dunkel und klein. Das forderte fraglos die Spottlust der dreihundert Studenten noch mehr heraus, als sie ohnehin schon den Studentinnen gegenüber lebendig war. Erschwerend kam hinzu, daß, wie ich hörte, die Berliner Studenten von jeher nicht viel Wert auf gute Formen gelegt hätten, während wir jungen Mädchen besonders stark auf sie eingestellt waren.

Der nette kameradschaftliche Ton zwischen Student und Studentin, wie er heute herrscht, wäre damals nicht möglich gewesen, denn die männlichen Studenten kamen uns ja nicht als Kameraden entgegen, sondern als Feinde, die sich gegen verächtliche Eindringlinge wehrten. Von unserer Seite kam dagegen nur ein Abstandhalten in Frage, das in der Folge dann wieder als Hochmut ausgelegt wurde. – Wir armen zwei Einzelgänger unter den dreihundert Männern hochmütig! Wir mischten uns ja nur mit Grausen unter sie, die bei unserem Eintritt in den Vorlesungsraum als Äußerung ihrer Mißbilligung regelmäßig mit den Füßen scharrten und dazu pfiffen. Zum ersten Kolleg kamen wir so früh, daß möglichst noch kein Student anwesend war. Aber bei den folgenden war es nicht zu vermeiden, daß wir eintraten, wenn das Auditorium halb oder ganz gefüllt war. Ein Platzgedränge wie heute gab es damals glücklicherweise nicht, sonst hätte man uns sicher mit Brachialgewalt ganz hinausgedrängt. Wir hatten im Gegenteil jeder seinen bestimmten Platz, den wir mit unseren Visitenkarten kennzeichneten. Unter Scharren und Tuscheln mußten wir uns den Weg bahnen. Den jungen Herren wurde dieser Tumult das ganze Semester hindurch nicht langweilig. Sie erlaubten sich im Gegenteil noch einen Extraspaß, indem sie taktlose Witze auf unsere Visitenkarten schrieben. Anfangs haben wir dann die Karte gegen eine neue ausgetauscht; weil das allmählich aber zu viele wurden, ließen wir schließlich alles stehen. Den Höhepunkt erreichte das Ganze, als in Vertretung seines Chefs auch ein Assistent uns nach unseren Begriffen verhöhnte. Er ließ gelegentlich eines Wasserstoffsuperoxyd-Experiments spöttisch die dabei entfärbten Rosen durch den Diener den „Rosen des Auditoriums" überreichen. Damals habe ich als steife Ostfriesin, die noch nicht Humor genug hatte, trotz meiner Begeisterung den Mut zur Weiterarbeit fast verloren; von diesen Berliner Kolleg-Erlebnissen her ist mir heute noch ein Widerwille gegen jede Teilnahme an Versammlungen von Männern geblieben.

Geschwisterschicksale

In diesem Herbst 1898 durchlebte ich eine schwere Krise. Zu der Verzweiflung und Mutlosigkeit wegen der Kollegschwierigkeiten kam eine starke seelische Erschütterung durch den Selbstmord unseres 23jährigen Bruders. Rückschauend ist uns Geschwistern verständlich geworden, daß diese Tat dem Boden einer doch schon krankhaften Depression entsprang. Damals standen wir elternlose junge Menschen dem Ereignis fassungslos gegenüber. Auf Wunsch des Vaters hatte der Bruder auch Medizin studiert, obgleich er lieber Offizier geworden wäre, und diente nach absolviertem Physikum in Berlin bei der Garde sein Halbjahr als Einjähriger ab. Mit Begeisterung war er eingetreten, um sehr bald schon mehr und mehr enttäuscht zu werden. Auf Grund seiner nervösen Erregbarkeit hat er den schweren Drill nicht ertragen und ist von einem rohen Unteroffizier in verständnisloser Weise bis zur Unerträglichkeit gequält worden. Ich entsinne mich, daß er eines Tages nach Hause kam und die jüngste Schwester, die ihn zärtlich begrüßen wollte, mit den Worten abwehrte: „Ihr müßt nicht lieb zu mir sein, wir werden nicht wie Menschen, wir werden wie Tiere behandelt." Meinen Vorschlag, den betreffenden Unteroffizier durch ein Geldgeschenk milder zu stimmen, lehnte er schroff ab und äußerte: „Ich will behandelt werden, wie ich es verdiene!" – Nun waren wir Geschwister alle noch zu jung, um seinen Zustand zu erkennen, und waren auch alle zu sehr mit unseren eigenen Problemen beschäftigt, um auf ihn achtzugeben. In der Nacht nach seiner Entlassung, als die ganze Tortur für ihn vorbei war, hat er mit dem Revolver des Vaters seinem Leben ein Ende gemacht. Ich hörte den Schuß und fand ihn. Auf dem Tisch lag ein Zettel mit den Worten: „Ich kann nicht mehr leben, ich habe euch alle lieb und Gott beschütze Euch!" Über seine Wangen rannen noch Tränen.

Wir wollten ihn in der Gruft der Eltern in Ostfriesland beisetzen lassen. Es fand sich aber dort – für uns unerwartet – kein Geistlicher, der an dem Sarge des „Selbstmörders" sprechen wollte. Sogar der Pastor, der ihn unterrichtet hatte und aus Kenntnis seiner Erregbarkeit heraus sich über die Tat nicht wunderte, konnte sich nicht dazu entschließen. Durch Vermittlung von

Freunden nahm sich ein fremder Geistlicher unserer an, reiste mit und sprach bei seiner Bestattung in Zivil.

Diese Härte der Kirchenvorschriften hat mich schwer getroffen und ist der erste Anstoß gewesen zu meinem späteren Austritt aus der Kirche. Religion ist mir identisch mit Liebe, Güte und Verstehen. Eine Organisation mit solcher blinden Härte kann das alte Testament mit dem rächenden Gott der Juden vertreten, aber nicht die Lehre Christi von Liebe und Erbarmen.

Helene Lange, die wieder eingriff, riet jetzt dringend, das kommende Wintersemester mit Frida Busch in Zürich zu verleben, um mit Hilfe anderer Eindrücke die seelischen Erschütterungen zu überwinden. Dem stand zunächst die schwere Depression einer Schwester, die sich an mich klammerte, im Wege. Wir konsultierten ihretwegen eine bekannte Berliner Ärztin, die dann die Lösung fand. Sie war der Meinung, daß auch diese Schwester, die bisher den Haushalt geführt hatte, sich eine Berufsausbildung aneignen müsse und schickte sie in die damals neu eingerichtete Gartenbauschule in Marienfelde, wo sie langsam zur Ruhe kam. Weil die drei übrigen Geschwister teils Schulen in anderen Städten besuchten und teils studierten, lösten wir den gemeinsamen Haushalt in Berlin auf und gingen jeder seine Wege. Es war uns damals nicht bewußt, daß wir mit diesem örtlichen Auseinandergehen langsam, aber sicher auch den bisher so starken inneren Zusammenhang verlieren würden. Wir wurden alle heimatlos.

Das war am schwersten für die beiden jüngsten Geschwister die 18jährige Gymnasiastin in Hannover und den 20jährigen Studenten in Kiel. Die waren nun, wie wir alle, auf ein Leben in Pensionen angewiesen und auf gemeinsame Reisen oder Verwandtenbesuche in den Ferien. Wie sehr gerade diese beiden darunter gelitten haben, zeigt ihr Schicksal. – Der Bruder wurde mit langer, guter Ausbildung ein anerkannter Chirurg, galt aber als Sonderling. Er zog 1914 gesund und frisch mit der Kluckarmee in den Krieg und kam 1919 mit den Allerletzten als *alter* Mann zurück. In den fünf Kriegsjahren hatte er nur zweimal Urlaub genommen, weil er kein Zuhause hatte, das ihn von der Arbeit fortzog; und bei seiner Arbeit im Feldlazarett hatte es ihn zu schwer belastet, daß er bei der Auswahl der vielen Leibschüsse, von denen die schnell operierten Fälle die bessere Aussicht auf Heilung hatten, „Schicksal" spielen mußte. Er erkrankte früh an Arteriosklerose, mußte deshalb vorzeitig den Beruf aufgeben und starb im Alter von 70 Jahren. Vier Wochen vor seinem Tode hat er mir gesagt, er habe in seinem Leben die Mutter so schwer entbehrt, ich glaube, er meinte das „Zuhause", weil er die Mutter mit Bewußtsein nicht gekannt hatte.

Die 18jährige Schwester war von klein auf „schwierig", dabei hochintelligent. Wir Schwestern, die wir sie erziehen mußten, erkannten ihre Art nicht als krankhaft. Wir redeten ihr zu, trösteten sie, verwöhnten sie und standen im übrigen ratlos bei ihren strömenden Tränen und ihren Selbstverkleinerungen. Nur in einem Punkt waren wir Geschwister konsequent und einig: wir haben sie dauernd angehalten zum Arbeiten, – als einziges Mittel gegen die unselige Gemütsbelastung der Familie. Sie absolvierte das humanistische Abitur, studierte Medizin, war mehrere Jahre Assistentin und ließ sich dann als Kinderärztin nieder. Aber in der Praxis versagte sie auf Grund ihrer Entschlußschwierigkeiten; sie machte keine Krankenbesuche, ging nicht zu fremden Menschen. Im Alter von bald 50 Jahren brach eine deutliche Schizophrenie bei ihr aus, die sie an Sanatorium und Pflegerin fesselte. Sechzigjährig starb sie an Speiseröhrenkrebs. An ihrem Grabe haben mein Bruder und ich gemeint, sie hätte besser nicht gelebt, weil ihr Leben nur Leiden war.

Semester in Zürich

In Zürich fand ich im Vergleich zu Berlin ein fast gegensätzliches Bild auf der Universität. Die Studentinnen brauchten dort wegen ihrer Zulassung zum Kolleg nicht persönlich um Erlaubnis zu bitten, sondern wurden immatrikuliert wie die männlichen Studenten. Dann hörten seinerzeit der Zahl nach mehr Frauen als Männer. Die meisten waren Russinnen, die vielfach aus politischen Gründen aus Rußland ausgewiesen waren. Kleine, untersetzte Menschen, die viel und sehr erregt debattierten und teilweise recht nachlässig angezogen waren. Ich bin mit ihnen nicht näher in Berührung gekommen. – Ein nur kleiner Prozentsatz der Studentinnen waren Schweizerinnen, ein erheblicher waren Deutsche, die das Schweizer Abitur gemacht hatten und damit in Deutschland zum Studium nicht zugelassen wurden.

Studenten und Studentinnen waren aneinander gewöhnt und arbeiteten friedlich nebeneinander. Kein Scharren, kein Witzeln störte mehr. Der Schweizer Student ist nüchtern und sachlich eingestellt, ausschließlich darauf bedacht, etwas zu lernen. Im Präpariersaal, den ich hier das erste Mal besuchte, waren die Präparate an Männer und Frauen gleichmäßig verteilt, wie es der Zufall mit sich brachte, und ich habe nie anderes erfahren, als daß Studenten und Studentinnen sich gut bei der Arbeit vertrugen und sich gegenseitig halfen, wo es erforderlich war. Ab und zu machte sich hier schon eine kameradschaftliche Freundschaft bemerkbar. – Das alles wirkte befreiend. Ich atmete auf und fing mit neuem Mut wieder an zu arbeiten.

Die erste Leiche, vor der sich der Medizinstudent durchweg graut, hat mir keinen Eindruck gemacht; ich konnte ohne jedes Unbehagen an ihr arbeiten. Drückend aber empfand ich eine Lücke in Chemie. Die hatte ihren Grund in der Differenz des Deutschen und Schweizer Abiturs. Die Schweizer Abiturienten brachten erheblich mehr naturwissenschaftliche Kenntnisse mit als wir deutschen Humanisten, und auf sie waren die Vorlesungen eingestellt. Um die Lücke auszugleichen, nahm ich Nachhilfestunden bei Dr. Marie Baum, die damals Assistentin am chemischen Institut des Polytechnikums war. Dieser Unterricht hat mir so große Anregung gegeben, daß ich zwei Semester lang überlegte, ob ich nicht das Medizinstudium aufgeben und Chemie studieren solle. – Ich kam aber doch zur Medizin zurück, weil mich die Arbeit am lebendigen Menschen lockte; und ich bin heute froh und dankbar, daß ich den Weg zurückgefunden habe.

In Zürich herrschte zu dieser Zeit unter den Studentinnen, die sich in einem Verein zusammengeschlossen hatten, ein sehr angeregtes Leben. Ich brauche nur Namen zu nennen wir Frida Duensing, Marie Baum, v. Üxküll, Morawitz und Moser... dazu die Dichterinnen Ricarda Huch und Ilse Frapan, die in Zürich lebten und starken Einfluß auf die deutschen Studentinnen ausübten. Das Buch von Ilse Frapan: „Wir Frauen haben kein Vaterland" hat uns tief beeindruckt und angefeuert. Von Ricarda Huch lasen wir „Ursleu der Jüngere", „Vita somnium breve" und „In der Triumphgasse".

Leider habe ich persönlich mich damals von dem ganzen Leben und Treiben etwas zurückgehalten, weil ich noch zu sehr mit Depressionen kämpfte. Ich war zur Hauptsache mit Frida Busch zusammen und mit dem ihr befreundeten jungen Physiologen Höber, der Assistent bei Professor Gaule war und sich besonders mit physikalischer Physiologie befaßte, auf welchem Gebiet er später Bahnbrechendes leistete und ein hervorragendes Lehrbuch schrieb. Wir drei unternahmen mitten im Winter wunderschöne Touren in die Umgebung. Unvergeßlich ist mir ein Tag in Brunnen am Vierwaldstätter See, wo wir am 21. Januar im schönsten Sonnenschein draußen zu Mittag aßen. Ebenso unvergeßlich ist mir auch die Antrittsvorlesung von Höber bei seiner Habilitation. Den innerlich bescheidenen Menschen überfiel vor dem vollen Auditorium eine so große Nervosität, daß er mit dem für eine Stunde berechneten Thema in knapp 20 Minuten fertig war. Höber bekam später einen Lehrstuhl in Kiel und von dort einen Ruf nach Amerika, dem er folgte.

Frida Busch und ich wohnten in der Plattenstraße bei einer älteren Schweizer Dame mit einem noch etwas betagteren Mädchen. Die beiden haben uns viel Liebes angetan, obwohl wir Deutschen zu dieser Zeit in der Schweiz schon nicht besonders gern gesehen waren. Frühstück und Abendbrot besorgten wir uns selbst und mittags gingen wir hinunter in die Stadt in ein alkoholfreies Restaurant, „Kaiser Karl" genannt. Der Kampf gegen den Alkohol spielte gerade eine große Rolle in der ganzen Schweiz und speziell in Zürich, wo der bekannte Psychiater Professor Bleuler sich an ihm beteiligte. Er hatte festgestellt, daß von den Insassen der großen Züricher Irrenanstalt, Burghölzli, über 50% Opfer des Alkohols waren. Die Studentinnen machten den Kampf begeistert mit, sei es durch Bekennen zur Abstinenz, sei es mit Werbetätigkeit. Praktisch arbeiteten die Frauenvereine, indem sie alkoholfreie Restaurants wie „Kaiser Karl" einrichteten; alkoholfreie Hotels und als Ersatz für Wein- und Bierstuben Milchhallen.

Als Weihnachten herannahte, fuhr Frida Busch zu ihrer Mutter nach Bonn. Sie hatte mich mitnehmen wollen, aber ich war der Meinung, daß der Mensch sich aus seinen Seelennöten allein herausarbeiten müsse und entschied mich deshalb dafür, in Zürich zurückzubleiben. Wege in die wunderschöne Umgebung brachten mich der Natur näher, die in ihrer Größe zum Einfügen in die Weltordnung mahnt. Indes war es am Heiligen Abend doch schwer, einsam und mit so vielen bedrängenden Gedanken sich selbst überlassen zu sein. Als ich draußen die Glocken läuten hörte, nahm ich meine Bücher vor und fing eifrig an zu arbeiten. Da plötzlich klopft es an die Tür, sie öffnet sich langsam und herein kommt wie eine Himmelserscheinung ein kleiner Engel mit einem brennenden Lichterbaum! Unsere gute Wirtin war die Spenderin; sie hatte ein kleines Mädchen aus der Verwandschaft festlich gekleidet und ein Bäumchen ganz nach deutscher Art aufgeputzt, um mir Freude zu bringen. Das weitere Fest habe ich dann in ihrer Familie erlebt, wofür ich der inzwischen Verstorbenen noch heute dankbar bin.

Kämpfe um das Medizinstudium

Von Weihnachten bis Ostern haben Frida Busch und ich noch viele schöne Ausflüge gemacht und daneben fleißig gearbeitet. Ostern mußten wir wieder nach Deutschland zurück, weil nur eine begrenzte Zahl von Auslandssemestern für das deutsche Examen angerechnet wurden. Wir wählten Halle. Dort studierten schon einige Medizinerinnen, die demnächst das Physikum machen wollten. Es waren das drei aus dem ersten Gymnasialkursus von Helene Lange und noch eine Studentin aus Sachsen, die sich privat vorbereitet hatte. Merkwürdigerweise hatte sich in der Bevölkerung ein starkes Vorurteil gegen die Studentinnen gebildet, ohne daß die vier sich bei ihrer geringen Zahl hätten besonders hervortun können. Es hielt schwer, als Studentin eine Wohnung zu bekommen. Ich bin nach angegebenen Adressen von Haus zu Haus gelaufen. Sobald ich mich als Studentin zu erkennen gab, wurde mir mit mehr oder weniger Höflichkeit erklärt, „studierende Frauen nehmen wir nicht auf". Manchmal wurde auch ohne Antwort die Tür vor mir zugeschlagen.

Weil die Vier von unserem Kursus alle sehr ernst und einwandfrei waren, also niemand einen Anlaß gegeben hatte zu solchem Vorurteil, konnte das nur theoretisch sein, enstanden durch die Reden unserer Abgeordneten im Reichstag und durch Witze in den Zeitungen. – Das war nach Zürich eine bittere Erfahrung im Vaterland. Wir kamen schließlich bei einer Lokomotivführerfrau in einer 3-Zimmerwohnung unter.

Auf der Universität selbst fing die mir von Berlin her bekannte Kalamität wieder an, daß wir jeden Dozenten persönlich um Zulassung bitten mußten. Der erste, an den wir herantraten, war der Anatom Professor Roux. Er unterzog uns einer regelrechten Prüfung in Physik, ehe er uns die Erlaubnis gab. Die übrigen Dozenten machten keine Schwierigkeiten. In diesem 3. Semester, einem Sommersemester, fiel der Präpariersaal aus, so daß wir etwas mehr freie Zeit hatten. Diese wollte ich für Geologie-Studien benutzen, zu denen mir die Schichtung der Schweizer Berge Anregung gegeben hatte. Ich ging deswegen zu dem betreffenden Ordinarius, um mir die Hörerlaubnis zu holen. Auf mein Schellen öffnete mir die Hausfrau selbst die Tür und fragte nach meinem Begehr. Als ich dann bescheiden vorbrachte, daß ich den Herrn Professor um Zulassung zu seinem Kolleg bitten wollte, würdigte sie mich keiner Antwort, sondern schlug die Tür knallend vor mir zu. – Dieses im Jahr 1899!

Sonst nahmen die Arbeiten dieses Semesters einen guten Anfang. Wir freuten uns schon, daß wir alle Hindernisse überwunden hatten und daß sich die Studenten vernünftig benahmen, als uns neue Angreifer die Ruhe störten. An Hand eines Zoologiebuches stellten wir fest, daß wir allnächtlich von Wanzen zerbissen wurden. Die Hauswirtin tat ensetzt, erklärte sich aber doch bereit, das Ungeziefer in den Pfingstferien ausräuchern zu lassen. Aus Mitleid mit ihr, die sonst ihre Zimmer unbesetzt hätte, blieben wir bis zum Ende des Semesters wohnen, obwohl wir nach dem Gesetz das Recht gehabt hätten, sofort auszuziehen. Diese Gutmütigkeit wirkte auf sie so begeisternd, daß sie uns von da an mit ernsthaften Anträgen verfolgte, ihren Sohn zu heiraten; bald wollte sie Frida Busch als Schwiegertochter, bald mich.

Nach solchen Erlebnissen sicherten wir uns für das folgende Semester, das schwerwiegende letzte vor dem Physikum, je ein Zimmer im sogenannten „Marthahaus"; das war eine von Diakonissen geleitete Anstalt, in der junge schulentlassene Mädchen zu guten Hausangestellten ausgebildet und allgemein erzogen wurden. Hier herrschten Sauberkeit und ein froher frischer Ton. Die Oberschwester wie auch die Haushaltsschwester hatten warmes Interesse für uns und halfen uns, wo sie nur konnten. Das hinderte aber nicht, daß wir bei konzentrierter Arbeit mehrmals hintereinander gestört wurden; das erste Mal durch Klopfen und Anfrage, ob man den Kaffee bringen dürfe, danach das zweite Mal, daß man den Kaffee bringe, das dritte Mal, daß man man das Geschirr abräumen wolle, und das vierte Mal endlich, „ob man auch nicht gestört hätte?" Manchmal kam das fünfte Mal dann noch die Schwester selbst, um sich zu erkundigen, ob das Mädchen auch leise gewesen sei. – Mit Humor erträgt sich alles, aber wir wurden nolens volens zu Nachtarbeit getrieben, um genügend Ruhe zu haben. Die Oberschwester wurde in den Kommunisten-Kämpfen nach 1919 auf der Straße erschossen, als sie trotz Verbot im festen Vertrauen auf göttlichen Schutz zum Gottesdienst ging. –

Endlich nahte der Tag des Examens, zu dem wir auch, wie zum Abitur, eine Extraeingabe an das Ministerium hatten richten müssen. Das Physikum wurde damals öffentlich abgehalten, d.h. zu dem Prüfungssaal hatten alleInteressenten freien Zutritt. Bei Prüfung von Frauen war der Raum begreifli-

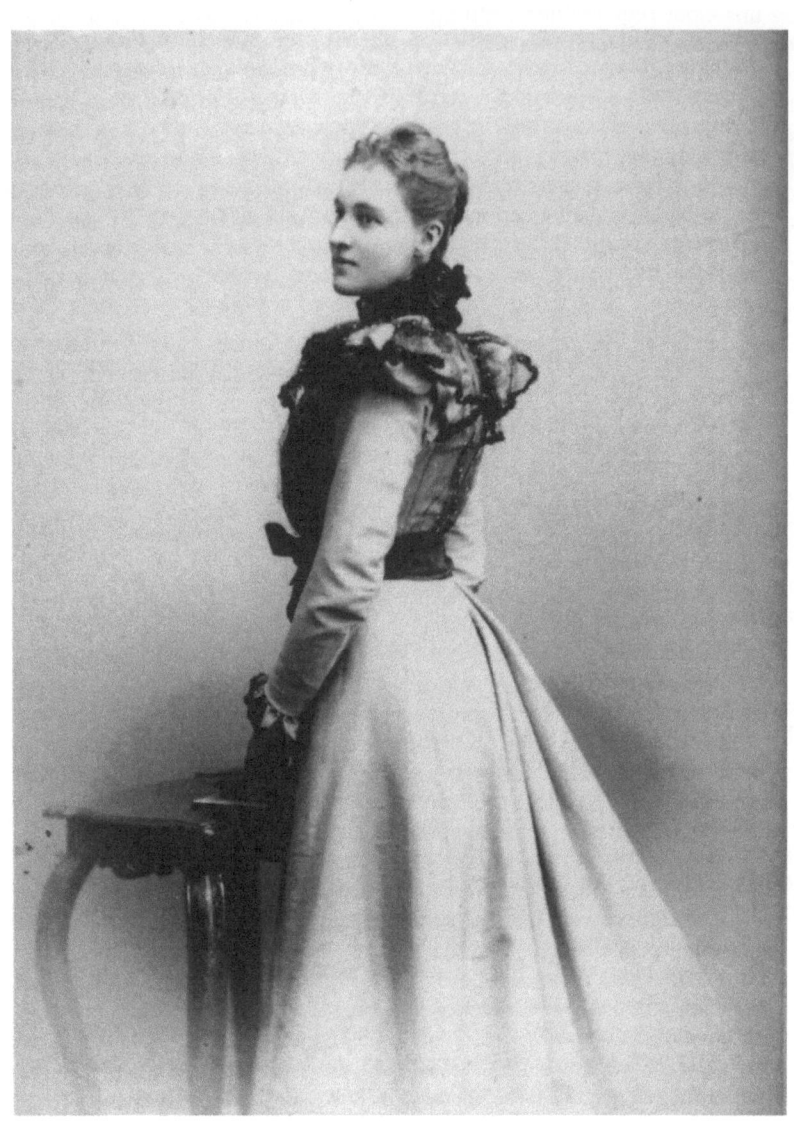

Als Studentin in Halle 1900

cherweise überfüllt. Wir vier Kandidaten, zwei männliche und zwei weibliche, saßen an einem Tisch zusammen mit dem Examinator, der je nach dem Fach wechselte. Dicht hinter unseren Stühlen standen die Zuschauer. Unsere beiden Kommilitonen waren nicht die fleißigsten gewesen. Obgleich sie später Tüchtiges geleistet haben, wußten sie bei dem Examen nichts und machten es uns dadurch leicht. Wir erwarben uns unsere 1 allein schon durch das Beantworten der Fragen, bei denen sie versagten. Im übrigen ist es bei Prüfungen immer dasselbe: der Examinator will sich zur Hauptsache vergewissern, ob der Examinand einen Überblick über das ganze Gebiet hat, und verlangt deshalb nicht jede Einzelheit, wie das arme Opfer es fürchtet. Es ist deswegen wichtiger, man behält einen freien Kopf, der noch denken kann, als daß man sich vollpfropft mit Einzelkenntnissen. Wir beide hatten wohl fleißig gearbeitet, aber wir hatten außerdem noch Konzerte im Leipziger Gewandhaus gehört, Ausflüge nach Berlin unternommen und ab und zu auch Gesellschaften mitgemacht. Der wertvollste Erfolg dieses zweiten Examens war für uns der, daß durch den guten Ausgang unser Selbstvertrauen anfing zu wachsen. Der Glaube an die Inferiorität der Frauen kam immer stärker ins Wanken.

Was das Leben der Studentinnen anbetrifft, so gab es zu dieser Zeit in Halle noch keinen offiziellen Zusammenschluß wie in Zürich. Es schlossen sich nur jeweils einzelne aneinander an, die sich sympathisch waren. So waren wir beide gern mit Elisabeth Cords zusammen, die eine Leidenschaft für Anatomie hatte, später Prosektorin in Königsberg in Preußen wurde und ein ausgezeichnetes Buch herausgab über Anatomie der Vögel. Sie war ein sehr herber Mensch und zog sich für die damalige Zeit zu „männlich" an, indem sie die immer schwarzen Kleider gut fußfrei trug und die Haare kurz geschnitten hatte. Wir haben sie oft verteidigt, wenn ihr wegen dieses Anzuges nachgerufen wurde: „Ist das ein Mann oder eine Frau?" – Was würde die Welt jener Zeit für Augen gemacht haben, wenn sie die heutige Tracht der *nicht* studierenden Frauen gesehen hätte mit Röcken bis zum Knie?

Von den männlichen Kommilitonen kannten wir einige wenige, mit denen wir zusammen an einer Leiche gearbeitet hatten oder in deren Familie wir verkehrten. Die sehr offizielle Bekanntschaft ging aber nicht über das Auditorium hinaus. Immerhin war es ein Fortschritt gegenüber Berlin, wo wir mit keinem einzigen auch nur ein Wort gewechselt hatten. Viel Freundschaft erfuhren wir im Hause des Historikers Lindner, dessen Tochter Hildegard sich in zweijähriger Arbeit privat auf das Abitur vorbereitet hatte und ihr Medizinstudium soeben begann. Sie ist später die erste Ärztin in Danzig geworden und ist bis zum Ende des II. Weltkrieges, bei dem sie umgekommen sein muß, dauernd mit uns in Verbindung geblieben.

Nach absolviertem Physikum kam für uns nun die Frage, ob wir in Halle bleiben oder eine andere Universität aufsuchen sollten. Für Halle sprach der Umstand, daß man dort inzwischen an Studentinnen gewöhnt war und sie nicht mehr so stark mit Neugierde belästigte. Andererseits hatten wir gerade in Halle nicht das Ideal einer Universitätsstadt. Mich zog es nach dem idyllischen Göttingen, wo der große Chemiker Nernst lehrte, den ich gern gehört hätte. Frida Busch dagegen hatte den Wunsch, zu ihrer Mutter nach Bonn zu gehen, in ihre Heimatstadt. Sie erwartete dort größeres Entgegenkommen bei den Professoren, weil ihr verstorbener Vater noch unter ihnen als Ordinarius für Chirugie gewirkt hatte. Da ihre Gründe schwerwiegender waren als meine, gab ich nach, und so fuhren wir dann zum Sommersemester nach Bonn.

Der schöne Rhein, die schöne Stadt mit ihrer herrlichen Umgebung! – Ich habe mich schwer an sie gewöhnen können, so sehr ich ihre Schönheit empfand, weil ich das Frohe und Leichte der Menschen dort nicht verstand. Auf den Norddeutschen wirkt das sprühende Leben der Rheinländer zunächst verwirrend. Er kann in seiner Schwere nicht folgen und mißtraut auch der großen Liebenswürdigkeit. Eine sehr nette Pension, in der ich unterkam, und der Rückhalt an der Familie Busch halfen mir indes, die anfängliche Abwehr zu überwinden. Die Erwartung, daß wir bei den Professoren keine Schwierigkeiten finden würden, traf zu. Es wurde von ihnen generelle Hörererlaubnis erteilt, so daß wir keine Bittgänge zu den einzelnen Herren zu machen brauchten. – Wir waren hier auch wieder die ersten Medizinstudentinnen. Zu unserer Erleichterung bemerkten wir sodann, daß die Studentenschaft bessere Umgangsformen zeigte als die in Berlin und Halle. Wir sind in Bonn keinen Unhöflichkeiten begegnet. Zu Beginn des Semesters kostete es uns trotzdem jedesmal wieder eine Überwindung, in die Kollegs zu gehen. Wir schoben gern eine die andere vor für den ersten Eintritt. Im übrigen hielten uns die Vorlesungen gebannt. Frida Busch hatte psychisch-nervliche Schwierigkeiten im ersten chirurgischen Kolleg. Als ich mich während einer im Auditorium ausgeführten Operation nach ihr umsah, bemerkte ich, daß sie kreidebleich war und mit einer Ohnmacht kämpfte. Es glückte dieses Mal noch, den kurz bevorstehenden Schluß abzuwarten und schnell hinauszugehen. Für das nächste Kolleg nahm sie ein Fläschchen Cognac mit, von dem sie hinter meinem schützenden Rücken schon zu Beginn der Vorlesung schnell ein Schlückchen nahm und dann jedes Mal, wenn sich solche Anwandlung wieder meldete. Dieses Cognacfläschchen war ihr wochenlang ein psychischer Halt. Es wäre ja auch ein zu großes Fiasko gewesen, wenn eine studierende *Frau* nervlich versagt hätte. Solche Schwäche konnten sich nur die männlichen Kommilitonen erlauben, bei denen sie ja ab und zu auch vorkommt. Mit der Zeit hat Frida Busch sich so gut gewöhnt, daß Chirurgie ihr ein Lieblingsfach wurde.

Weil wir auch die ausgedehnten Ferien ganz zu freier Verfügung hatten, ungehindert von irgendwelchen Vorschriften, haben wir die drei Monate langen Sommerferien teilweise zu schönen Reisen benutzt. Ich war mit meinen Geschwistern viel in der Schweiz, war in Dänemark, Norwegen und Schweden, in Holland und Frankreich. Das gab Anregung und erweiterte den Blick und das Denken. Fast möchte ich meinen, daß die geistige Entwicklung eines Menschen unvollkommen bleibt, wenn er sich neben dem Studium nicht auch die weitere Welt ansehen kann. Der Jugend der Kriegszeit ist viel verloren gegangen durch den kriegsbedingten harten Dienst in allen Ferien. Der heutigen Jugend aber wird in erhöhtem Maß geholfen. Mit Hilfe der modernen Verkehrsmittel wird sie erheblich mehr von der Welt zu sehen bekommen, als wir mit Rad, Eisenbahn und Schiff dazu imstande waren. Möglich war es damals aber auch nur denen, die einen genügenden Wechsel hatten. Es gab andere Kommilitonen, die den *nicht* hatten und sich quälten, durch Privatunterricht das nötige Geld zu ihren Studien und für den Lebensunterhalt zu erwerben, besonders in den Ferien. Auch in Bonn, wohin sich nach unserem Durchbruch langsam mehr Studentinnen wagten, hatten wir eine von diesen tapferen Frauen, Katharina Freytag. Wir sahen sie nur in den Kollegs, die übrige Zeit arbeitete sie zwecks Gelderwerb. Ihr Gesicht bekam strenge Züge und das ganze Wesen wurde hart, weil sie keine Zeit hatte zum Fröhlichsein. Dank ihrer großen Energie und Hartnäckigkeit hat sie sich eine Fachausbildung in Chirurgie angeeignet und hat sich später sogar eine eigene Klinik eingerichtet. Sie arbeitete gut, aber der Quell der Menschenliebe und Güte, aus dem ein Arzt restlos schöpfen muß und den sie in sich fühlte, als sie das Studium begann, war durch den harten Kampf etwas verschüttet worden.

Durch das Famulieren kamen wir in den klinischen Semestern in Bonn mehr mit den männlichen Kommilitonen zusammen als vorher in Halle. Dabei entwickelte sich ein Verhältnis, das wieder anders als die früheren war. Die fröhlichen Rheinländer versuchten es mit „Kavaliertum" und „Hof-machen". Weil wir älter zum Studium gekommen waren, als der Durchschnitt der Männer, waren wir ihnen an Reife und Jahren überlegen und konnten deshalb nicht davon beeindruckt werden. Manchmal sind wir in der Abwehr etwas hart gewesen, so, wenn wir einen „Minnebrief" offen dem als Vermittler dienenden Portier mit einem Taler und der Weisung zurückgaben, „wir verbäten uns solche Dummheiten". Ein andermal ließ sich ein ganz hartnäckiger Verehrer nicht abhalten, uns nach Hause zu begleiten. Unterwegs fing er vorsichtig an, gegen das Frauenstudium zu sprechen mit dem üblichen Hinweis, daß die Frau ins Haus gehöre, um schließlich mit dem Ausspruch zu enden: „Wir werden Sie ja doch alle wegheiraten!" Außer einer gründlichen sofortigen Abfertigung von Frida Busch mußte es dieser nicht sehr fleißige Jüngling erleben, daß er fünf Jahre später als verbummelter Student bei mir als Assistenzärztin der Bonner Universitätsfrauenklinik seine Examensarbeit zu absolvieren hatte. Er hatte dann alle Gedanken an „Wegheiraten" verloren und bat mich höflich um Hilfe.

Große Sorge hatten wir vor dem Famulieren in der Frauenklinik, weil wir uns dort auch nachts aufhalten mußten. Unsere Unterbringung hat auch in der Klinik viel Kopfzerbrechen verursacht, denn es gab nur einen gemeinsamen Schlafraum für vier Studenten. Wir bekamen schließlich ein abseits gelegenes Zimmer angewiesen, das für gewöhnlich nicht zu Wohnzwecken diente, aber für uns zwei ganz ordentlich eingerichtet war. Bei dieser Gelegenheit empfanden wir es wieder dankbar, daß wir alles uns Unangenehme zu zweien erlebten. Wir blieben 14 Tage in der Klinik und haben mit Hilfe der Hebammenschwestern, die uns wohlgesinnt waren, keine Geburt versäumt. Mit den Schwestern sind wir, entgegen den viel geäußerten Befürchtungen, daß sie eifersüchtig auf uns sein und deshalb Schwierigkeiten machen würden, überall gut ausgekommen, besonders mit den Trierer Boromäerinnen in der Medizinischen Klinik und mit den Rote-Kreuz-Schwestern der Frauenklinik.

Während Frida Busch die sämtlichen sechs klinischen Semester in Bonn zubrachte, bin ich noch einmal für ein Semester nach Halle gegangen, um Bumm und Mehring zu hören. Ich kam dort in eine erregte Zeit hinein. Die inzwischen zahlreicher gewordenen deutschen Studentinnen (etwa zehn) revoltierten gerade gegen eine Invasion von russischen Studentinnen ohne genügende und vielfach sogar ohne jede Vorbildung, manche nur mit einem Handarbeitsexamen. Diese Damen hatten merkwürdigerweise von den Professoren der vorklinischen Semester Hörererlaubnis bekommen, voran vom Dekan der medizinischen Falkultät. Weil wir uns sagten, daß doch das nicht ohne Einverständnis des Kultusministeriums geschehen sein könnte, das als höhere Instanz von uns Einheimischen als Vorbedingung für das medizinische Studium das humanistische Abiturientenexamen verlange, wandten wir deutschen Hallenser Studentinnen uns in corpore, klinische und vorklinische Semester, über den Kopf des Dekans hinweg mit einer Eingabe dorthin, des Inhalts: „Wir sähen den Kampf der deutschen Studentinnen erschwert und ihr Ansehen gefährdet durch ausländische Studentinnen, die nicht die erforderliche Vorbildung besäßen. Wir bäten, Ausländerinnen zu den Universitäten nur zulassen zu wollen auf Grund einer Vorbildung, die der von uns verlangten gleichwertig sei". Die Eingabe hatte zweierlei Wirkung: Wir erregten den bittern Zorn des Dekans, weil wir ihn übergangen hatten, aber im nächsten Semester waren alle ungenügend vorgebildeten Russinnen verschwunden. Die letzten Zusammenhänge haben wir nie erfahren.

„Schwester Hermine"

Es nahte nun das Staatsexamen. Die drei Monate der letzten Sommerferien benutzte ich dazu, im Hamburg-Eppendorfer Krankenhaus als Aushilfeschwester zu arbeiten, um einen Einblick in Krankenpflege und in die Arbeit der Schwestern zu bekommen, die ich später als Arzt beaufsichtigen sollte. Auf der Universität lernten wir davon gar nichts. Unsere Ausbildung war betont theoretisch. Nach dem Staatsexamen hätte jeder junge Arzt eine wissenschaftliche Arbeit schreiben können, aber er hätte nicht gewußt, wie man

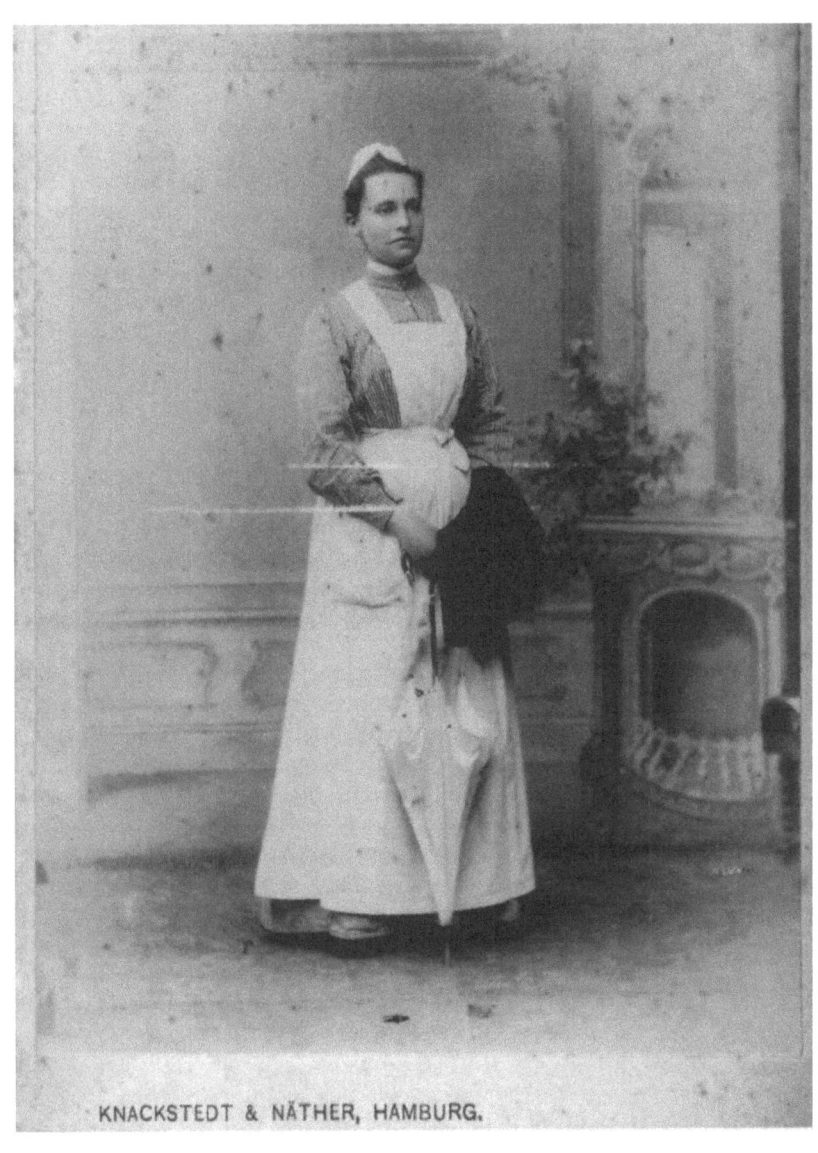

„Schwester Hermine" 1902 in Hamburg-Eppendorf

ein Krankenbett zurichtet und Kranke bettet. Im Laufe der Jahre hat sich das erfreulich geändert; zunächst durch das sogenannte Praktikantenjahr, in dem die jungen Mediziner ihr ärztliches Wissen in einem Krankenhaus praktisch bestätigen mußten und zur Zeit wird sogar als Vorbedingung für Studium und Staatsexamen ein halbes Jahr praktische Krankenpflege verlangt, was ich sehr begrüßt habe. – In Eppendorf durfte ich auf Wunsch der Oberin und des leitenden Arztes nicht verraten, daß ich Studentin sei – 1902!

Ich kam in einen chirurgischen Männerpavillon mit 48 Betten. Die dortige Arbeit wurde bewältigt von einer Oberschwester, zwei Seitenschwestern und einem Dienstmädchen. Es blitzte in dem Pavillon vor Sauberkeit; das viele Metall glänzte wie neu, auch die Türklinken. Man sah nirgends ein Stäubchen. Der Fußboden wurde des Morgens dreimal hintereinander „gefeudelt", wie der Hamburger sagt. Das erste Mal naß mit Lysoformlösung und hinterher zweimal trocken. Diese Arbeit, das dreimalige Feudeln des Fußbodens, das Putzen des Metalls, das peinliche Staubwischen fiel den Seitenschwestern zu, von denen ich eine vertrat. Meine Hände hatten nach einmaligem nassen Feudeln des Fußbodens schon Blasen, die beim folgenden trocknen Nachwischen aufgingen; das dritte Wischen wurde mir von der anderen Seitenschwester empört aus der Hand genommen mit den bösen Worten: „Die Schwester Hermine wird gar nicht fertig!" – So unbarmherzig sind Schwestern gegen arme Anfänger! Nach einigen Tagen konnte ich es ebenso schnell wie sie.

Während wir zwei Seitenschwestern mit diesen anstrengenden Putzarbeiten beschäftigt waren, fing die Oberschwester mit einem „Aufpatienten" zusammen mit der eigentlichen Pflege der Kranken an. „Aufpatienten" hießen in Hamburg die Kranken, die so weit erholt waren, daß sie außer Bett sein konnten. Einige von ihnen ließen sich recht gut anlernen. Sie saßen dann nachher bei den Frischoperierten und bei den Sterbenden, wenn wir Schwestern keine Zeit hatten, was bei der vielen Putzarbeit sehr oft der Fall war. Wir haben erheblich mehr geputzt als gepflegt. Ich habe mich deshalb die ganzen 12 Wochen gefragt: Wozu vergeudet man die Kraft der gut ausgebildeten Krankenschwester mit solcher Hausarbeit? Warum stellt man dafür keine Hausmädchen an? Sicherlich, die Schwester muß jede Arbeit selbst verrichtet haben, um sie richtig zu kennen; aber Arbeiten wie „feudeln", „Metall putzen" lernt man binnen acht Tagen, das habe ich an mir selbst erfahren. Daß sie das im Jahr 365 mal tut und möglichst noch mehrere Jahre hintereinander, um es zu erlernen, ist wirklich nicht erforderlich. Dagegen würde es zweifelsohne im Interesse der Kranken liegen, wenn man die Schwester von solcher Bearbeitung der toten Gegenstände entlastete und ihr dafür mehr Zeit gäbe, sich den Lebenden zu widmen. Statt den Fußboden zu wischen, könnte sie dem Kranken eine tägliche Körperwaschung angedeihen lassen, die er in unseren Krankenhäusern nur auf Extraanordnung des Arztes bekommt oder durch eine Privatschwester, die er sich selbst hält. Tägliche

Körperwaschungen aber, die der Gesunde gewöhnt ist, sind eine Notwendigkeit für den Kranken; sie heben auch die Stimmung und geben gleichzeitig der Schwester Gelegenheit zu persönlichem Zuspruch, der ebenso wichtig ist. Die Schwester hätte auch mehr Zeit, ihm die Speisen appetitanregend herzurichten, seinen kleinen Wünschen nachzukommen und anderes mehr. Eine Änderung in dem von mir angeregten Sinne würde außerdem dem ganzen Schwesternstand zugute kommen. Sofern die Schwestern nicht aus religiösen Gründen in ihrem Beruf tätig sind, werden sie alle langsam mißmutig, weil sie andere Arbeit tun müssen, als sie erwartet haben und in dieser Putzarbeit keine Befriedigung finden. Die hier angeschnittene Schwesternfrage ist zur Zeit sehr akut, weil der Schwesternnachwuchs langsam aufhört und sich erklärlicherweise zu dem Beruf nur mehr Frauen aus den Hausangestelltenkreisen melden. Wir haben heute noch in fast allen deutschen Krankenhäusern solche Verhältnisse, wie ich sie in Hamburg vor nunmehr vierzig Jahren vorfand. In England und Amerika, über welche Länder ich mich orientieren konnte, ist die Einstellung wie sie sein muß. Dort widmen sich die gut ausgebildeten Schwestern ausschließlich der persönlichen Pflege der Kranken und haben genügend Angestellte für jede Hausarbeit. Entsprechend nehmen sie eine ganz andere Stellung ein, jede einzelne mit der Verantwortung, die bei uns nur die Oberschwester hat, und – was die Hauptsache ist – die Kranken sind vorbildlich gepflegt.

Warum nun diese Einteilung nicht in Deutschland? Geht man diesem Problem nach, dann taucht einmal die Geldfrage auf und zum anderen eine Rückständigkeit der Schwesternorganisationen den Zeitveränderungen gegenüber. Die Geldfrage spielt insofern eine Rolle, als bei uns die Hausangestellten erheblich besser besoldet werden als die Schwestern; ein Krankenhaus also spart, wenn es die gute und billige Schwesternkraft mißbraucht zu Hausarbeiten; Rückständigkeit der Organisationen, auch des Roten Kreuzes, insofern, als sie festhalten an Anschauungen, die vor einem halben Jahrhundert vielleicht noch zu Recht bestanden, aber jetzt nicht mehr diskutabel sind. Vor 50 Jahren spielte auch in den freien Orden die Religiosität noch eine große Rolle. Die Schwester arbeitete um der guten Tat und um des Jenseits willen und nahm deshalb jede Arbeit ergeben hin. Heute hat sie mit sehr wenigen Ausnahmen eine starke diesseitige Einstellung. Sie will arbeiten, aber sie will auch den Lohn der Arbeit sehen. Sie will zum Ausgleich andere Interessen pflegen können, die Geld kosten; sie will sich ihr Alter nach *eigenem* Wunsch gestalten und nicht auf Altersheime der Organisation angewiesen sein; außerdem will sie in der Lage sein, Eltern zu unterstützen, Geschwistern zu helfen und dergleichen, was in den früheren Zeiten kaum in Betracht kam. – Angeregt durch Eppendorf habe ich mich während meiner ganzen Berufsjahre für die Schwesternfrage eingesetzt. Weitergekommen ist sie nur insofern, als mehr und mehr ältere Schwestern zu den gleichen Schlüssen gelangt sind, aber die Organisationsleitungen ändern noch nichts und werden wohl warten, bis sie durch die Nachwuchsfrage dazu gezwungen werden.

Die mir ungewohnte körperliche Arbeit in Eppendorf strengte mich anfangs derartig an, daß ich im Verlauf von drei Wochen 15 Pfund an Gewicht abnahm und Sonntags in die Kirche ging, einzig mit der Absicht zu schlafen. Bei meiner guten Konstitution habe ich mich aber langsam gewöhnt und holte Schlaf und Gewicht allmählich wieder. Immerhin ist mir klar geworden, daß die Schwesternarbeit körperlich erheblich anstrengender ist als das Studium. In einem Schwesternausbildungskursus sollte ich darüber gerade das Gegenteil hören. Es war die Anfangsstunde mit einer allgemeinen Einleitung. Da begann der Herr Professor: Die Schwestern hätten wohl gehört, daß neuerdings Frauen auf den verwegenen Gedanken gekommen seien, Medizin zu studieren. Das sei ein ganzer Unfug, müsse er ihnen sagen, denn die Frau sei körperlich und geistig viel zu zart und schwach. Schon zum Abitur reichten die Kräfte nicht, viel weniger zum Studieren. Nein, der eigentliche Beruf der Frau, der ihren geistigen und körperlichen Kräften angemessen sei, sei der Schwesternberuf!

Ich habe gebebt vor Empörung über dies Ausstreuen von reinen Phantasiegebilden als Tatsachen; ich wäre am liebsten aufgestanden, um persönlich zu entgegnen, aber die neben mir sitzende Oberin hielt mich unter Hinweis auf mein gegebenes Versprechen zurück, mein Studententum nicht zu verraten. Dies Beispiel aber zeigt, wie gedanken- und gewissenlos sogar Autoritäten ihr Urteil abgeben und verbreiten. Der Herr Professor hat nie dreimal hintereinander den Fußboden eines großen Pavillons gefeudelt und nie Messing geputzt, bis ihm die Arme weh taten. Ein einziger Tag Seitenschwesterndienst hätte ihn eines Besseren belehren können.

An diesem Tage erhielt mein Glaube an die Autorität der Männer wieder einen großen Stoß und ebenso der Glaube an ihre Gewissenhaftigkeit. Einsicht in ihre Gedankenlosigkeit bekam ich außerdem noch durch die jungen kräftigen Assistenzärzte, die uns „zarte Schwestern" jagten, schwere, teilweise unbewegliche Kranke im Galopp aus dem Bett zu heben, um sie auf Bahren zum Verbinden zu bringen, obgleich sie wissen mußten, daß schweres Heben für Frauen schädlich ist. Sie selbst standen in hoheitsvoller Männlichkeit wartend da und schonten ihre Kräfte, wie es in ihren Augen die „Würde des Arztes" gegenüber den „dienenden Schwestern" erforderte.

Im übrigen habe ich in den drei Monaten in Eppendorf viel gelernt. Ein Chirurg, Dr. Sudek, der meine Kenntnisse bemerkt hatte, forderte mich für seine Poliklinik an, und auf eigenen Wunsch wurde ich außerdem noch in Massage ausgebildet. Die Zeit war infolgedessen gut angewandt.

Zu gleicher Zeit mit mir arbeitete noch eine zweite Schwester incognito in Eppendorf. Das war eine Prinzessin Reuss, die später Königin von Bulgarien wurde. Ihr hatte man mein Geheimnis bekanntgegeben, woraufhin sie hin und wieder zu mir kam. Wir besprachen die Probleme der Schwesternarbeit und waren der gleichen Meinung, daß eine Änderung erforderlich sei im Interesse der Schwestern, sowohl wie auch der Pflege der Kranken. Bevor sie heiratete, stand sie dem Clementinen-Mutterhaus in Hannover als Oberin vor. Gelegentlich eines von dort aus unternommenen Besuches der Clementinen-Schwesternstation in Bonn (Chirurgische Klinik) kam sie 1906 noch einmal zu mir in die Universitäts-Frauenklinik, wo ich Assistentin war. Ihr Hauptanliegen war eine nochmalige Besprechung der möglichen Arbeitsverhältnisse der Schwestern.

Das Kind war viel zu groß

Bei der Rückkehr nach Bonn erreichte mich der Brief eines Vetters aus Borkum, in dem er mir den Vorschlag machte, ihn nach absolviertem Staatsexamen ein halbes Jahr ärztlich in seinem Sanatorium und auf der Insel zu vertreten. Ich war zunächst begeistert von der damit gegebenen Gelegenheit praktischer Fortbildung. Bei näherer Überlegung aber fand ich einen Haken. Ich hatte keinerlei Übung und Erfahrung in Geburtshilfe und wenn mir nun auf der Insel ein schwieriger geburtshilflicher Fall vorkommen würde, hätte ich keine Möglichkeit, einen Facharzt zu konsultieren. Emden war zu Schiff in reichlich zwei Stunden zu erreichen, und die Schiffe fuhren nur ein- bis zweimal am Tage. Aus diesem Bedenken heraus lehnte ich das Anerbieten ab, nahm mir aber gleich vor, mir unter allen Umständen eine genügende Ausbildung in Geburtshilfe anzueignen. Weil nicht zu erwarten war, daß ich bei einem fremden Gynäkologen jemals eine Anstellung bekommen würde – dazu war das Vorurteil gegen Ärztinnen noch viel zu groß blieb nichts übrig, als meinen Bonner Lehrer, Geheimrat Fritsch, zu bitten, mich nach dem Staatsexamen ein halbes Jahr als Volontärärztin in seiner Klinik arbeiten zu lassen. Wie würde er sich aber dazu stellen?!

Es war vor einem Phantomkurs – das ist ein Kursus, in dem man in einem dem Frauenbecken nachgeahmten Lederphantom mit in Spiritus eingelegten Kinderleichen die geburtshilflichen Operationen übt – als ich mir ein Herz nahm und dem Geheimrat vor Eintritt in das Auditorium meinen Wunsch vorbrachte. Er sagte nicht „ja" und nicht „nein", sondern veranlaßte mich, gleich als erster im Kolleg an das Phantom zu treten, in das er ein Kind hineingelegt hatte. Ich mußte untersuchen und die Lage bestimmen. Es war eine Querlage, in der das Kind nicht geboren werden konnte. „Was werden Sie tun?" fragte er mich. Antwort: „auf den Fuß wenden und extrahieren." – „Gut, tun Sie das." Ich machte mich ans Werk, bekomme die Füßchen zu fassen, ziehe kräftig; der Körper kommt langsam und sehr schwer nach. Bis zum Kopf habe ich das Kind entwickelt, da war Schluß. Der Kopf sitzt eisern fest. Mit den gewöhnlichen Griffen folgt er nicht, obwohl ich wieder kräftig ziehe. Mich überfällt ein Schrecken. – Sollten wir Frauen doch nicht Kräfte genug haben? Sollte alles Illusion sein? Scheitern an einem Minus der Körperkraft? – Wie man in schweren Schicksalsminuten jagend denkt, so erlebte ich in mir alle Stadien schwerster innerer Enttäuschung, bis plötzlich ein anderer Gedankengang auftauchte: „Der Mann hat dir ein zu großes Kind hineingelegt, um dir zu zeigen, daß du als Frau nicht genug Kräfte hast!"

Dies denken und in allergrößter Opposition alle mir verfügbaren Kräfte anspannen, war eins. Und siehe da, der Kopf folgte. Ich flog mit dem Kinde an die hinter mir befindliche Wand. Der Geheimrat äußerte nichts, ließ mich aber dableiben. Dann winkte er aus der Schar der Studenten einen riesengroßen Borussen heran, mit viel Schmissen im Gesicht, und legte dem dasselbe Kind in das Phantom, diesmal in Steißlage, die die gleiche Extraktion erforderlich macht. Der starke Borusse brachte den Kopf nicht heraus. Er zog und zog, aber ohne innere Erregung, ohne Zorn und ohne den war es nicht möglich. Nachdem der Geheimrat seinen vergeblichen Anstrengungen einige Zeit zugesehen hatte, ließ er ihn aufhören mit den Worten: „Lassen Sie nur, es ist ein viel zu großes Kind. Aber – fügte er zu mir gewandt hinzu, „Sie haben Kräfte. Sie können sich bei mir zum Volontieren melden." – Diese originelle Methode der Feststellung entsprach der klugen, realen Art des Geheimrats. Er ließ sich nicht von allgemeinen Vorurteilen beeinflußen, forderte aber eine ihn überzeugende Probe. Ich vergaß alle vorübergehende Empörung und war sehr glücklich über die Aussicht auf diese Ausbildungsmöglichkeit. Zunächst kamen nun die Examensvorbereitungen. Bei denen lastete am härtesten auf uns die Vorbereitung für Physiologie bei dem bahnbrechenden Physiologen Pflüger, dessen Kolleg wir nie gehört hatten, weil wir Physiologie in Halle absolviert hatten. Es gab auch kein Lehrbuch von ihm. So blieb uns nichts übrig, als einen Kursus mitzumachen, den ein geprüfter Dr. W. (praktischer Arzt) an Hand von gesammelten Kollegaufzeichnungen abhielt. Weil uns das meiste neu war und die Kollegaufzeichnungen den lebendigen Vortrag des Lehrers doch nicht ersetzen können, haben wir für dieses Fach schwer gearbeitet, während die übrigen Fächer nur einer Wiederholung bedurften. Ohne Rücksicht auf „Kohlenklau" habe ich bei dieser Arbeit hinter meinem Stuhl den eisernen Ofen glühend werden lassen und dabei vor mir das Fenster weit offen gehabt; ein Idealzustand, den man sich heute kaum mehr vorstellen kann. Auch Lebensmittelsorgen gab es nicht, keine Marken. Wir hatten, was wir uns nur wünschten und sorgten durch einen täglichen Spaziergang auf den Venusberg auch noch für genügende körperliche Bewegung und frische Luft.

Bonn war bekannt für mittelmäßige und schlechte Examina. Das hatte wohl seinen Grund in dem Leben der verschiedenen Corps und Burschenschaften, deren gesellschaftliche Verpflichtungen keine Zeit für ernste Arbeit ließen. Die letzten Prüfungen vor der unseren hatten auffallenderweise bessere Noten gezeigt. Der Dekan der medizinischen Fakultät, Geheimrat Köster, der uns wohlwollte, erzählte uns, er habe verwundert die betreffenden Examinanden gefragt, was sie denn veranlaßt habe fleißiger zu sein, woraufhin ihm geantwortet worden sein: „Wir wollen uns doch nicht vor den beiden Studentinnen blamieren!" Diese Antwort habe er dem Kultusministerium mitgeteilt als gutes Ergebnis des Frauenstudiums. Hätten wir uns nicht schon an sich verpflichtet gefühlt, ein gutes Examen zu machen, so wäre uns diese Begebenheit ein starker Stimulus geworden.

Die einzelnen Stationen des Staatsexamens wurden in Pausen absolviert. Das war günstig. Man hatte zwischen zweien immer Zeit genug, sich auf die folgende vorzubereiten. Während wir uns sonst von Studentensitten zurückhielten, haben wir im Examen die üblichen Schliche mitgemacht, so zum Beispiel den, daß wir uns am Abend vor der Prüfung heimlich bei den in Betracht kommenden Schwestern und Dienern erkundigten, was für Fälle neu eingeliefert worden seien; erfahrungsgemäß konnten wir nämlich erwarten, daß einer von diesen als Examensfall dienen würde. Das Risiko dabei aber war die Möglichkeit einer falschen Diagnose des Aufnahmearztes. Das haben wir bei einem Fall in der Chirurgie denn auch erlebt! Da hatte eine von uns am Vorabend eine falsche Diagnose gehört und hielt nun bei der Prüfung trotz innerer Zweifel daran fest, wie mit ihr die gleich orientierten Kommilitonen, während die andere zufälligerweise die Vorabendauskundschaft nicht mitgemacht hatte und unbeeinflusst die richtige und an sich leichte Diagnose stellte.

Deutsche Ärztin!

Wir hatten im November 1902 mit dem Examen angefangen und wären Anfang März fertig gewesen, wenn nicht der Umzug in die neugebaute Augenklinik eine fast vierwöchentliche Pause veranlaßt hätte. Endlich war Anfang April 1903 auch diese letzte Station erledigt. Wir wurden zum Dekan befohlen, und der eröffnete uns, daß wir beide mit 1 bestanden hätten. Wir freuten uns des Prädikats, aber mehr noch des erreichten Zieles! Nach achteinhalbjähriger Vorbereitung waren wir nun *deutsche Ärztinnen*! Dabei hatten uns rückblickend die fünf Jahre Studium eine Riesenfreude gemacht, der gegenüber die Unannehmlichkeiten in der Erinnerung mehr und mehr verblaßten. Wir mußten auch feststellen, daß uns die Studienjahre gesundheitlich ausgezeichnet bekommen waren und unsere körperlichen und geistigen Kräfte spielend ausgereicht hatten, entgegen den finsteren Behauptungen und Prophezeiungen des Eppendorfer Professors. Allerdings in der Öffentlichkeit hieß es jetzt: „Das sind Ausnahmen! Es gibt wohl ab und zu eine Frau, die solche Leistungen vollbringt, aber der Durchschnitt der Frauen ist nicht dazu imstande." – Diese Phrase mit der „Ausnahme" hat mich sehr erbost. Ich war mir bewußt, daß ich in Bezug auf Begabung kein Ausnahmewesen war; ich kannte viele, viele Frauen, die mir gleichstanden, und auch viele, die mir überlegen waren. Was wir ersten Studentinnen aber den anderen voraus hatten, worin wir vielleicht Ausnahmen waren, das war die Begeisterung, das war das Feuer, mit dem wir arbeiteten. Während die Männer aus alter Tradition studierten, weil „man ja einen Beruf haben muß", arbeiteten wir aus freien Stücken, sogar entgegen der Tradition, nur aus heißem inneren Wunsch heraus nach geistiger Betätigung.

Frau Geheimrat Busch, die kluge und vornehme Mutter meiner Freundin, die von den Gymnasialkursen her unser Arbeiten mit reger Anteilnahme verfolgte und uns bei den vielen Ängsten, die wir durchzumachen hatten, immer gütig und weise zugeredet hatte, machte jetzt den schönen Vorschlag, zur Feier des erreichten Zieles eine dreiwöchige Rivierawanderung zu unternehmen. Wir griffen den Vorschlag mit Freuden auf, wurden aber von anderer Seite gewarnt vor der großen „Strada provinciale", die wir gehen mußten, weil man auf ihr „möglicherweise Banditen begegnen könnte". Kurz entschlossen schafften wir uns zu deren Abwehr einen Revolver an und machten schnell noch einen Schießkursus durch. Wenn wir auch nicht gerade gut schossen, so lernten wir doch mit der Waffe umzugehen, und das gab uns ein Gefühl von Sicherheit bei etwaiger Gefahr.

Mit dem Revolver vorerst im Koffer und später gesichert in der Manteltasche, in Reformkleidern – ohne Korsett – reisten wir ab. Die Reformkleider kamen damals neu auf. Sie waren noch nicht schön: eine Art Mittelding zwischen Hängekleid und Prinzesskleid. Aber wir trugen sie aus unserer neuer-

Nachdem Fräulein Hermine Egberta Edenhuizen aus Syenum am 29. März 1903 die Prüfung vor der ärztlichen Prüfungs-Kommission zu Bonn mit dem Prädikat "sehr gut" bestanden hat, wird ihr hierdurch

die Approbation als Arzt

mit der Geltung vom bezeichneten Tage ab für das Gebiet des Deutschen Reichs gemäß §29 der Gewerbe-Ordnung vom 21. Juni 1869 ertheilt.

Berlin, den 18. April 1903.

Der Minister der geistlichen Unterrichts- und
Medizinal-Angelegenheiten
Im Auftrage.

Approbation
für
Hermine Egberta Edenhuizen
als Arzt

worbenen ärztlichen Überzeugung heraus. Zunächst fuhren wir nach St. Margerita; von dort wanderten wir die Riviera herauf bis Spezia und später die Riviera di pronente bis Nizza. Es waren unvergeßlich schöne Wochen. Die Straße war zu dieser Zeit – 1903 – für Fußgänger noch ideal. Es gab keinen Autoverkehr, und der Wagenverkehr hielt sich in gut erträglichen Grenzen. Frida Busch hat den Revolver mehrmals entsichert, aber zum Schießen kam sie nie, denn meistens war es die Bräune der dunklen Typen und die Lebhaftigkeit der Südländer, die bei uns in der Ferne Banditenverdacht erregt hatte.

Von St. Margerita aus machten wir noch eine Tagestour nach Diano Marina, an das Grab einer unserer Mitschülerinnen, Margarete Bleek, von den Gymnasialkursen. Ein langer Weg durch eigenartig silbergrau schimmernde, stimmungsvolle Ölbaumwälder führte uns zu einem kleinen Friedhof hochoben auf einer Klippe. Einsam in einer Ecke fanden wir das von Feldsteinen eingefriedete Grab. – Die hier lag, hatte mit derselben Begeisterung und denselben Idealen das Abitur erkämpft und das Studium angefangen wie wir. Aber ein angeborener Herzfehler erschwerte ihr jede Arbeit; daher schloß sie nach zwei Semestern vorzeitig ab. Ihr Leben war ein schöner Kampf gewesen – ohne Endsieg. Ergriffen standen wir, die wir unserer Gesundheit den besseren Ausgang verdankten.

Weil wir keinen Grund zur Eile hatten, nahmen wir uns nach unserer Rückkehr Zeit für die jetzt beginnende praktische Ausbildung. Ich hatte von mei- nem Vater oft gehört, daß seine Söhne „einstmals da anfangen sollten, wo er aufgehört habe". Er selbst hatte nach dem Staatsexamen eine ihm angebo-tene Assistentenstelle an einer Universitätsklinik ausschlagen müssen, weil er gezwungen war, Geld zu verdienen für den eigenen Unterhalt und zur Rückzahlung der Studiengelder. Dieser Verzicht auf Fortbildung ist ihm sehr hart gewesen.

Eingedenk nun der Worte meines Vaters, aus denen viel eigene Enttäuschung sprach, nahm ich mir vor, mindestens 5 bis 6 Jahre Assistententätigkeit anzustreben, was mir tatsächlich gelungen ist. Zunächst machte ich mich an die Doktorarbeit. Für die hatte mir ein Extraordinarius für Gynäkologie an der Universität Bonn, Professor Schröder, ein Thema gegeben, das viele sorgfältige Untersuchungen erforderlich machte. Es fiel in das Gebiet der damals noch unerforschten Eklampsie, die so erschütternd viel Opfer forderte und sollte die Frage der Mitbeteiligung der Nieren klären. Wenn auch nichts Epochemachendes bei dieser Arbeit herauskam, so hat sie doch wohl ein Steinchen eingefügt in den Weg zur Erkenntnis. Ich hatte mir ein volles halbes Jahr dafür Zeit genommen.

Als wir beide – Frida Busch und ich – mit unserer Arbeit fertig waren, gab es ein sehr feierliches Doktorandum. Die zwei Kommilitonen im Frack und wir beide im langen schwarzen Kleid, begaben wir uns zunächst zur mündlichen Prüfung über unser Thema in einen Prüfungssaal. Lateinische Diskussionen wurden glücklicherweise nicht mehr von uns verlangt, aber wir hatten immerhin in deutscher Sprache unsere Resultate ausführlich zu begründen, und zwar vor dem Dekan in Amtstracht und den gleichfalls in Amtsornat erschienenen Examinatoren. Nachdem wir den Prüfungsanforderungen genügt hatten, wurden wir Scolares von einem Amtsdiener angewiesen, uns dem feierlichen Zuge anzuschließen. Voran der Pedell mit dem Szepter auf dem Kissen, dann der Dekan im Ornat, zu beiden Seiten ein Amtsdiener, ihm nach die anderen Examinatoren in Amtstracht, danach die zwei Frauen und nach uns die beiden befrackten Studenten. Wir bekamen vor dem geschmückten Katheder seitwärts unsere Plätze angewiesen, die Frauen links, die Männer rechts, und sahen mit Schrecken, daß das Auditorium voll besetzt war von Zivilpersonen, daß also eine ganz feierliche Handlung zu erwarten

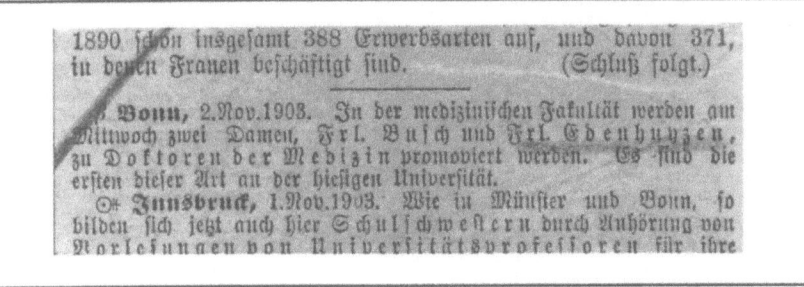

Kölnische Volkszeitung vom 3.11.1903, Abendausgabe

sei. Und die gab es. Der Dekan, Geheimrat Fritsch, bestieg das Katheder und hielt eine sehr ernste, ergreifende Ansprache, in der er das ganz Neue hervorhob, daß zum ersten Male in Bonn Frauen den Doktorhut erwerben wollten und damit ein Wendepunkt in der Geschichte der Medizin sich auch an dieser Universität vollziehe. Durch fleißiges Arbeiten und gute Examina hätten wir im Studium unseren Ernst bewiesen, es gelte nun, denselben in der Praxis zu bestätigen. Er könne sich denken, daß wir in den Beruf Neues hineinbringen würden, das der Menschheit zum Segen gereichen werde. Jetzt hätten wir vor ihm den Schwur abzulegen, daß wir stets unsere Pflicht tun, immer nur das Wohl der uns anvertrauten Kranken vor Augen haben und auf diese Weise dem ärztlichen Stand Ehre machen wollten. – Nach dieser Ansprache wurden wir der Reihe nach vorgerufen, Frida Busch zuerst, und mußten einzeln den vorgesprochenen Schwur leisten bei einem Handauflegen auf das Szepter.

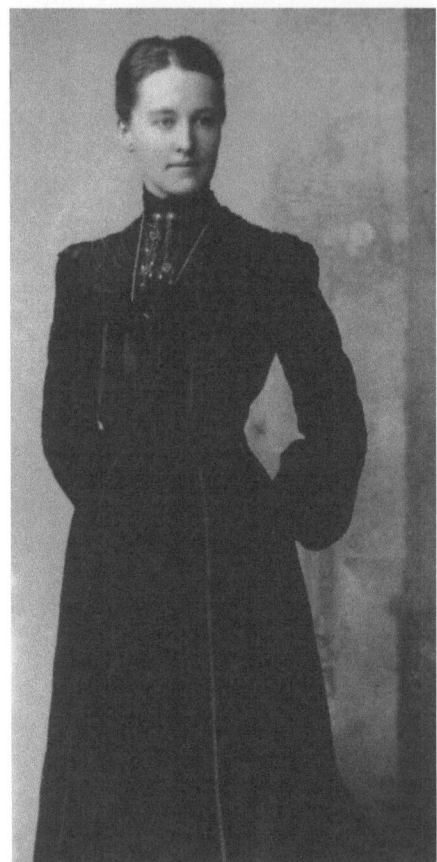

„Am 4. Nov. 1903 gab es ein sehr feierliches Doktorandum, wir beide im langen schwarzen Kleid."

Das „Centralblatt des Bundes deutscher Frauenvereine" schrieb am 15.11.1903: „Frauenstudium. Am 4.ds. promovierten in der medizinischen Fakultät in Bonn die ersten Doktorinnen. Es waren Fräulein Frida Busch aus Bonn und Fräulein Hermine Edenhuizen aus Pewsum in Ostfriesland. Der Promotionsakt gestaltete sich besonders feierlich. Der Dekan der medizinischen Fakultät, Geheimrat Fritsch, richtete eine Ansprache an die beiden Doktorinnen: „Amtlich und nicht-amtlich ist in den letzten Jahrzehnten das Frauenstudium von uns Professoren der Medizin viel erörtert worden. Stets habe ich mich auf den Standpunkt gestellt, daß, wenn die Frauen dasselbe leisten wie die Männer, sie auch dieselben Rechte haben sollen. Beschränkt und ungerecht ist der, der anders denkt ..."

Die ganze Feier war außerordentlich eindrucksvoll, und ich kann nur bedauern, daß heute auf jede derartige Feierlichkeit verzichtet wird. Gewiß, die Hauptsache ist die wissenschaftliche Arbeit, die Verstandesleistung, aber gerade der Arzt braucht in seinem Beruf neben dem Verstand so viel Gemüt und Ethik, um mit seinen hilfsbedürftigen Kranken Kontakt zu bekommen und sie richtig zu leiten. Deshalb sollte auf einen Apell an diese Seite des Menschen nicht verzichtet werden. Die hochstehende Rede des Geheimrats ging damals durch alle Blätter unseres Vaterlandes. Unser beider Prädikat lautete „summa cum laude".

Inzwischen hatten wir mit unserer Weiterbildung angefangen. Gemäß dem, was ich von meinem Vater hier und da gehört hatte, fing ich mit der inneren Medizin an als Grundlage für jedes Fach; und zwar hatte mir der Direktor der medizinischen Klinik in Bonn, Geheimrat Friedrich Wilhelm Schulze freundlicherweise erlaubt, bei ihm als Volontärärztin zu arbeiten. Volontärärzte waren damals unbesoldet und wurden je einem etatmäßigen Assistenten

VIRGINEM NOBILISSIMAM
HARMINAM EDENHVIZEN
HANNOVERANAM

MEDICAM INTRA FINES GERMANORVM APPROBATAM

POSTQVAM DISSERTATIONE

'ÜBER ALBUMINURIE BEI SCHWANGEREN UND GEBÄRENDEN'

SCRIPTA ET TYPIS EXPRESSA ORDINIS ADSENSVM ADEPTVS EST

ET CONLOQVENDO CVM CONCILIO ORDINIS EXAMINA SVPERAVIT

PROPTER DOCTRINAM SVMMA CVM LAVDE COMPROBATAM

EX DECRETO ORDINIS

DOCTOREM MEDICINAE CHIRVRGIAE ARTIS OBSTETRICIAE

RITE CREAVIT

IN EAMQVE HONORES IVRA ET PRIVILEGIA QVAE DOCTORVM NOSTRATVM SVNT

CONTVLIT

IN CVIVS REI FIDEM DIPLOMA HOC SIGILLO ORD. MED. EST MVNITVM
ATQVE AVTOGRAPHO DECANI CONFIRMATVM

DATVM BONNAE DIE IV. M. NOVEMBRIS A. MDCCCCIII

Promotionsurkunde 1903 (Ausschnitt, Orig. 47,5 x 36 cm)

Liebes Fräulein Edenhuizen!
Gestern abend kam ich spät von Leipzig und fand hier Ihre Depesche vor. Sie können sich gar nicht denken, wie sehr ich mich darüber gefreut habe. Bitte sagen Sie auch Frl. Busch meinen herzlichsten Glückwunsch, ich weiß ihre Adresse nicht. Das ist ein schöner und ganzer Erfolg und ich werde entschieden Euer abstinentes Wohl in irgendwas trinken, was nicht abstinent ist. Hoffentlich lassen Sie sich nun bald hier in Berlin sehen und dann auch bei uns.
Mit herzlichem Gruß die Ihre   Helene Lange

HELENE LANGE

HALENSEE-BERLIN, den 5. Nov. 1903.
Bornimerstr. 9

[handschriftlicher Brief]

Mit diesen Zeilen gratulierte Helene Lange ihrer „Schülerin" Hermine Edenhuizen zur Promotion. (Übersetzung auf S. 75)

als Hilfskraft zugeteilt. Es kam dann auf die Einstellung des Assistenten an, ob er dem Volontär Arbeit zum Lernen zuwies oder nicht. Der Assistent, bei dem ich arbeitete, ein Privatdozent, war in dieser Beziehung sehr großzügig. Er orientierte mich weitgehend über die Fälle und ließ mich auch an die praktische Ausführung besonderer Behandlungen heran. Wo sie konnten, schoben mir außerdem die Schwestern (Boromäerinnen) an medizischen Eingriffen zu, was in ihrer Macht stand. Ja, wenn ich manchmal bei neuen Eingriffen ängstlich war, haben sie mir zugeredet, besonders eine ältere Stationsschwester. – Wir hatten viele interessante Nervenfälle, entsprechend dem Ruf des Chefs als hervorragendem Neurologen. Dann arbeiteten an derselben Klinik noch zwei Extraordinarien und weitere zwei Privatdozenten, die alle ihre eigenen Arbeitsrichtungen hatten. Es war ein sehr anregender und geistig fördernder Betrieb. Das Jahr an dieser Klinik war wohl die schönste Zeit meines Lebens, frei von Druck und Sorge und voll geistigen Lebens.

Weil ich mir sagte, ich müsse in der mir für innere Medizin gesetzten Zeit möglichst viel und Vielseitiges sehen, folgte ich nach diesem schönen Jahr in Bonn einem meiner Lehrer, Professor Adolf Schmidt, nach Dresden. Dort war inzwischen auch Frida Busch gelandet und zwar bei dem zu der Zeit berühmten Kinderarzt Professor Schlossmann. Professor Schlossmann war einer von den ersten Medizinern, die Säulingskrankheiten als besonderes Fach bearbeiteten. Bisher waren zu ihrem Nachteil die Säuglinge von der inneren Medizin als lästiges Anhängsel mitgeschleppt worden. Vielfach, wie zum Beispiel in Hamburg, als ich dort arbeitete, überließ man in den großen Krankenhäusern die armen, so empfindlichen Säuglinge der Behandlung der Volontäre, die noch keinerlei Erfahrung hatten. Entsprechend war die Sterblichkeit erschreckend groß! Aber wie man in der Todesanzeige von Säuglingen lesen konnte: „Der Herr hat es gegeben, der Herr hat es genommen, sein Name sei gepriesen", so hatte man dieses Sterben der Säuglinge bis dahin auch allgemein als etwas Gegebenes hingenommen, was nicht so schwer zu bewerten sei, weil die kleinen Geschöpfe doch noch keine fertigen Menschen seien. Ich entsinne mich, auch in Privatfamilien bei Todesfällen von Säuglingen ähnliche Äußerungen gehört zu haben.

Zu der Zeit nun, in der wir in Dresden waren – 1905 – fing eine höhere Bewertung des Kindes an und mit ihr der Kampf gegen die Säuglingssterblichkeit, in dem Professor Schlossmann Hervorragendes geleistet hat durch Einrichtung von besonderen Säuglingskliniken und Säuglingsfürsorgestellen, die allmählich in ganz Deutschland Vorbild zur Nachahmung wurden.

Selbst arbeitete ich am Friedrichstädtischen Krankenhaus, wo in der inneren Abteilung so ziemlich alle Gebiete gleichmäßig vertreten waren mit einer besonderen Station für Tuberkulose. Prof. Schmidt war ein eifriger Wissenschaftler und trieb auch seine Assistenten ständig zum Arbeiten an. So hatte ich in dem halben Jahr vier Themen zur Bearbeitung, von denen nur zwei fertig wurden, eines über Tetanie und eines über Blutserum. – Außer der interessanten ärztlichen Arbeit brachte uns beiden dies Winterhalbjahr in Dresden noch besondere Anregung in Bezug auf Kunst. Wir wohnten bei der noch jungen Witwe des Dichters Eckstein, der allbekannt war durch sein Buch „Besuch im Karzer", und trafen dort viele Künstler. Manchen schönen Abend verlebten wir mit den Malern Wilkens und Dorsch. Wilkens bekannt durch seine Faröerbilder und Dorsch durch seine eigenartigen Städtebilder. Frau Eckstein verschaffte uns auch die Bekanntschaft des Worpsweder Malers Heinrich Vogeler, dessen feine poetische Zeichnungen ich schon lange bewunderte.

Das interessanteste Erlebnis dieses halben Jahres aber war für mich ein Zusammentreffen mit dem von uns Norddeutschen so hochverehrten Dichter Gustav Frenssen, der damals auf der Höhe seines Ruhms stand durch seinen Roman „Jörn Uhl". Wir trafen ihn in Berlin auf einer großen Gesellschaft bei Geheimrat Sering, dem Schwager meiner Freundin Busch. Man hatte mir Gustav Frenssen als Tischherren gegeben. Während einer längeren Unterhaltung mit ihm, bei der wir beiden „Waterkantsleute" unsere Empfindungen austauschten über die Leichtigkeit, mit der die noch nicht erwachsene Tochter des Hauses hereingesprungen kam, ihre Tante Frida zärtlich zu begrüßen, erzählte er mir: Er sei ein einfacher Tischlersohn, in dessen Familie niemals Gefühle gezeigt worden seien, wie das an der Waterkant üblich ist. So habe er weder von Vater noch von der Mutter je einen Kuß bekommen. Als er dann aber als junger Geistlicher in sein erstes Amt eingeführt worden sei, habe die Mutter wohl das Gefühl übermannt, und sie habe ihm tatsächlich einen Kuß gegeben. Über den sei er aber so erschrocken gewesen, daß er ihr gesagt habe: „Man Mutter, wat fehlt di?" – Vieles haben wir noch miteinander gesprochen, bis er die ihm immer am Herzen liegende Frage nach dem Problem der Liebe anschnitt. Er wollte wissen, welche Lösung dies Problem in meinem Leben gefunden habe. Als ich ihm den Tatsachen entsprechend antwortete, daß ich alle Liebe, die ich brauchte, in meinem Beruf fände und alle Liebe, die ich zu geben hätte, meinen Kranken gäbe, wandte er sich ärgerlich ab mit einem brummigen „Unsinn". Eine Einstellung, wie meine damalige, lag ihm wohl ganz fern. Er suchte natürliches menschliches Leben und ging vorbei an den Verbiegungen, die wohl jeder leidenschaftliche Kampf um ein Ziel mit sich bringt und mit sich bringen muß. – Zur Gastgeberin hat er geäußert: „Das Erleben wird noch kommen".

Im April 1905 bot sich mir Gelegenheit, im Inselspital in Bern bei Geheimrat Jadasson ein halbes Jahr auf dem Gebiet der Haut- und Geschlechtskrankheiten zu arbeiten, was ich mit Eifer aufgriff, weil mir die genaue Kenntnis dieser Krankheiten für die Praxis sehr wichtig erschien. Ich mußte dann leider von Frida Busch Abschied nehmen, die weiter in Dresden blieb; dafür nahm ich meine jüngste Schwester mit für deren zweites vorklinisches Semester. Das halbe Jahr in Bern steht rückblickend fast ganz unter dem Zeichen Hoffmann-Schaudin. Es war gerade deren Entdeckung der Spirochaeta pallida als Erreger der Syphilis herausgekommen. Nun saßen wir alle, der Professor, die Assistenten, die Volontärärzte und die vielen ausländischen Hospitanden Stunden und Stunden über dem Mikroskop, um sie zu finden. Wir färbten in dieser ersten Zeit noch nach Giemsa, was kein annähernd so deutliches Bild ergibt, wie die heutige Färbung mit Tusche. Hatte jemand eine Spirochaeta sicher der Professor, die Assistenten, die Volontärärzte und die vielen ausländischen Hospitanden Stunden und Stunden über dem Mikroskop, um sie zu finden. Wir färbten in dieser ersten Zeit noch nach Giemsa, was kein annähernd so deutliches Bild ergibt, wie die heutige Färbung mit

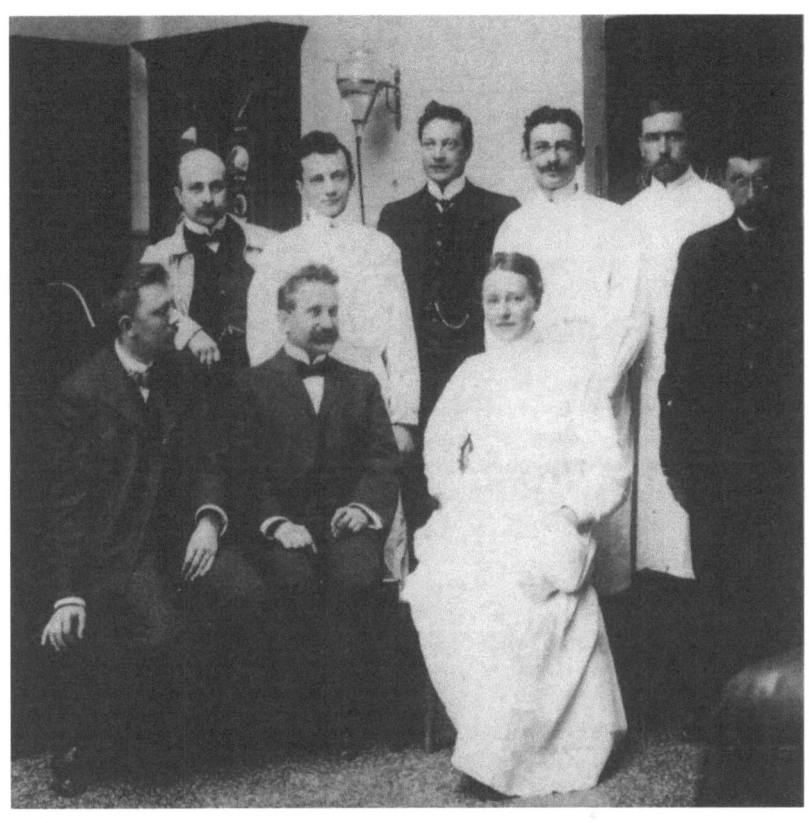

Sommer 1905 am Inselspital in Bern als Volontärärztin Studium des im gleichen Jahr entdeckten Syphiliserregers bei Prof. Josef Jadasson (1863-1936), links neben ihr. Die übrigen Herren auf dem Bild sind unbekannt.

Tusche. Hatte jemand eine Spirochaeta sicher gefunden, dann wurden alle herbeigerufen zum Sehen. Das war eine wundervolle Begeisterung. Allmählich bekamen wir mit der besseren Ausarbeitung der Färbemethode die Bilder deutlicher.

Als Gast arbeitete mit uns auch der dänische Gelehrte Finsen, der bekannt geworden war durch sein Finsenlicht für Lupusbehandlung. Dann waren zwei Japaner da und zwei Herren vom Balkan neben mehreren Schweizern und Deutschen. Dank dem vornehmen und menschlich warmen Wesen des Geheimrats herrschte ein ganz vorzüglicher Ton an der Klinik, sowohl unter den arbeitenden Medizinern, wie im Umgang mit den Kranken. Jadasson, der klein und zierlich gewachsen war, pflegte gern ganz unvermutet zwischen uns aufzutauchen und sich plötzlich in ein Gespräch, das er gerade hörte, hineinzumischen. Er strich nie den Geheimrat heraus.

An freien Sonntagen machte ich mit meiner Schwester Touren in das Berner Oberland. Wir begnügten uns aber mit einfachen Wegen und haben als Leute aus der Ebene nie an Hochtouren zu denken gewagt. Gegen Ende des Semesters meldete mir Frida Busch plötzlich, daß sie in den nächsten Wochen heiraten werde. Das war damals ein ganz schwerer Schicksalsschlag für mich. Ich wußte, daß sie seit Jahren heimlich verlobt war, aber ich hatte böserweise immer gehofft, daß sich diese Bindung wieder lösen würde, weil ich es für einen Verrat an unserer heiligen Sache hielt, abzuschwenken zum Heiraten! – Auch hatte ich mir für ein gemeinsames Arbeiten in der Praxis schon viele Pläne ausgemalt. Leider – die Heirat fand statt. Ich reiste dazu nach Berlin und habe bei der Trauung bittere Tränen geweint, die ihr Glück gebracht haben. Sie reiste mit ihrem Mann, dem Altphilologen Prof. Dr. Corssen vom Bismarck-Gymnasium in Berlin, ihrem einstigen Lehrer, für ein halbes Jahr nach Griechenland und Ägypten und blieb dann in Berlin, wo wir uns später wiederfanden.

Erste Frauenärztin Deutschlands

Nach ihrer Abreise fuhr ich mit meiner Schwester nach Göttingen. Ich wartete auf den versprochenen Ruf an die Universitätsfrauenklinik in Bonn und verwandte die Zwischenzeit zu pathologischen Arbeiten bei Professor Borst. Im Dezember endlich kam ein Brief von Geheimrat Fritsch, daß ich zum 1. Januar 1906 als Volontärärztin in die Klinik kommen könne. Ich kam nun in meinen alten Kreis, wohnte in der wunderbar am Rhein gelegenen Frauenklinik mit Blick auf das Siebengebirge, aber es fehlte mir je länger je mehr die Familie Busch. Die Mutter hatte ihren Wohnsitz um der Tochter willen nach Berlin verlegt. Frida Busch empfahl mich deshalb warm an die Familie ihrer besten Freundin, und damit brachte mich das Schicksal in die Nähe meines späteren Mannes.

In der Frauenklinik kam ich zunächst als Volontärärztin auf die gynäkologische Station, dem ersten Assistenten als Hilfskraft zur Seite. Mit diesem Herren hatte ich keine Fühlung. Bei den Aufnahmeuntersuchungen für die Krankengeschichte war ich zu genau. Ich untersuchte nach der Methode der inneren Klinik und brauchte dazu mehr Zeit als üblich. Statt mir zu sagen, daß diese Genauigkeit überflüssig sei, ließ er Mißstimmung bei den Schwestern entstehen und meldete das dem Chef. Ich war ratlos und schwer deprimiert über diesen unglücklichen Anfang und dachte schon, ich würde wieder gehen müssen. Da geschah nach drei Wochen das Wunderbare, daß gerade dieser Assistent vor der Zeit die Stellung aufgeben mußte, und mehr noch, daß der Geheimrat *mich* fragte, ob ich, während die beiden anderen Assistenten aufrückten, die dadurch dritte etatmäßige *Assistentenstelle* übernehmen wolle als Leiterin der geburtshilfliche Abteilung. Zunächst traute ich meinen Ohren nicht. Eine Frau etatmäßige Assistentin in Deutschland! Das war mehr, als ich mir mit kühnster Phantasie hätte ausmalen können. Dann aber meldete sich gleich das noch nicht ganz abreagierte Minderwertigkeitsgefühl: Werde ich es schaffen können? Und wieder kam das Verantwortungsgefühl für die Sache, das mir sagte: „*Du mußt es wagen!*" So nahm ich an. Aber – ich hatte durchaus keine Erfahrung, war ja hergekommen, um zu lernen und sollte nun gleich die ganze Abteilung leiten, sollte Studenten anleiten und die Arbeit der Hebammen überwachen. Das war ja paradox! Mir grauste! – Ich mußte mich wohl vor Sorge krumm gehalten haben, denn plötzlich redete mich der sehr nette Oberarzt, Professor Reifferscheid, an und fragte, was mich bedrücke. Da habe ich ihm meine Bedenken dargelegt und meine Angst, der Aufgabe nicht gewachsen zu sein. Der Oberarzt aber meinte, ich solle zunächst nur anfangen, es sei alles nicht so schlimm wie es aussähe, und wenn ich nicht weiterkäme, sei er ja noch immer da, der mich jederzeit beraten würde. Und so entwickelte es sich. Mit den einfachen Geburten, die ja die Mehrzahl sind, wurde ich fertig und konnte auch mit Hilfe guter Vorbereitung durch Lehrbücher die jeweiligen vier Famuli belehren und ihre Fragen beantworten. Wenn dann ein schwieriger Fall kam, versuchte ich zunächst wieder, an Hand der Lehrbücher auch mit dem fertig zu werden; haperte es, dann konsultierte ich den Oberarzt, der mir das ganze Jahr hindurch mit bewundernswerter Geduld Rat erteilt hat. Gut beraten, fühlte ich mich innerlich sicher und führte die erforderlichen Eingriffe ruhig aus. Dabei war sehr fördernd, daß fast alle aus dem Rahmen fallenden Fälle am nächsten Tage vom Geheimrat in der Vorlesung durchgesprochen wurden. Man arbeitete auf diese Weise den Fall zunächst für sich allein durch, mußte ihn dann den Studenten und Hebammen klarmachen und bekam zum Schluß noch die Epikrise (Schlußbeurteilung) des Chefs. Dieses gründliche Durcharbeiten der Fälle ist der Vorteil jeder Ausbildung an einer Universitätsklinik.

Als ich nach vier Wochen mein erstes Gehalt ausgezahlt bekommen hatte, erbat der Geheimrat meine Zeugnisse zum Einschicken an das Kultusministerium. Bei der Gelegenheit erzählte er mir, er habe den Personalwechsel nur telegraphisch gemeldet und dabei meinen Vornamen fortgelassen, so daß man im Ministerium noch nicht wisse, daß ich eine Frau sei. Nachdem er gesehen habe, daß ich gut arbeite, schicke er jetzt die Zeugnisse ein, an denen nichts ausgesetzt werden könne. Er hoffe, daß das Ministerium keine Schwierigkeiten machen würde. – Und das hat es nicht getan. Ich konnte den ganzen Ausbildungsgang als Facharzt an der Klinik absolvieren.

Auf der geburtshilflichen Station mußte ich damals einen starken Kampf führen um das Stillen. Aus einer merkwürdig laschen Einstellung heraus ließen die praktischen Ärzte jener Zeit die meisten Frauen abstillen, sobald sich die geringste Schwierigkeit einstellte; dadurch war im Publikum die Anschauung entstanden, daß das Stillen der Mutter keinen besonderen Wert habe. Selbst die Schwestern vertraten den Standpunkt, daß man mit künstlicher Ernährung weiterkomme und fütterten trotz Verbot heimlich zu, wenn die Gewichtskurve des Säuglings nicht schnell genug anstieg. Als ich dieser Situation nicht Herr werden konnte, obwohl ich sogar nachts kontrollierte, gab mir der Oberarzt den Rat, ab und zu ein tüchtiges Donnerwetter gegen die Schwestern loszulassen; das sei nötig, um Disziplin zu halten. Man brauche sich dabei selbst gar nicht zu erregen, sondern müsse es ausschließlich als notwendige Erziehungsmaßnahme ansehen, meinte er. Trotz innerlicher Scheu davor, habe ich diese Methode dann angewandt – und mit Erfolg! Daraus habe ich für mein späteres Leben die Lehre gezogen, daß Menschen, die nicht im eigenen Interesse arbeiten, ab und zu einer kräftigen Aufmunterung bedürfen, um in ihrem Eifer nicht zu erlahmen.

Weil man die Wöchnerin nur kurze Zeit in der Klinik hatte, konnte man sie leider nicht nachhaltig genug beeinflussen. Eine durchgreifende Änderung in der Stillfrage brachten erst die schon vorerwähnten Schlossmannschen Säuglingsfürsorgestellen, die im Bezirk Düsseldorf im Rheinland bald darauf unter Mitwirkung von Dr. Marie Baum weitschauend eingerichtet wurden.

Schwer bedrückt hat mich in der Frauenklinik die nie leere Sepsisabteilung. Blühend gesunde Frauen bekamen nach glatter Entbindung Kindbettfieber und siechten dahin. Wir fanden keine Ursache. Im Entbindungszimmer herrschte peinliche Asepsis, auf der Station desgleichen. Und doch! – Im Publikum wurde jeder Todesfall an Kindbettfieber der Klinik zugeschoben, einer Unsauberkeit der Hebamme, der Ärzte oder der Studenten. Die Notwendigkeit der vielfachen Untersuchung durch die Famuli war ja auch belastend; durch sie konnte möglicherweise eine Infektion zustande kommen, obwohl die Famuli durch uns Ärzte und die Hebammen bei der Händedesinfektion aufs schärfste kontrolliert wurden. Mir fiel damals aber auf, daß die Klassenpatientinnen prozentual erheblich weniger an Kindbettfieber erkrankten als die einfachen Frauen aus dem Volke und daß auch die Hausschwangeren (bis zur Entbindung in der Klinik aufgenommene Frauen) nur selten befallen wurden. Dabei kam mir der Gedanke, ob nicht Lebensweise und Gewohnheiten eine Rolle spielen könnten, wie ich das später in meiner eigenen Praxis dann feststellen konnte.

Im zweiten Jahr meiner Kliniktätigkeit bekam ich die Leitung der geburtshilflichen Poliklinik, von der aus wir in die Stadt und aufs Land gerufen wurden zu pathologischen Entbindungen, mit denen die Hebammen nicht allein fertig wurden. Das war eine äußerst interessante Tätigkeit. Es gab damals noch keine Autos für die Kliniken. Autos kosteten noch 30 bis 40 000

Mark und mehr und waren deshalb Vorbehaltsgut für reiche Leute. Uns holte für solche Fahrten ein Landauer mit zwei Pferden ab. Wenn dann der Diener nachts an die Tür klopfte und rief: „Fräulein Doktor, da ist'ne Meldung", dann hieß es sich eilen. Ich hatte vorsichtshalber immer schon Hut und Mantel bereitliegen. Meine Famuli haben mehr Zeit auf ihre Toilette verwandt als ich und mich deshalb oft warten lassen. Häufig ging es über die Brücke auf die andere Seite des Rheins, manchmal auch – im Winter bei Eisgang – holte uns ein Boot herüber, wobei ich besonders zwei schwere Fälle in Mondorf in Erinnerung habe. Wir erlebten schwierige und auch sehr komische Situationen, die zu erzählen zu weit führen würde. Im ganzen aber habe ich gemerkt, daß die Frauen froh waren, wenn ich als *Ärztin* kam. Es lebt eben noch viel gesundes Schamgefühl im Volke und es ist nicht so, wie die männlichen Kollegen immer behaupten, daß die Frau sich mit dem „Letzten" lieber dem Manne offenbare als der Frau. Alle, die das behaupten, kennen das sogenannte „Letzte" der Frau gar nicht. Als ich im 3. Jahr die Poliklinik wieder abgegeben hatte, hat es, wie der Dienst erzählte, bei den Meldungen immer wieder geheißen, man möchte das Fräulein Doktor haben. Dies noch nach Jahr und Tag. Meine Kräfte haben immer ausgereicht. Die größte Anstrengung brachte mir ein poliklinischer Fall von Eklampsie. Es mußte die in der Geburt stehende, bewußtlose Frau schnell in die nahe Klinik gebracht, aber dabei zwei enge Wendeltreppen hinuntergetragen werden zum Wagen. Zur Hilfe hatte ich nur den Ehemann, den ich genau instruierte, wie er mit mir zusammen die Frau auf der Brust tragen müsse. Auf halber Treppe ließ er los, und dann hatte ich die schwere Frau, die in ihrer Bewußtlosigkeit noch schwerer zu handhaben war, bei nicht mehr guter Körperlage allein herunterzutragen. Ich habe es mit Aufbietung aller mir verfügbaren Energie geschafft, weil es sein *mußte*. Hinterher hatte ich 14 Tage einen allgemeinen Muskelkater.

Im dritten Jahr kam ich auf die gynäkologische Station, das ist die Station, auf der operiert wird. Wir operierten damals bei 26 Grad Celsius, weil wir den Körper der Kranken entblößten und vor der Operation mit Sublimatlösung übergossen. Die Mode ließ die Frau gerade hohe steife Stehkragen mit Schlips tragen. Ein besonderes waschbares Operationskleid kannten wir zu der Zeit noch nicht. Während nun die männlichen Kollegen ihre Kragen und Schlipse der Hitze wegen ablegten, behielt ich beides an, weil ich mir keine Nachlässigkeit vorwerfen lassen wollte. Das war eine Qual, um so mehr, als wir noch große Gazetücher über dem ganzen Kopf trugen und dicke sterilisierte Mäntel über dem Kleid. Zum Glück hatte meistens der Kragen ein Einsehen, indem er beim Schwitzen bald zusammenschrumpfte.

Der Geheimrat operierte viel vaginal; dabei haben wir stehend stundenlang assistiert, manchmal mit dem Bein der Patientin auf dem Rücken, was recht anstrengend war. Ich habe auch da nicht versagt und habe weniger gefehlt als die männlichen Kollegen, weil ich nicht rauchte und auch kein Trinkgelage mitmachte. Unsere Zusammenarbeit – wir waren fünf Herren und eine Dame – war sehr harmonisch. Entgegen der üblen Gewohnheit der Dozenten, bzw. der Mediziner, Zoten zu reißen, wozu ja viel Gelegenheit gegeben ist, habe ich in den drei Jahren meiner Tätigkeit an der Universitätsfrauenklinik in Bonn keinen einzigen, mir unangenehmen Witz gehört, obwohl ich sehr empfindlich war. Ich glaube, daß die Klinik damit bezüglich Formen und Ethik wohl an erster Stelle stand. Auch in Bezug auf die Behandlung der Patienten war der Ton ein vorzüglicher. Herr Geheimrat Fritsch hatte die Parole ausgegeben: „In meiner Klinik soll kein unnützer Schmerzenslaut ertönen!" – Dem strebten Assistenten und Schwestern nach.

Zwei Erlebnisse sind mir in Erinnerung geblieben, bei denen ein jüngerer Kollege sich innerlich noch gegen eine volle Anerkennung der Frauenarbeit auflehnte; das war einmal, als ich von einem früheren Volontär, der inzwischen die Leitung der Geburtshilflichen Station übernommen hatte, zu Hilfe gerufen wurde zu einem Fall, mit dem er nicht fertig wurde. Er hatte anderthalb Stunden lang vergebliche Versuche gemacht, eine pathologische Geburt zu beenden, übergab sie dann mir und mußte erleben, daß ich sie auf Grund meiner größeren Erfahrung binnen zwei Minuten beendete – dies in Gegenwart der üblichen vier Studenten und der Hebammenschwestern, was ihm wohl peinlich war. Am nächsten Morgen fügte er seinem Bericht vor dem Chef hinzu: „Aber ein Gesicht hat Fräulein Doktor dabei gemacht, das war nicht mehr weiblich." Der Eingriff war nämlich anstrengend gewesen. – Ein anderes Mal hörte ich ungewöhnliches Schreien im Geburtssaal, das mich veranlaßte, hinzugehen, obwohl der Geburtssaal nicht mehr mein Arbeitsgebiet war. Ich fand denselben Kollegen damit beschäftigt, bei einer sehr elenden Frau einen Eingriff ohne Narkose zu machen. Auf meine Frage, warum er keine Narkose machen lasse, antwortete er: „Sie ist mir zu schwach", worauf ich wortlos die Ätherflasche nahm und selbst Narkose machte, mit dem Erfolg, daß die Frau rasch einschlief, entspannte, und er dann auf Grund der Entspannung in kurzer Zeit mit seinem Eingriff fertig war. Diese Begebenheit hatte eine für Männer typische Folge. Der Kollege beklagte sich beim Oberarzt, daß ich meine Befugnisse überschritten habe. Ungerufen hätte ich in seine Arbeit eingegriffen. Der Disziplin wegen nahm der Oberarzt Rücksprache mit mir und erklärte: Solch Durchgreifen dürfe ich mir als im Rang gleich gestellte Kollegin nicht gestatten, es sei das unkollegial. Auf meine Rückfrage, was er selbst in dem Fall getan haben würde, meinte er lächelnd: „Dasselbe wie Sie, aber ich bin übergeordneter Oberarzt." – Mich aber würde nie Rücksicht auf Stellung und Kollegialität abhalten, habe ich ihm erwidert, einzugreifen, sobald ich eine Frau unnütz leiden sehe.

Über allem Korpsgeist steht uns Frauen die Menschlichkeit. Es zeigt sich in dieser Einstellung fraglos eine Verschiedenheit der Frau gegenüber dem Manne, eine Verschiedenheit, die die Frau auch bewahrt vor Überschätzung der Technik bei der Krankenbehandlung. Sie kommt nicht so leicht in Versuchung, wie der theoretisch betonte und auf Technik eingestellte Mann, indikationslose Operationen vorzunehmen, weil ihr mehr auf Sorgen und Schützen eingestellter Geist die mit jeder Operation verbundenen Gefahren und Schäden nicht beiseite schieben kann.

Obgleich durch das Studium der Frauen und ihr damit verbundenes Hinaustreten in die Öffentlichkeit, die schon eingangs erwähnte Prüderie jener Zeit in ihrer Schärfe langsam abzunehmen schien, entsinne ich mich zweier Fälle, in denen ich mich gegen ihre noch geltenden Gesetze bös vergangen habe. Das war einmal, als ich zu 8 Uhr zu einem Abendessen eingeladen war. Eine Stunde vorher hatte ich meinen ersten Kaiserschnitt gemacht, was ein großes Erlebnis für mich war. Ich kam dadurch etwas verspätet. Man hatte mit dem Essen auf mich gewartet. Noch voll von Begeisterung, begrüßte ich die Gastgeberin und entschuldigte mich mit dem „Kaiserschnitt", über den ich harmlos sprach. Ein paar mir bekannte Privatdozenten kamen dazu und redeten mit mir weiter über den Fall. Nach dem Essen winkte die Gastgeberin mich zu sich und sagte ganz indigniert, daß das aber nicht gehe, über solche Sache wie „Kaiserschnitt" so offen in einer Gesellschaft von Herren und Damen zu sprechen. Dies noch anno 1908. – Ein anderes Mal habe ich Anstoß erregt, als ich einem Besuch in meinem Assistentenzimmer, ein paar Damen und ihrem Vater, drei Säuglinge zum Zeigen hereinbrachte. Die Damen waren sehr interessiert, aber der alte Herr – ein weltfremder Gelehrter – hat sich hinterher sehr abfällig geäußert über meinen Mangel an Zartempfinden, „Säuglinge zu zeigen". Aus solch verbogener Anschauungswelt mußten wir uns damals zu natürlichem Denken herausarbeiten.

Während der ganzen Assistenzzeit nahm ich regen Anteil an dem Bonner Gesellschaftsleben der Professorenkreise. Weil ich in meiner Jugend keine Gelegenheit dazu gehabt hatte, während des Besuchs der Gymnasialkurse keine Zeit und während des Studiums wieder keine Gelegenheit, habe ich in diesem Jahre zum ersten Male fleißig getanzt, allerdings etwas schwerfällig, wie mir von befreundeter Seite neckend gesagt wurde. Ein Blaustrumpf war ich aber nicht.

Im Januar 1909 verließ ich die Frauenklinik in Bonn und plante eine Niederlassung in Köln, bei der mir alle Bonner Kollegen helfen wollten. Vorher ging ich noch für einige Monate nach Freiburg im Breisgau zu Professor Krönig, der damals bahnbrechende Wege einschlug mit Frühbewegen und Frühaufstehen nach Entbindungen und Operationen als Vorbeugung gegen Thrombosen und Embolien, und der Versuche machte mit der schmerzlosen Entbindung im Dämmerschlaf. Seine Ideen leuchteten mir ein; ich wollte mich aber durch Augenschein von den Erfolgen überzeugen. So blieb ich drei Monate dort und abeitete als Gast bei ihm. In dieser Zeit bin ich noch mehr von dem Vorteil seiner Bewegungsmethode überzeugt worden und habe sie seither eifrig kämpfend vertreten. Auch Dämmerschlafentbindungen (medikamentöser Halbschlaf) habe ich gemacht.

Im April 1909 ließ ich mich in Köln nieder und zwar als erste „Fachärztin für Frauenkrankheiten und Geburtshilfe" in Deutschland. Die Praxis fing schon nach dem ersten Zeitungsinserat langsam an. Mein biederes ostfriesisches Mädchen Talea, das mit Leib und Seele dabei war, kam bei jeder neu hereingelassenen Patientin strahlend zu mir mit den Worten „Dor is all weer een!" (Da ist schon wieder eine). Als ich zur Übung des Telephonierens, das ihr noch fatal war, sie eines Abends mit verstellter Stimme von der Stadt aus anrief, ob Fräulein Doktor noch eine Patientin annehmen könne, antwortete sie mit Inbrunst: „Ja, bitte, *gern!*" Solche Verbundenheit lohnte ich ihr mit abendlichem Vorlesen aus der Bibel und aus dem Gesangbuch. Sie saß dann mit gekreuzten Armen aufmerksam folgend neben meinem Schreibtisch. Eines Abends nun war ich nicht recht bei der Sache und las deshalb wohl ohne gewohnte Betonung. Da blieb sie nach Beendigung unbeweglich sitzen und sprach die tadelnden Worte: „Van daag hemmen See neet moje leest!" (Heute haben Sie nicht schön gelesen), und dann mußte ich alles noch einmal und mit besserer Betonung lesen. Nach alter Friesensitte brachte sie mir jeden Morgen um 7 Uhr „een Köpke Tee up Berd" (ein Täßchen Tee ans Bett), ob es mir gelegen war oder nicht. Eines Abends nun war ich spät sehr ermüdet nach Hause gekommen und hatte vergessen, das Korridorlicht auszuschalten. Als sie dann am nächsten Morgen mit dem Köpke Tee erschien, reagierte ich nicht. Da stellt sich Talea vor mein Bett und äußert mit erregter vorwurfsvoller Stimme, denn wir mußten sparen: „De heel Nacht het dat Lücht vöar brannt!" (Die ganze Nacht hat das Licht vorne gebrannt). Erschrocken über solche Geldverschwendung fahre ich auf, und dann kam die köstliche Bemerkung: „Nu kann se de Oogen openmaken." (Jetzt kann sie die Augen aufmachen). – In ähnlich naiver, aber nie respektloser Weise hat sie mich ganze drei Jahre umsorgt, Sie machte die folgende harte Zeit mit mir durch und blieb mir treu.

Beruf und Familie

Ehe

Ich komme nun zu dem schwersten Kapitel meines Lebens, glaube aber davon sprechen zu müssen, einmal aus psychologischen Gründen und dann auch, weil mit ihm eine entscheidende Veränderung in mein Leben trat. Wie ich seinerzeit Gustav Frenssen aus Überzeugung gesagt habe, glaubte ich ohne Liebe vom Manne auskommen zu können, weil ich mit so vollem Herzen bei meiner Arbeit war und in einer Heirat eine Art Verrat an meinem leidenschaftlichen Streben für die Frauensache gesehen hätte. Nicht, als ob ich, besonders nach der Hochzeit von Frida Busch, nicht auch ab und zu eine leise Sehnsucht nach einer eigenen Familie gehabt hätte, aber ich habe solche Empfindungen unmittelbar unterdrückt unter Vorhalt des Schillerschen Wortes aus der Jungfrau von Orleans: „Eine reine Jungfrau vollbringt jedwedes Herrliche auf Erden, wenn sie der irdischen Liebe widersteht." Von dieser Einstellung beseelt, habe ich in Fällen, wo die Möglichkeit einer Annäherung vorlag, so stark abgewehrt, daß ich tatsächlich bis zum 35. Lebensjahr mit „Liebe" nicht das mindeste zu tun gehabt hatte. Wenn sie dann doch an mich herantreten sollte, so konnte das nur von einer Seite geschehen, bei der ich nicht darauf gefaßt war, und gegen die ich deshalb nicht gleich in Kampfesstellung ging.

So gab es das Schicksal: Frida Busch hatte mich, als ich 1906 ohne sie wieder nach Bonn zurückkehrte, ihrer verheirateten Freundin dort empfohlen und sie gebeten, mir in ihrer Familie einen Ersatz für das zu geben, was ich im Hause Busch gehabt hatte. Diese Freundin war die Frau von Dr. Heusler, sie eine Professorentochter aus Bonn und er praktischer Arzt, mütterlicherseits ein Enkel von David Friedrich Strauss. Mit beiden entwickelte sich ein ideales Freundschaftsverhältnis. Wir haben uns zwei Jahre lang gegenseitig so viel gegeben, daß wir wie Kinder glücklich waren. Die reizende kleine Frau war eine lebhafte, frische Rheinländerin und er ein herber, in sich gekehrter, stiller Mann mit betontem Wahrheits- und Gerechtigkeitssinn, ein großer Verehrer seines Großvaters.

Wie es kam, haben wir alle drei nicht gemerkt. Aber am Anfang des dritten Jahres wußten Dr. Heusler und ich, daß wir uns liebten. Seit dem Bewußt-

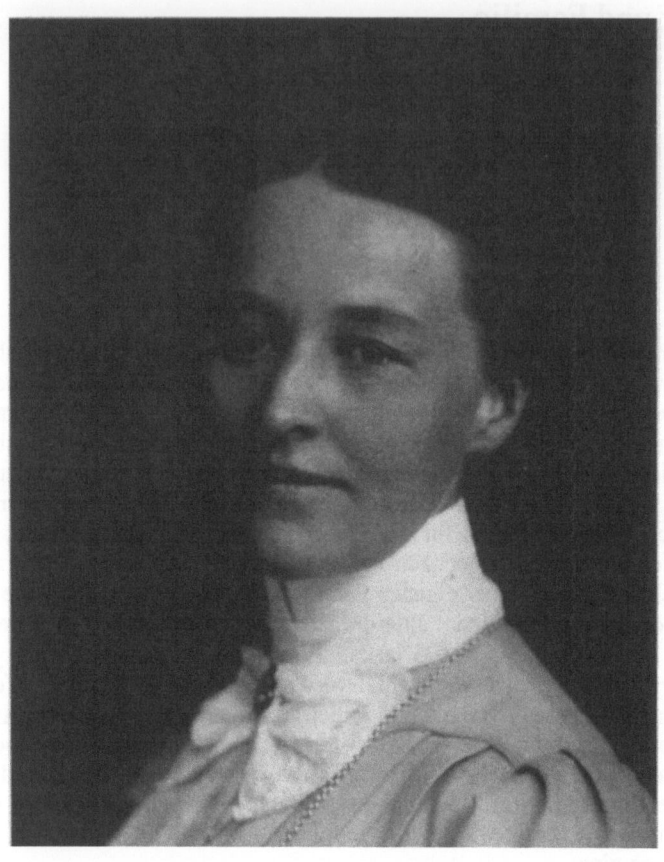

Dr. med. Hermine Edenhuizen (1872-1955, Aufn. ca. 1908)

wußtwerden der Neigung haben wir auch gegen sie gekämpft. Ich erwog, ob ich Bonn verlassen solle, um der Gefahr ein Ende zu machen. Das hätte für mich aber eine definitive Aufgabe meiner Fachausbildung bedeutet, denn außer Fritsch war damals kein führender Gynäkologe vorurteilslos genug, um mir eine Assistentenstelle an seiner Klinik zu geben. Mein Leben wäre zwiefach zerbrochen gewesen; die Aufgabe des so leidenschaftlich erstrebten Berufes hätte mir auch noch den Halt genommen, den ich persönlich brauchte, um fest zu bleiben im Kampf. War es Schicksal? – War es Schwäche gegen mich? Ich blieb noch ein ganzes Jahr in Bonn, das Endjahr meiner Ausbildung. Und in diesem letzten Jahr wurde in stetem Hin und Her die Bindung zwischen uns nur fester. Als ich 1909 Bonn verließ, geschah es indessen mit dem Vorsatz zum endgültigen Verzicht.

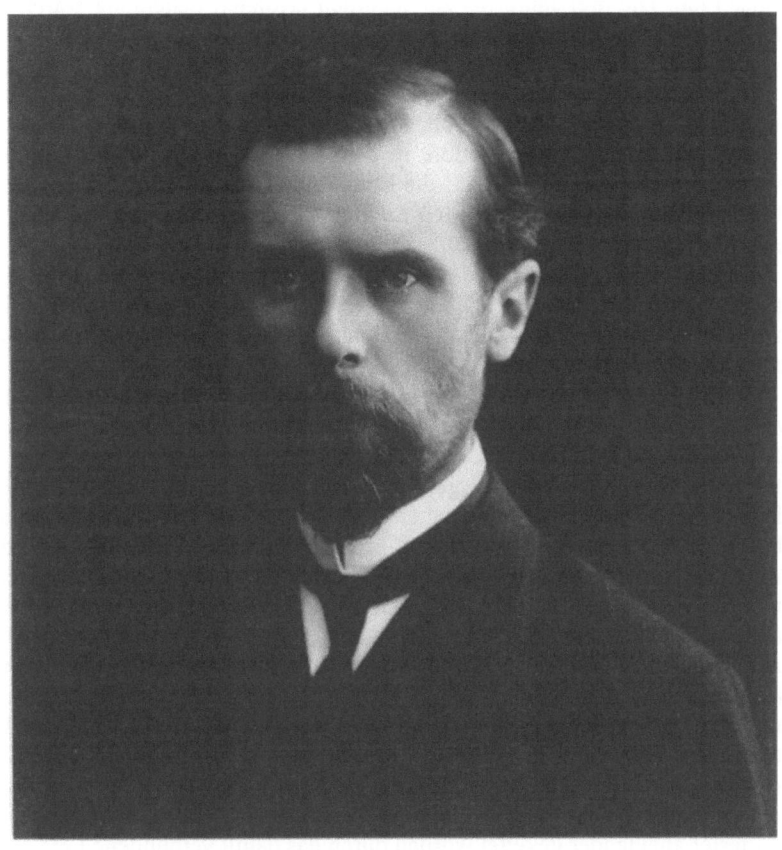

Dr. med. Otto Heusler (1868-1943, Aufn. ca. 1908)

Es kam anders. Wenn in solchen Situationen alle Menschen der Umgebung das Richtige täten, könnten derartige Konflikte vielleicht gelöst werden. Nun hat aber jeder der Hineinredenden seine persönliche Einstellung und sein eigenes Naturell, die ihm das objektive Überdenken des bestmöglichen Verhaltens erschweren. Es wurde intensiv Partei genommen, für und gegen. Als fremder Eindringling in den geschlossenen Kreis, als Vertreterin einer neuen Idee, als Frauenrechtlerin geißelte man besonders mich, wobei wohl auch eine verständliche Enttäuschung über mein Versagen in diesem Kampf eine Rolle spielte. Diese starke Stellungnahme gegen mich rief aber begreiflicherweise Dr. Heusler zu meiner Verteidigung auf den Plan und drängte uns erneut zusammen. Dr. Heusler entschloß sich dann zu einer Scheidung von seiner Frau. Die drei Jahre bis zur rechtlich erfolgten Scheidung waren für alle Teile schwer. Schwer für die arme Frau und für den zwölfjährigen Sohn, der den Vater abgöttisch liebte, ebenso schwer aber auch für den Vater, der seine Frau trotz Auseinanderlebens schätzte und mit großer Liebe an dem Sohn hing. Schwer auch für mich, die ich gewohnt war, den Kopf hoch zu tragen und ihn nun senken mußte in dem Gefühl, Anlaß für das Unglück zweier Menschen zu sein und für die Enttäuschung so vieler, die mir größere ethische Kraft zugetraut hatten. Ich dachte an Frenssen, der nun recht behalten sollte mit seiner Erwartung.

Von den vielen guten Freunden, die ich mir in meiner Arbeitszeit in Bonn erworben zu haben glaubte, blieben nur vereinzelte treu. Treu zu mir standen meine alten Freunde aus der Zeit *vor* Bonn, in erster Linie Frida Busch, Helene Lange und Marie-Luise von dem Hagen.

Als auf der Höhe des Konfliktes die Wellen über mir zusammenschlagen wollten, und ich nicht mehr leben zu können glaubte, war es Frida Busch, die für mich zeugte, und Helene Lange, die sich mit mütterlicher Sorge einsetzte und feindlichen Urteilen entgegentrat, wenn gleich sie mir selbst vorhielt, „ich sei wie ein kleines Nähmädchen, das sich verliebt habe." Nachdem sie aber in Dr. Heusler einen vornehmen Menschen erkannt hatte, hat sie in der Folge bei vielen Schwierigkeiten ihren Einfluß zu unseren Gunsten geltend gemacht. Aus Protest gegen mich verurteilende Frauenkreise nahm sie mich zunächst ostentativ mit auf eine mehrwöchige Reise ins Riesengebirge. Ich habe in diesen Jahren Helene Lange von einer Seite kennengelernt, die sie als Norddeutsche selten so offen zeigte. Es war tief sorgende, warmherzige und tatkräftige Mütterlichkeit, die ich erfuhr. Dabei gab sie mir Richtlinien für das weitere Leben mit den Worten: „Das können und müssen Sie alles niederleben!" – Unter dem Druck der Verhältnisse haben Dr. Heusler und ich kein jubelndes Glück genießen können in unserer Liebe. Wir sind nur fester und fester aneinander gekettet worden durch das damit verbundene Leid.

Schicksalhaft kam im Herbst desselben Jahres 1909 ein Ruf an mich zur Niederlassung in Berlin. Dort war die in der Schweiz ausgebildete Fräulein Dr. Hacker gestorben, die in Berlin an der „Klinik weiblicher Ärzte" die chirurgischen Eingriffe ausgeführt hatte. Nach ihrem Tode hatte man keine Operateurin mehr. Obgleich ich Berlin als Großstadt so wenig liebte, daß ich sie als die Stadt bezeichnete, in der ich unter keinen Umständen leben möchte, folgte ich der Aufforderung mit einem Gefühl der Erleichterung. Im Rheinland hinterließ ich Feindseligkeit, in Berlin erwarteten mich Freunde.

Im April 1912 habe ich geheiratet. Im Herbst vorher war ich schon umgezogen in die Rankestraße 35, welche Wohnung wir uns zusammen ausgesucht hatten und jetzt einrichteten. An meiner Praxis änderte die Heirat nichts. – Dafür hatte schon Helene Lange gesorgt, die uns beide veranlaßte, einen scharfen Ehekontrakt zu schließen zum Schutz gegen die für die Frauen so ungünstigen Ehegesetze. Der Kontrakt lautete:

> 1.) Hiermit erteile ich, der Ehemann, meiner Ehefrau die unwiderrufliche Ermächtigung, jederzeit ihren Beruf in vollstem Umfang nach eigenstem freiem Ermessen auszuüben.
> 2.) Für unsere Ehe vereinbaren wir, daß dieselbe dem Rechte der Gütertrennung unterstehen soll, mit der Maßgabe, daß die Verwaltung des Vermögens, wie auch das Verfügungsrecht über das Einkommen, soweit das Vermögen und das Einkommen der Ehefrau in Frage kommen, einzig und allein dieser zustehen soll.
> 3.) Wir vereinbaren ferner, daß die Gesamtkosten des Hausstandes, welcher Art sie auch seien, von uns gemeinsam je zur Hälfte getragen werden sollen und zwar so, daß, wenn die Einnahmen des einen oder anderen Teiles zur Deckung der auf ihn entfallenden Hälfte nicht ausreichen sollten, derselbe den verbleibenden Fehlbetrag dem anderen Teil unter einer Verzinsung von 4% schuldig bleibt.

Das war ein scharfer Kontrakt mit vielen Superlativen, aus dem die damalige Kampfeinstellung herausspricht. Mein geistig hochstehender Mann, dem ich nachher bald Procura über mein Konto gab, weil er mit dem Geld sorgsamer und sparsamer umging als ich, zeigte volles Verständnis und sah keinen Anlaß, durch die Kontraktschließung verletzt zu sein, wie das der Durchschnitt der Männer damals tat und auch wohl heute noch tut. In welchem Grade aber die Frau ohne den Schutz eines Ehekontraktes der Willkür des Mannes ausgeliefert war, erfuhr ich bald in der Praxis, als eine verheiratete Studienrätin mir weinend erzählte, ihr Mann habe hinter ihrem Rücken ihre so gute Stellung, an der sie hing, gekündigt, wozu er gesetzlich das Recht hätte!

Zu meinem Schrecken sorgte mein Mann sich, wenn ich nachts herausgerufen wurde und machte dann jedesmal ein solches Raisonnement, daß ich am Telephon die Anrufenden nicht verstehen konnte, bevor er sich beruhigt hatte. Das hat er während der ganzen dreißigjährigen Ehe nicht abgelegt und tat es wohl instinktiv aus der ritterlichen Einstellung heraus, daß die beruflichen Unbequemlichkeiten dem Mann zuzufallen hätten. Galt das Telephon ihm selbst, dann stand er schnellstens auf und machte kein Lamento. In den Kriegsjahren, in denen die Autodroschken rar wurden, so daß ich den weiten Weg von der Kaiser-Wilhelm-Gedächtniskirche bis zum Stadparksanatorium in Schöneberg nachts sehr oft zu Fuß gehen mußte, wollte er mich begleiten und meinen Koffer tragen. Aber ich machte ihm klar, daß das Unsinn sei, weil ich ja den Weg zurück doch allein gehen müsse und dann zwei Menschen die Unbequemlichkeit hätten statt einer. Anlagegemäß kannte ich keine Angst, habe im Gegenteil auf drohende Gefahren bis in mein hohes Alter hinein immer aktiv reagiert. In dem nächtlichen Berliner Straßenleben sind für Frauen eigentlich nur die Belästigungen liebebedürftiger Männer störend. Geht man aber energisch und schnellen Schrittes seines Weges, dann schreckt das gut ab. Wenn mich trotzdem jemand anredete, habe ich mit möglichst tiefer Stimme kommandiert: „Lassen Sie mich in Ruhe, ich bin Hebamme!" – Die Wirkung! Vor der energischen Hebamme sind alle förmlich zurückgeprallt; das Mittel hat niemals versagt. Ärztin sagte ich nicht, weil ich fürchtete, daß die ihnen hätte interessant sein können.

Haushalt

Zur Zeit unserer Verheiratung, 1912, wurde in der Frauenwelt das Problem „Vereinigung von Beruf, Haushalt und Ehe" eifrig erörtert, schriftlich in Zeitungen und Zeitschriften und mündlich in Versammlungen. Das Resultat der vielen Artikel und Reden hätte einen mutlos machen können, denn alle kamen zu dem unheilvollen Schluß, daß bei solcher Vereinigung *ein* Teil leiden müsse, entweder der Beruf oder die Ehe, und unter allen Umständen der Haushalt. Die Kritik und die Sorge galt in erster Linie der intellektuellen Berufsfrau. An die große Zahl der verheirateten Bäuerinnen und Geschäftsfrauen war man gewöhnt und nahm wohl deshalb etwaige Mängel bei diesen als gegeben hin. Von der studierten Frau aber, die durch ihre Ausbildung aus der Norm der übrigen Frauenwelt heraustrat, erwartete man als quasi Ausgleich für solche Überheblichkeit ein Versagen auf dem speziellen Gebiete der nicht studierten Frau, im Haushalt und in der Ehe.

Ich erkenne die Schwere der Haushaltsführung voll an, sofern sie sorgfältig betrieben wird. Von morgens bis abends werden Anforderungen an die Hausfrau gestellt, weit über acht Stunden hinaus und sogar an Sonn- und Feiertagen. – Wie selbstverständlich lassen sich Vater und Kinder von ihr bedienen, so daß ihr für sich selbst kaum Zeit bleibt, die Zeitung zu lesen, geschweige denn ein Buch. In dieser Art Hausfrau sein, kann die beruflich tätige studierte Frau natürlich nicht, dafür würde schon die Zeit fehlen. Aber sie kann den Haushalt leiten und sich für das im Beruf verdiente Geld die erforderlichen Hilfskräfte dazu engagieren, wobei es dann auf ihr Organisationstalent ankommt, daß diese Ersatzkräfte funktionieren. Außerdem aber haben sich die Begriffe über Haushaltsführung inzwischen auch etwas geändert. Der bisher von zu viel Servilität eingelullte Mann hat einsehen gelernt, daß es seiner Würde keinen Abbruch tut, wenn er in seiner freien Zeit mit Hand anlegt in dem „gemeinsamen" Haushalt und sich nicht bedienen läßt. Die scharfe Trennung zwischen „Arbeit der Frau" und „Arbeit des Mannes" tritt langsam zurück vor dem Begriff des Gemeinsamen, Gottlob!

In der noch unmodernen Zeit um 1912 habe ich mir in der Praxis die verschiedenen Haushaltungen kritisch angesehen. Zunächst die der nicht berufstätigen Frauen. Dabei habe ich gefunden, daß diese durchaus nicht immer einwandfrei waren. Wenn ich bei Hausentbindungen von ungefähr in den Wäscheschrank hineinsah, dann herrschte in dem oft ein wildes Durcheinander, wie ich es bei mir nicht geduldet hätte. Tadellos eingeordnete Schränke mit blitzsauberer Wäsche sah ich verhältnismäßig selten. Entsprechend dem Schrank fand ich das übrige Haus. Also: das „Nichtberufstätigsein" ist keine sichere Gewähr für einen gut geführten Haushalt. – Wie sah es nun in den Haushaltungen der berufstätigen Frau aus? Ich habe da Einblick gehabt bei Akademikerinnen, bei Schauspielerinnen, bei Malerinnen, bei Geschäftsfrauen, etc. Bei einigen war der Haushalt musterhaft in Ordnung, bei dem Durchschnitt mittelmäßig und bei dem Rest mangelhaft, genau wie bei den Nichtberufstätigen, woraus man den Schluß ziehen muß, daß es nicht auf die Berufstätigkeit oder Nichtberufstätigkeit ankommt, sondern ausschließlich auf die Disziplin der leitenden Persönlichkeit. Eine disziplinierte Persönlichkeit mit Sinn für Ordnung hält in jeder Lebenslage um sich herum Ordnung, ob sie berufstätig ist oder nicht. Ich möchte aber annehmen, daß die berufstätige Frau durch die Ausübung ihres Berufes weiter erzogen wird zu steigender Disziplin, daß sie dabei besser lernt zu organisieren als die Frau ohne Beruf. Wie war es nun in unserem Haushalt? Selbst bin ich mit einem starken Ordnungssinn auf die Welt gekommen. Man hat mir schon als halbwüchsigem Mädchen nachgesagt, daß ich dauernd am Aufräumen sei. Staub in meiner Umgebung verursacht mir körperliches Unbehagen. Deshalb habe ich nur saubere Mädchen engagiert, die bald merkten, daß mir keine Unordnung und kein Staub entging. Zu meiner großen Erleichterung war mein Mann genau so ordentlich. Ergänzend zu mir griff er organisatorisch ein und ruhte nicht eher, als bis jeder Gebrauchsgegenstand seinen bestimmten Platz hatte an solidem Haken, in solidem Schrank und in sicherem Fach. Das hatte das erfreuliche Resultat, daß bei uns im Hause nie gesucht zu werden brauchte. Es stand und lag jeder Gegenstand an seinem ordnungsgemäßen Platz, auf dem er nach Gebrauch sofort zurückgelegt wurde. Eine Schwierigkeit entstand, als ich durch die zunehmende Geburtshilfe so oft und lange vom Hause abwesend war, daß ich den Angestellten meine Wünsche nicht mitteilen konnte. Da organisierte mein Mann einen Zettelverkehr. Er sorgte, daß in jedem Zimmer bequem greifbar ein Papierblock hing mit Bleistift daran. Hatte nun einer von uns den Angestellten etwas zu sagen, dann schrieben wir das auf einen Blockzettel und legten den sichtbar an die Stelle, wo wir ihn gelesen haben wollten. Dabei drückte sich mein Mann oft sehr drastisch aus. Fand er eine Unsauberkeit, dann erschien dort alsbald ein Zettel mit „Pfui" etc. Die „Depeschen", wie die Hausangestellten sie nannten, leisteten ausgezeichnete Dienste. Die kurze, schriftliche Anordnung prägt sich besser ein als ein eilig hingesprochenes Wort, und die schriftlich geäusserte Rüge läßt Schärfen vermeiden, weil sie keine Gelegenheit gibt zu Widerreden. Auf jeden Fall waren bei uns die Depeschen gut beachtet und sogar gefürchtet. Selbst hatte man durch sie die Erleichterung, seinen Kopf schneller entlasten zu können. Wir persönlich gebrauchten in gleicher Weise jeder einen Block für uns persönlich für unsere Tageseinteilung. Was wir erledigt hatten, strichen wir durch, was nicht fertig geworden war, wurde für den nächsten Tag neu aufnotiert. Solche Ordnung erspart viel Ärger.

Während wir uns in den Grundzügen der Ordnung auf gleichem Boden trafen, gingen wir in zwei Richtungen etwas auseinander, das waren die Fragen der „Schönheit", wie mein Mann dies Gebiet bezeichnete, und die der „Pünktlichkeit". Ich hatte starken Sinn für Harmonie und Schönheit in der Umgebung, während mein Mann für einfache sparsame Sachlichkeit eintrat. In dieser Frage hat er mir langsam mehr und mehr nachgegeben, bis er als älterer Mann es mir fast gleich tat. Aber am Anfang hat er sich oftmals Sorge gemacht wegen meiner diesbezüglichen Ausgaben und meiner Neigung zum Geldausgeben, zum Kaufen und Schenken überhaupt. Die habe ich nämlich vom Vater geerbt, der einstmals nach Hamburg fuhr, um sich ein Doktorcoupée zu kaufen und dann mit zwei Landauern wiederkam, einem kleinen für sich und einem großen für die Familie, die schon ihren Wagen hatte. Der Vater, der sich wegen dieser an mich vererbten Anlage wohl auch Gedanken gemacht haben muß, hat mir einmal tröstend gesagt: „Du wirst vernünftig genug sein, um sparsam zu werden, wenn es nötig ist." – An den Trost hat sich auch mein Mann gehalten. Bezüglich Pünktlichkeit, die für die gesamte Haushaltsführung wichtig ist, bin ich von ihm erzogen worden und zwar in kurzer Zeit. Solange ich allein wohnte, hatte ich mich nie um das Einhalten der Mahlzeiten gekümmert, war bald um ein Uhr mittags dazu erschienen und bald um drei Uhr, zum Entsetzen der Angestellten. Das wurde anders, als meine Unpünktlichkeit meinen Mann mit belästigte. Da lernte ich, daß guter Wille auch Zeitschwierigkeiten überwinden kann. Es wurden nach einigen Wochen der Umstellung die Mahlzeiten bei uns pünktlich eingenommen.

Weil ich voraussah, daß ich bei zunehmender Praxis selbst nicht viel Zeit zur Mitarbeit im Haushalt haben würde, habe ich die Angestellten von Anfang an selbständig arbeiten lassen. Ich gab ihnen alle Schlüssel, so daß ich mir von ihnen herausgeben lassen mußte, was ich brauchte, ließ sie selbst einkaufen, Menu machen und kochen. Meiner Erfahrung nach arbeiteten sie bei solcher Selbständigkeit freudiger. Aber um derart den ganzen Haushalt fremden Menschen anvertrauen zu können, darf man keine unübersehbaren Schätze besitzen. Deshalb hatte ich kein Silber angeschafft, sondern plated (versilbert) in schönen Formen; Wäsche gerade ausreichend. Diese Methode hat sich gut bewährt. Mir ist im Lauf der langen Jahre wenig entwendet worden. Der Haushalt lief gut und glatt und es herrschte in ihm tadellose Sauberkeit. Die Angestellten blieben durchweg mehrere Jahre. Ihre Zahl stieg langsam von einer auf drei, was die große Schattenseite mit sich brachte, daß Eifersüchteleien unter ihnen zu Differenzen und Entlassungen führten. Wechsel von Angestellten aber ist mir jedesmal ein Schrecken gewesen und hat mir mehr Sorge gemacht als Nöte in der Praxis. Es fehlte mir an Zeit zu sorgfältigem Suchen nach Ersatz.

Interessant ist es gewesen, wie alle Köchinnen langsam, aber sicher ihre Küche verbesserten und bald einwandfrei nach unserem Geschmack kochten, ohne daß ich jemals in die Küche ging. Das erreichten wir wieder durch Depeschen, die dem servierenden Mädchen für die Köchin auf das Tablett gelegt wurden. Darauf standen meistens kleine Wünsche meines verwöhnten Mannes bezüglich Gewürz und Art des Kochens oder Zusammenstellung der Speisen, ab und zu auch ein Vorschlag von mir, der gewöhnlich ostfriesische Gerichte betraf. Weil jeder Mensch lieber Lob hört als Tadel, bekamen wir schließlich auffallend oft unsere Lieblingsspeisen, für die wir uns dann per Depesche bedankten. Einmal allerdings hat mir eine Köchin, deren Kochkunst ich schon zu sehr vertraute, einen bösen Streich gespielt. Wir hatten eine kleine Gesellschaft mit illustren Gästen. Es sollte als Vorspeise Pasteten geben von Miericke, dem bekannten Berliner Konditor, der unter uns wohnte. Die Konditerei schickte die Pastetenfüllung schon morgens herauf und die Pasteten selbst warm aus dem Ofen zu Beginn des Essens. – Und was geschieht? Die Köchin füllt die kalte Füllung in die warmen Pasteten! Helene Lange, die mit dabei war, lachte und aß die zweite Pastete, nachdem ich mich auf die „häusliche Unzulänglichkeit der berufstätigen Frau" hin entschuldigt hatte. Seit diesem Erlebnis aber nahm ich jedes Mal für Gesellschaften einen Koch, obwohl das meiner „frauenrechtlerischen Einstellung" nicht entsprach. – Unser System hatte aber einen Haken. Es wurde nicht sparsam gewirtschaftet. Wir ließen uns wohl, bald mein Mann, bald ich, wer gerade Zeit hatte, regelmäßig das Wirtschaftsbuch vorlegen, hatten aber beide keine Ahnung von den Preisen und konnten deshalb nicht kontrollieren. Wenn jemand von uns zufällig auf dem Markt einen Preis erfahren hatte, dann haben wir dies Wissen aber gleich monierend oder lobend angebracht. – Im Übrigen vertraten wir den Standpunkt, daß erhöhte Ausgaben im Haushalt ausgeglichen würden durch den Verdienst der Hausfrau und haben uns darüber hinweg gesetzt.

Obwohl bei uns der Haushalt gut funktionierte, habe ich das „Haushaltführen" an und für sich immer als eine Erschwerung des Lebens angesehen. Warum muß für jede Familie von manchmal nur zwei Personen extra gekocht, abgewaschen, gewaschen und gewirtschaftet werden? Ist das nicht viel zu kostspielig, viel zu umständlich und viel zu zeitraubend? Mein Ideal wäre ein Häuserblock mit etwa 1000 Wohnungen von zwei bis sechs Zimmern und einer Wirtschaftszentrale. Wie wir jetzt schon dankbar von einer Gemeinschaftsleitung Wasser nehmen, von einer Zentrale das elektrische Licht und aus der Zentralheizung die Zimmerwärme, so würden wir uns gerne auch von der Wirtschaftszentrale stundenweise Arbeitskräfte entlehnen zum Säubern der Wohnung, würden uns von ihr jede Woche einen Speisezettel vorlegen lassen zur Bestimmung der Menus und hätten dann nichts zu tun mit Angestellten, nichts mit Einkaufen, Kochen und auch nichts mit dem fürchterlichen Geschirrabwaschen, wenn das zubereitete Essen uns auf Zentralgeschirr serviert würde. Bei alledem bliebe es noch jedem Bewohner überlassen, sich in einer Kochnische seine Einzelwünsche zu befriedigen oder Geschmackskorrekturen vorzunehmen. Der Zentrale könnte zur Vollendung eine Wasch- und Nähstube angegliedert werden, wie auch ein Kindergarten. Das wäre für die berufstätigen Frauen, deren Zahl seit den Kriegen wächst, eine außerordentliche Erleichterung. Sie wäre nicht mehr doppelt belastet durch Beruf und Haushalt. Befreit von dem Druck des täglichen Kleinkrams, wie allein schon dem nie abbrechenden Geschirrwaschen, würde auch die nichtberufstätige Frau dem Ehemann seelisch und geistig eine bessere Kameradin sein können. Sie würde ihn bei der Rückkehr von seiner Arbeit frisch empfangen und ihm nichts vorzujammern haben von Haushaltsnöten. Ich habe diese Ideen oft an meine Patientinnen herangebracht, zumal sie ja in Amerika schon vielfach Wirklichkeit geworden sind. Aber die guten Deutschen wollten nichts davon wissen, wiesen auf die zwei mißglückten Berliner Versuche mit „Einküchenhäusern" hin, die am Mangel jeglicher Großzügigkeit gescheitert sind, und hielten weiter fest an dem „individuellen" Kotelett für sich und besonders für den Mann. Indes glaube ich, daß der Zug der Zeit zu solchen Neuerungen nicht aufzuhalten ist, womit sich dann auch die sorgenvollen Diskussionen über eine Vereinigung von Beruf und Haushalt von selbst erübrigen werden.

Nun die Vereinigung von Beruf und Ehe: Im Hinblick darauf haben mir psychisch bewegte Frauen, die sich der verheirateten Ärztin gegenüber gerne aussprechen, reichen Einblick gegeben. Dabei habe ich wieder erfahren, daß Bäuerinnen und Geschäftsfrauen durchweg gute Ehen führen. Es besteht hier gleichwertige, achtungsvolle Verbundenheit zwischen Mann und Frau. Ich hörte nicht dauernd: „Mein Mann meint...", „mein Mann sagt...", „Da muß ich meinen Mann fragen!", sondern mehr: „Ich bin der Meinung...", oder „Wir haben uns überlegt...". Es kommt die Frau zur Geltung und dadurch zu Selbstvertrauen. Das erklärt sich aus der doppelten Bindung der Ehegatten, einmal aus der sexuellen von Mann und Frau und dann aus der nicht minder starken an das gemeinschaftliche Werk, den Hof oder das Geschäft. Der Mann kommt in diesem Verhältnis zu einer richtigen Wertung der Arbeit der Frau, weil er ihre Leistung auf seinem eigenen Gebiete sieht, wo er sie besser einschätzen kann als im Haushalt, dessen Arbeitsanspruch er nicht kennt und gewohnheitsmäßig erheblich unterschätzt. Bei Meinungsdifferenzen entscheidet nicht aus Prinzip der Wille des Mannes, sondern vernunftgemäß das Wohl des Hofes oder des Geschäftes. Schwierig schienen mir demgegenüber die Eheverhältnisse ohne berufliches Mitverdienen der Frau zu sein. Der nur im Haushalt tätigen Frau fehlt geistige Anregung von außen, wofern sie nicht gehobeneren und begüterten Kreisen angehört, in denen ihr die gesellschaftliche Stellung und das Geld Zugang dazu verschaffen. In den prozentual überwiegenden Mittelschichten ist sie mit Putzen, Waschen, Kochen und Abwaschen etc. voll beschäftigt und versucht dann, ihren geistigen Hunger durch den ermüdet von der Arbeit zurückkehrenden Mann befriedigen zu lassen. Das bedeutet aber für diesen eine Nervenkrise. Die zweite Krise entsteht dadurch, daß sie seine Arbeit nicht versteht und er die ihre unterschätzt. Beide werden ungeduldig und bei dem Mann entsteht dann langsam das Gefühl, daß er sich abquälen müsse, um diese Frau mit zu ernähren, die selbst bequem lebe. – Ich habe vor kurzem in Süddeutschland eine Sitzung der Evangelischen Akademie mitgemacht. Es waren Ingenieure aller Stellungen geladen und das Thema gestellt: „Wie vereint sich der Beruf mit dem Familienleben?" Die Besprechung war tiefernst, beseelt von dem Willen zum Helfen. Und was enthüllte sich? – Fast alle Herren – durchweg 45 Jahre alt – sprachen offen aus, daß die Sekretärinnen, mit denen sie geistig alle ihre Sorgen durcharbeiteten, ihnen mehr zu geben imstande seien, als die Ehefrauen, die von ihren speziellen Aufgaben nichts verstünden und bei ihrer Heimkehr höchstens nach dem Verhalten des Chefs und nach geldlichen Einnahmen fragten, im übrigen ihnen aber vorjammerten von ihren Haushaltsnöten, die sie langweilten. Dieses „Sich-Langweilen" bei dem Bericht der Frau über *ihren* Beruf ist von Seiten des Mannes aber ein ebenso großes Versagen in der Familienpflege wie das fehlende Verständnis der Frau für die Einzelheiten *seines* Berufes! Über diese Tatsache wurde hinweggesprochen! Kein einziger Mann empfand das als männliche Mitschuld. – Später wurde die Frage gestellt: „Warum heiraten denn die Männer geistig unzulängliche Frauen, wenn sie in der Ehe geistige Fähigkeiten von ihnen fordern?" Die Antwort lautete: „Ja, in der Zeit der ersten Liebe sieht man gewöhnlich nur auf Äußeres, das ist Natur und wird so bleiben." Ein böses Omen für die Dauereinehe! – Aber die Frauenwelt sollte eine Lehre daraus ziehen. Sie sollte vor der Verheiratung ihre Zeit nicht mit Äußerlichkeiten vertun, sondern ihren Geist schulen, um später den eventuell komplizierten Anforderungen des Mannes genügen und mit den „Sekretärinnen" konkurrieren zu können. Gerade diese heute grassierende Sekretärinnenbegeisterung beweist, daß in jedem Zweierverhältnis die geistige Bindung die Hauptsache ist.

Was ist nun mit der Ehe der berufstätigen Akademikerin? Sie bringt als neues Moment die Gleichheit an Bildung, Denkfähigkeit und Kritik beider Eheleute, was für den Mann alter Ordnung ein Problem werden kann, wenn er auf seiner Vormachtstellung in der Ehe, wie sie Gesetz und Sitte ihm in Deutschland noch zusprechen, betont besteht. Es gilt da Kompromisse zu machen. Nach außen hin in Form von Ehekontrakten, wie Helene Lange einen solchen für unsere Ehe aufgestellt hatte, und im Zusammenleben von Seiten des Mannes als Verzicht auf Rechte, deren Entstehungsbasis überholt ist. Ein Mann nach altem Stil, der in der Ehe auf allen Gebieten der „Herr im Hause" sein will, kann mit einer selbstbewußten, berufstätigen Frau nicht in Ruhe und Frieden leben. Zur harmonischen Ehe mit ihr gehört ein Charakter, der über sein Mannestum hinweg in seiner Frau den strebenden Menschen sieht, dem er gerecht werden und den er fördern will. Solch ein Charakter war mein Mann. Das harmonische, beglückende Leben mit ihm zusammen hat einen wesentlichen Einfluß gehabt auf mein Arzttum. Während der Zeit, in der ich mir mit dem Schillerwort half, hatte ich eine gewisse Härte in mir wachsen lassen, die menschliche Schwäche scharf verurteilte. Diese Härte wurde erschüttert durch mein eigenes Erleben. Aber erst unter dem Einfluß meines gütigen und abgeklärten Mannes gelang es mir in der Ehe, mich zu einer gleichmäßigen, verstehenden Milde durchzuarbeiten. Das Glück mit ihm wurde mir eine Quelle der Kraft, aus der ich weitergeben konnte an meine Patienten. Auch medizinisch habe ich in der Aussprache mit ihm meine früheren Anschauungen und Urteile vielfach korrigiert und manches erfahren, was ich als Frau aus Büchern nicht hätte wissen können. So habe ich eingesehen, daß erst die Ergänzung männlicher und weiblicher Denk- und Empfindungsart die volle menschliche Reife zeitigen kann, weshalb Ehen von studierten, berufstätigen Frauen zu begrüßen sind.

Die geistige Richtung unseres Hauses hat mein Mann bestimmend in der Hand gehabt. Er war Ästhet und musikalisch. Weil er alle Übertreibungen mißbilligte, herrschte bei uns eine gesunde Mäßigkeit. Wie schon erwähnt, war Rauchen verpönt; Alkohol gab es in mäßigen Mengen, aber gut. Höchstkultur herrschte bezüglich Tee und besonders Kaffee, den er in großer Zeremonie gerne selbst zubereitete, weil ihn niemand ihm sorgfältig genug machte. Bezeichnenderweise gab es aber nur ein Expreßglas voll für jeden. Das Schönste aber, was er der Familie schenkte, war die Musik und die Erschließung der Bergwelt. Jeden Sonnabend Abend wurde bei uns Quartett gespielt. Mein Mann selbst spielte Cello. Der erste Geiger, Otto Nihitits, ein bekannter Kammermusiker in Berlin, dirigierte und sorgte für ernstes Üben. Zweiter Geiger war Karl Hennemann, ein namhafter Kunstmaler und Graphiker, der ebenso gut spielte wie malte, und Bratschist war ein hochintelligenter Volksschullehrer aus Berlin-N, Oskar Rachow; der uns viel Anregung brachte. Mit diesen drei Herren und ihren Familien verknüpfte uns 25 Jahre lang ein Band warmer Freundschaft, bis 1943 Krieg, Krankheit und Tod alles auseinander riß. – Entsprechend seiner ganzen Einstellung bevorzugte mein Mann die klassische Musik, Beethoven, Mozart und Haydn; auch Schubert, Brahms und Dvorák wurde gespielt. Als 70jähriger drängte er noch zu den letzten, technisch für ihn zu schweren Beethovenquartetts. Dieser Schluß der arbeitsreichen Woche mit dem Sonnabend-Quartett war uns beiden und später auch den Kindern wie ein Dankgottesdienst. Selbst bin ich doch nicht unmusikalisch, habe vor der Gymnasialzeit und wieder während des Studiums gerne Klavier gespielt und auch noch Unterricht genommen, aber gegenüber der tiefen Musikalität meines Mannes mußte ich einpacken und mich begnügen mit der Klavierbegleitung seines Cellospiels am Weihnachtsabend. Das tat ich auch aus Überzeugung, nachdem ich in den Kammermusikkonzerten der Singakademie, die wir regelmäßig hörten, seine tiefe musikalische Ergriffenheit miterlebt und erfaßt hatte. –

Den Sommerurlaub verbrachten wir regelmäßig in den Bergen. Zur Hauptsache in Tirol. Wir ruhten uns dort in dem höchstgelegenen Ort eines Tales, wie Galtür im Paznaunertal, wie Ginzling im Zillertal oder St. Valentin auf dem Reschenpaß, zunächst 8 Tage von der Arbeit aus, machten in der folgenden Woche kleinere Tagestouren, um dann in der 3. Woche eine Hochtour zu unternehmen, von der wir uns in der 4. Woche wieder ausruhten. Das ging alles planmäßig bei uns, worüber wir oft selbst lachen mußten. Aber der Leistungs- und Erholungserfolg sprach für diese Methode. Vor meiner Verheiratung hatte ich mich als Kind der Ebene nie an Hochtouren herangewagt. Mit meinen Geschwistern zusammen beschränkte ich mich auf größere Wanderungen im deutschen Mittelgebirge oder in der Schweiz, Touren, die mich schon sehr begeistert haben. Aber was mein Mann mir erschloß, war höherer Art. Wir haben in Tirol viele schöne Bergbesteigungen gemacht und hatten Pläne für noch viel mehr, als der erste Weltkrieg mit der anschließenden Inflation alles zerstörte. Immerhin haben wir 1921, als 50 und 54jährige, in der Silvretta-Gruppe noch den Piz Buin zusammen bestiegen und sogar unter schwierigen Verhältnissen. Von dieser letzten Tour ist mir in lebhafter Erinnerung geblieben, wie wir nach für mich mühevoller Überwindung von zwei ausgedehnten Eiswänden und zwei Kaminen bei herrlicher Sicht oben ankamen. Da wanderte mein Mann gleich weiter zum höchsten Aussichtspunkt und stand ergriffen da, in Andacht versunken. Bergwelt und Musik waren ihm Religion. Und ich Banausin ließ mich auf dem nächsterreichbaren Stein nieder und genoß befriedigt die Tatsache des Erfolgs, oben angekommen zu sein. Die Freude an der Bergwelt kam erst hinterher.

In den folgenden Jahren haben wir uns wegen zunehmenden Alters auf kleinere Touren beschränkt, sind aber Tirol treu geblieben. – Hat die Ehe nun gelitten unter meinem Beruf? Wenn man geistig und seelisch so stark verbunden lebt, wie es uns beiden vergönnt war, dann kann nichts stören. Sicherlich, mein Mann hat in den Jahren meiner schweren Arbeit, in denen ich Tag und Nacht tätig war, viel Sorge um mich gehabt und sich auch gewünscht, daß uns etwas mehr Zeit bleiben möge zum Zusammensein. Aber weil er wußte, mit welcher Leidenschaft ich an meinem Beruf und meiner Aufgabe hing, hat er deswegen nicht gehadert, sondern in seiner gütigen Art sich nur gemüht, mir Erleichterung zu schaffen. So nahm er mir alle Verhandlungen mit Behörden prinzipiell ab. Wenn ich morgens von Nachtarbeit nach Hause kam, sorgte er für absolute Ruhe im Hause. Kam ich noch während der Nacht zurück, dann fand ich immer einen Sessel bequem zurecht gerückt, mit einer Decke darüber ausgebreitet zum Zudecken, auf einem Tischchen daneben eine kleine Leckerei, Schokolade, ein Glas Wein, Obst etc. Ich konnte dann erst abreagieren, bevor ich zur Ruhe ging. Noch weiter ging seine Fürsorge. Weil wir alle unsere Arbeitserlebnisse miteinander be-

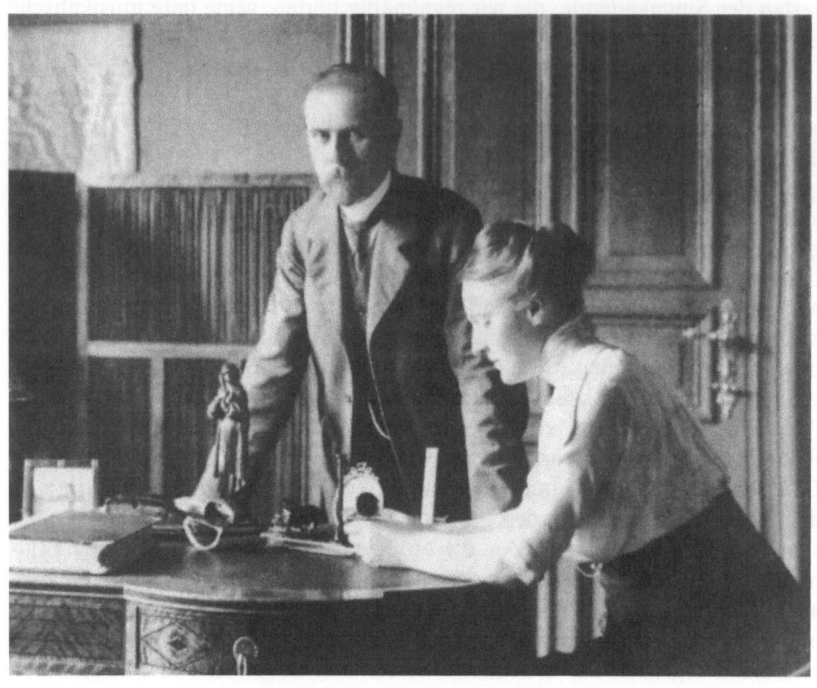

Gemeinsames Arbeiten in den 20er Jahren Rankestr. 35 Berlin

sprachen, war er über jeden Sorgenfall von mir orientiert. Er kannte meine fast selbstquälerische Sorge, besonders in den ersten Jahren der Praxis. Kam ich dann morgens in die Klinik zur Visite, dann passierte es, daß der Fahrstuhldiener mir berichtete: „Der Dame im Zimmer x geht es besser!" oder „Es geht der Patientin nicht schlechter...". Ich wunderte mich über die Aufmerksamkeit der Oberin, mir so schnell Auskunft geben zu lassen. Als ich mich deshalb bei ihr bedankte, erfuhr ich, daß das auf Veranlassung meines Mannes geschehen sei, der mir nach Möglichkeit einige Minuten der Spannung ersparen wollte. – Die mich beunruhigenden Fälle hat er regelrecht mit mir durchgearbeitet daraufhin, ob mich eine Schuld treffe, ob ein Fehler gemacht worden sei. Wenn bewußte Fehler ausgeschlossen werden konnten, dann hat er mir neckend auseinandergesetzt, daß es nur eine übertriebene „weibliche" Sensibilität sei, die mich schwarz sehen ließe. Manchmal sagte er mir auch kalt: „Du bist ein nervöser Hecht!", womit er mich zum Lachen brachte und den Sturm beruhigte.

Intensiv haben wir mit- und nebeneinander geistig gearbeitet über Tagesfragen, die uns berührten. Sie betrafen zunächst die zu widerlegenden Angriffe auf die Tätigkeit der *Ärztin* allgemein, die ich schon zu Anfang erwähnte. Mein Mann schrieb mit ausgezeichneter Feder von sich aus Gegenartikel, die durchweg scharfe Ironie enthielten oder – er machte mir in meinen Artikeln den Schluß. Es ging nämlich mit mir gewöhnlich so, daß ich mit großem Feuereifer eine Arbeit anfing, in fliegendem Tempo den Anfang schrieb, etwas langsamer die Ausführung und dann für den Schluß gar keinen Elan mehr hatte. Wenn der Artikel zur bestimmten Zeit fertig sein mußte, übergab ich ihn dann meinem Mann zur Korrektur stilistischer Unebenheiten und bekam ihn mit fertigem Schluß zurück und zwar mit einem, den ich durchaus selbst hätte geschrieben haben können, so gut hatte er sich in meinen Stil hineingelebt. In einem Schluß aber hatte er einmal einen stark ironischen Ausdruck von sich gebraucht, der zu mir nicht paßte, ich lehnte ihn deshalb zunächst ab. Weil er aber besonders treffend war, gab ich schließlich nach und ließ ihn stehen. Und wegen dieser Bemerkung bin ich in dem betreffenden Blatt von mehreren Seiten scharf angegriffen worden. Man empfand ihn mit sicherem Gefühl als „unweiblich". – Wir haben beide mehrfach unsere Anschauung über den Paragraphen 218 veröffentlicht. Mein Mann allein griff ein in Weltanschauungsfragen der damaligen Zeit.

Im Jahr 1932 erlebten wir in voller Deutlichkeit die wiederzunehmende „Herren"einstellung der deutschen Männer. Ich brauchte im Interesse unseres Adoptivsohnes eine polizeiliche Beglaubigung, daß er noch lebe und ging mit dem entsprechenden Schreiben des Marineversorgungsamtes auf unser naheliegendes Polizeibüro. – Obwohl seit 1918 die früher ob ihrer Grobheit gefürchteten Polizeibeamten höflich geworden waren, traf ich jetzt einen mehr als unfreundlichen Mann, der 1000 Einwendungen machte, weil ich den Jungen nicht bei mir hätte. Er war auf dem Lande zur Erholung. Nach fast halbstündiger Verhandlung verlor ich die Geduld und ging ohne Unterschrift fort, war aber derart nervös über die schikanöse Behandlung, daß ich in Tränen ausbrach, als ich meinem Mann berichtete. Daraufhin nimmt der das zu unterschreibende Papier, geht auf dasselbe Polizeiamt zu demselben Beamten und ist nach kaum 10 Minuten mit Unterschrift wieder zurück. – „Wie in aller Welt hast Du das gemacht!?" fragte ich ihn bestürzt. Und die Antwort: „Ich habe dem Beamten im Kommandoton das Blatt gereicht und gezeigt, wo er unterschreiben müsse!" – Mein Mann war groß und stattlich und hatte einen „Herrenton" an sich; aber ich war doch auch nicht klein und unwürdig im Auftreten. Da gab es keine andere Erklärung, als daß die wohltuende postre-volutionäre Höflichkeit der Beamten wieder dem Ton des heraufkommenden „Herrenmenschen" zu weichen anfing, der Herrenmenschen, die dem Kommando präzis gehorchen, zur Entschädigung dafür aber selbst „schnauzen", wo sich ihnen Gelegenheit bietet. – Es nahte die Hitlerzeit.

So viel wie mein Mann mir geholfen hat, habe ich ihm nicht helfen können, weil er in seiner selbstsicheren Art seine Probleme gewöhnlich allein löste. Dagegen hat meine Lebhaftigkeit und Mitteilsamkeit ihm gegeben, was er für sein schweres Gemüt brauchte. Zusammen haben wir vielfach das Schicksal seines Großvaters David Friedrich Strauß besprochen. Strauß hat sich nach 5jähriger Ehe von seiner Frau, der bis zur Heirat gefeierten Sängerin Agnes Schebest getrennt, obwohl er sie liebte. Sie fanden keine Harmonie im Zusammenleben. Das schien uns erklärlich. Die damalige Zeit nämlich forderte von der Frau volle Aufgabe ihres Berufes, wenn sie heiratete. Und Strauß hat sich trotz seines revolutionären Denkens auf geistigem Gebiete von dieser bürgerlich engen Einstellung der Frau gegenüber wohl nicht frei machem können. Er forderte dasselbe. Sie sollte ohne geistige Entschädigung für ihr Sängertum, das ihr bisher Lebensinhalt war, sich mit dem Hausfrauenberuf begnügen, der in Württemberg sehr genau genommen wurde. Es blieb da eine unausgefüllte Lücke, in der Ungutes keimen mußte. Der Riß ist nicht ausgeheilt und hat beiden viel Leid gebracht. – Mein Mann pflegte nach solchen Reflektionen zu sagen: „Was mein Großvater an seiner Frau gesündigt hat, will ich an Dir gut machen.", und hat das im reichsten Maße getan. – Im übrigen war er ein großer Verehrer seines Großvaters und ihm charakterlich sehr ähnlich. Er lebte intensiv in seinen Gedankengängen und war ihm seelisch so stark verbunden, daß – wie er mir sagte – kein Tag vergehe, an dem er nicht seiner gedenke. Die Werke von Strauß, von denen „Das Leben Jesu" einstmals mein eigenes Leben entscheidend beeinflußt hatte, waren eine weitere Bindung zwischen uns.

Als wir nach 30jähriger Ehe uns in den 70er Jahren bewegten, kamen wir uns noch so jung vor, daß wir nur ab und zu davon sprachen, wie wir uns unser Leben einrichten wollten, wenn wir einmal „alt" seien. Beide waren wir in voller Praxis. Mein Mann erwarb sich als 70jähriger noch den Führerschein zum Autofahren, allerdings in fünf Kursen und mit einmaligem Durchfallen. Mir ist das trotz mehrfacher Versuche nicht mehr gelungen.

Aus diesem noch starken Lebensgefühl heraus brach ihn – 74jährig – das Schicksal als ersten. Er hatte mich überleben wollen, weil er meinte, ich würde das Alleinsein schwerer ertragen als er. An seinem Sarge hörten wir die von ihm oft zitierten Worte seines Großvaters:

> Wer Gutes empfangen,
> Der darf nicht verlangen,
> Daß nun sich der Traum
> Ins Unendliche webt.

Kinder

Mein Mann hatte in erster Ehe einen Sohn, der der Mutter zugesprochen worden war. Ungewöhnliche Schärfe der Familie brachte es dahin, daß Vater und Sohn jeden Kontakt verloren, obgleich sie mit besonderer Liebe aneinander gehangen hatten. Darunter litt mein Mann sehr. Wir hofften nun von Jahr zu Jahr auf eigene Kinder, hätten am liebsten sechs gehabt. Als aber fünf Jahre verstrichen waren, mußten wir einsehen, daß die schwere Binddarmentzündung, die ich als Kind durchgemacht hatte, unsere Hoffnung vereitelt hatte. Das war uns beiden bitter, meinem Mann mehr noch als mir. Mich wieder quälte sein Kummer. Da kam mir 1917 der Gedanke, daß wir doch, um Kinder zu erleben, ein unversorgtes, fremdes adoptieren könnten. Mein Mann wehrte scharf ab, wie ich das in späteren Jahren bei allen Adoptivvätern im Anfangsstadium immer wieder erlebt habe. Trotzdem hielt ich an dem Gedanken fest, zumal Helene Lange nicht abriet. Beim Suchen fand ich dann bald unsere Hella. Ich konnte das Kind aber erst 3 Wochen alt ins Haus nehmen, weil mein Mann nichts von ihm wissen wollte. Das ging soweit, daß er auch eine Teilnahme an der Taufe ablehnte. Diese fand dann in der Klinik statt, wo an seiner Stelle Helene Lange das Kind zur Taufe hielt. Nach ihr bekam es den Namen Hella. Den vollen Namen „Helene", den ich hatte geben wollen, lehnte Fräulein Lange als zu häßlich ab; mit dem dürfe man kein Mädchen belasten. Wie nun aber die Kleine in die Wohnung schaffen bei der Abwehr meines Mannes? – In richtiger „Eva-Art" habe ich in dieser Not zu einer List gegriffen. Ich habe meinen Mann gefragt, ob er, der er selbst es kennen gelernt habe, mir die Möglichkeit nehmen wolle, das Glück des Aufwachsens eines Kindes zu erleben? Das traf sein Gemüt. Er gab sofort nach und entschuldigte sich, daß er diesen Gesichtspunkt nicht erwogen habe. Währenddem habe ich mich geschämt, nicht bei der Wahrheit geblieben zu sein, denn für mich allein hatte ich das Verlangen nach einem Kind überwunden, aber sicher gefühlt, daß ihm als stark väterlich eingestelltem Mann trotz guter Ehe Kinder fehlen würden. Etwa drei Jahre später, als wir schon zwei Kinder aufgenommen hatten, habe ich ihm meine Sünde gestanden, und da hat er mir dafür – gedankt.

Als ich nach drei Wochen schließlich die kleine Hella ins Haus nehmen konnte, mußte ich versprechen, nach der Sprechstunde nicht zuerst zum Kind zu gehen. – So war das erste halbe Jahr recht schwierig. Ich fühlte die große Verantwortung für den Säugling, konnte mich aber nicht so viel um ihn kümmern, wie ich wollte. In dieser Not half das Schicksal. Die Kleine hatte eine Überempfindlichkeit der Haut. Das Fräulein, dem ich ihre Pflege anvertrauen mußte, war im allgemeinen zuverlässig. Als ich aber infolge von Arbeitsüberbürdung mir das Kind einmal 8 Tage lang nicht hatte ausgewickelt zeigen lassen, fand ich am 9. Tage ein ausgedehntes Ekzem. Es mußte nun nachts noch einmal trocken gelegt werden, was ich selbst übernahm, weil ich

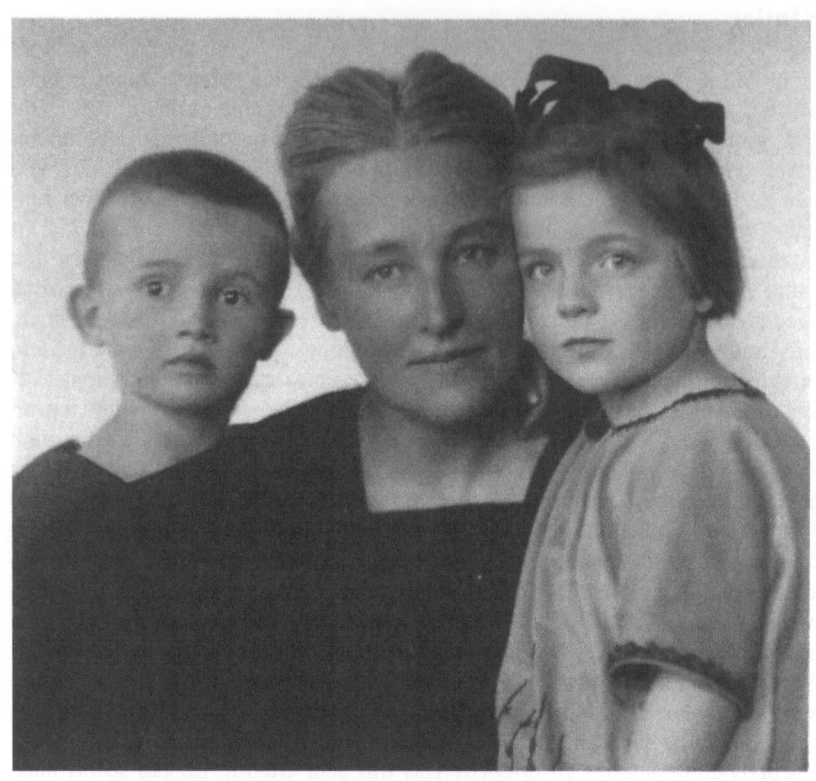

Mit ihren Kindern Werner und Renate Hella ca. 1925

es dem Fräulein nicht zumuten mochte. Der Zufall wollte, daß ich wieder mehrere Nächte hintereinander zu Entbindungen heraus mußte, da konnte ich es vor- oder nachher unbemerkt tun. Als ich dann aber in der ersten ungestörten Nacht wieder zum Trockenlegen aufstand, war mein Mann empört, daß mir durch das „fremde" Kind der Schlaf gestört würde. Es entstand ein regelrechter Ehestreit. Ich berief mich darauf, daß das Kind niemanden auf der Welt habe, außer mir, und daß ich deshalb die Pflicht habe, es zu versorgen; er dagegen erklärte, er lasse nicht zu, daß ich dadurch gesundheitlich geschädigt werde. Schließlich stand er selbst auf und versorgte das Kind. Seitdem ist er jede Nacht aufgestanden, solange es nötig war, und hat von da an mir die Fürsorge ganz aus der Hand genommen. Das ging so weit, daß die Kinder, die neben unserem Zimmer schliefen, später nachts nicht nach der Mama riefen, sondern nur nach dem „Papa", der auch gleich reagierte. Er war, was ich wußte, der geborene „Vater" und fand als solcher Glück in dieser Fürsorge.

Als Hella zwei Jahre alt war, drang er selbst darauf, noch ein 2. Kind zu nehmen, weil ein einzelnes verzogen werde. So kam 1919 der fast 3jährige Werner zu uns. In dieser zusammengewürfelten Familie war Helene Lange die „Großmutter". Sie hatte in der Wahl des kleinen Werner ein entscheidendes Wort mitgesprochen. Ich war auf ihn aufmerksam geworden durch einen Brief von Dr. Marie Baum an die Berliner Jugendfürsorge, bei der ich mich nach einem etwa 3jährigen Jungen erkundigte. Dr. Baum verwandte sich sehr warm für ihn und wies auf seine gute Herkunft hin. Bevor wir uns aber zu ihm entschlossen, baten wir noch Helene Lange, die damals mit Gertrud Bäumer zusammen in Hamburg lebte, wo auch das Kind untergebracht war, um ihr Urteil. Und das lautete in ihrer typischen knappen und sicheren Art: „Den können Sie nehmen; so helle, wie Hella, ist er nicht, aber er wird mit Sicherheit ein guter Charakter!" Immer wieder hat sie uns aber bezüglich beider Kinder darauf aufmerksam gemacht, daß man mit Erziehung nichts Grundsätzliches ändern könne: „Wat drin sitt, kummt herut" pflegte sie zu sagen. Weiterhin hat sie Werners Entwicklung mit einem gewissen Verantwortungsgefühl verfolgt, zumal er in außerordentlich elendem Zustand herkam und schwer zu pflegen war. – Wir haben beide Kinder Jahr für Jahr den Sommer auf dem Lande zubringen lassen, zunächst mit einer Pflegerin in der Nähe, in Potsdam und Oranienburg, wo wir sie leicht besuchen konnten und später an der Nordsee bei meiner Schwester im Pewsumer Elternhaus. Eine Studentin, die wir in den schweren Hungerjahren bei uns aufgenommen hatten, und die sich gern dafür erkenntlich zeigen wollte, erteilte den Kindern den Erstunterricht im Hause, was den Vorteil hatte, daß wir die Ferien nach unseren Wünschen legen konnten. Im Winter spielten die Kinder in den Anlagen des nahen Zoologischen Gartens. Die körperliche Pflege in der Stadt gelang mit Hilfe von Nährmitteln, die uns als Ärzten leicht zugänglich waren. So ließ sich alles gut an, trotz der schwierigen Ernährungslage der letzten Kriegs- und Nachkriegsjahre. – Interessant war es, daß auch bei uns, wie so oft in Familien mit eigenen Kindern, der Kontakt besser war zwischen Vater und Tochter einerseits und Mutter und Sohn andererseits. Wir haben viel über diese Wahrnehmung nachgedacht und sind zu dem Schluß gekommen, daß die Ursache wohl in einer größeren Behutsamkeit liegt, mit der man das Seelchen des andersgeschlechtlichen Kindes anfaßt, weil man es nicht kennt und deshalb fürchtet, es zu verletzen. Bei dem gleichgeschlechtlichen kennt man aus eigener Erinnerung heraus alle Unarten und greift deshalb energischer durch. Das Kind aber, das viel Liebe braucht, neigt sich zu dem, der es weicher anfaßt. – Mit Hilfe der Pewsumer Dorfschule als Übergang konnten wir die Kinder dann in einer Berliner Grundschule unterbringen und von dort aus in den höheren Schulen. Hella besuchte die Cecilien-Schule in Wilmersdorf und Werner eine Charlottenburger Realschule. Es schien alles in bester Ordnung. – Da erzählt Hella eines Tages bei Tisch: „Mama, Mäxchen (ihre Schulnachbarin) hat einen Freund!" – Im Alter von 14 Jahren! Meinem Mann und mir verschlug es den Atem. Denn einer Bewachung auf „Freunde" war ich nebenberuflich doch nicht gewachsen. Wir gaben angesichts solcher Schwierigkeiten von vornherein jeden Versuch, sie zu meistern auf und brachten beide Kinder in Institute, Hella nach Stift Keppel in Westfalen, wo eine gute Bekannte von mir Oberin war, und Werner in eine Hermann-Lietz-Schule nach Haubinda. Die Kinder selbst, denen wir die betreffenden Anstalten sehr verlockend schilderten, waren begeistert über den Tausch. Sie vollendeten in ihnen ihre Ausbildung.

Überblicke ich unser gesamtes Erziehungswerk, dann muß ich bekennen, daß mein Mann der bessere Erzieher war. Er war gleichmäßig, sehr fürsorgend, konsequent und gerecht, was die Kinder stark empfunden haben. Weil er als Internist beruflich nicht ganz so viel in Anspruch genommen war, wie ich durch meine Geburtshilfe, hatte er auch etwas mehr Zeit, sich den Kindern zu widmen. Sonntag für Sonntag pilgerte der große Mann mit einem Kind an jeder Hand in den Grunewald oder an die Havel, wo er sie Entdeckungsfahrten machen ließ, und abends las er ihnen auf ihr Drängen Märchen vor, von denen sie die „wilden" orientalischen bevorzugten. Mein Einfluß auf die Kinder war weniger gleichmäßig. Ich mußte ihnen „aus dem Leben" erzählen, was sie gerade interessierte, und malte das schön aus. Aber ich konnte unter dem Druck der Arbeit Versprochenes vergessen, was Kinder sehr übel nehmen. Im Ganzen waren sie aber stolz auf ihre Mutter „Ärztin". Wenn sie gefragt wurden, was der Vater sei, dann antworteten sie regelmäßig: „Der Vater ist Arzt und die Mutter ist Ärztin!"

Ob ich mit eigenen Kindern beruflich dasselbe geleistet hätte, wie mit den Adoptivkindern? Abgesehen von kurzen Unterbrechungen vor und nach Entbindungen glaube ich, daß ich es getan hätte. Die gute Konstitution hätte es erlaubt, und der innere Trieb zum Beruf, zu meiner Aufgabe war so stark, daß er mir keine Ruhe gelassen hätte. Dabei hätte ich die große Erleichterung gehabt, im meinem Mann eine unschätzbare seelische und praktische Stütze zur Seite zu haben.

Im Beruf

Niederlassung als Fachärztin

Nach dem Umzug im Herbst 1909 fand ich in Berlin bereits zehn Ärztinnen niedergelassen. Davon waren die fünf älteren in der Schweiz approbiert und konnten nur auf Grund des milden Kurpfuschergesetzes praktizieren, worüber Dr. Franziska Tiburtius in ihren Lebenserinnerungen interessant berichtet. Bis auf Dr. Tiburtius und Dr. Agnes Bluhm rieten mir alle ab, mich als Fachärztin niederzulassen. Ich würde keinen Zulauf bekommen, das Publikum brauche nur praktische Ärztinnen und gehe mit Entbindungen und Operationen zu Männern. Weil meine persönlichen Erfahrungen in Bonn das Gegenteil bewiesen hatten, hab ich mich um dies Abraten nicht gekümmert, sondern mich trotzdem als Fachärztin, damals noch „Spezialärztin für Frauenkrankheiten und Geburtshilfe" niedergelassen, und zwar zunächst in Schöneberg in der damaligen Kyffhäuserstraße. In dem Hause, in das ich zog, befand sich in der zweiten Etage die „Klinik weiblicher Ärzte", an der ich arbeiten sollte. Es war nicht so, daß die Klinik von einem bestimmten Arzt geleitet wurde, wie ich angenommen hatte, sondern sie entsprach den vielen noch heute in Berlin üblichen Kliniken, die als Unternehmen von Privatleuten oder Organisationen ihre Betten den verschiedenen Ärzten zur Verfügung stellen. Die betreffenden Ärzte legen ihre Kranken in diese Kliniken hinein und behandeln sie selbst, ohne Kontrolle eines leitenden Arztes. Die „Klinik weiblicher Ärzte" hatte das Besondere, daß nur *Ärztinnen* in ihr arbeiten sollten. Sie war in einer Zeit, in der die weiblichen Ärzte noch in keiner anderen Klinik zugelassen wurden, von einer Anhängerin von Fräulein Dr. Tiburtius gegründet worden, einer früher als Schwester tätigen Frau Knoop. Als ich hinkam, bestand sie etwa fünfzehn Jahre und bedeutete einen ersten mühsamen Schritt im Kampf gegen die bestehenden Vorurteile; haben doch damals noch die Hausärzte vor „Ärztinnen" gewarnt und jede Verantwortung abgelehnt, wenn ein Mitglied der ihnen anvertrauten Familien trotzdem eine Ärztin konsultierte. In England hatten die Ärztinnen schon ihr „Women's Hospital" und die „Medical school for women", große Institute, die sich im Publikum des besten Rufs erfreuten. Aber dort stand eine Frau an der Spitze der Regierung, Queen Victoria, die als solche Verständnis für die Belange der Frauen hatte. Wir deutschen Frauen sind in allen unseren Bestrebungen langsamer und später zum Ziel gekommen, weil wir bei den sehr selbstbewußten Männern unserer einseitigen Männerherrschaft zu großen Widerstand fanden auf Grund mangelnden Einfühlungsvermögens.

Den ersten Ärztinnen hat man noch lächelnd zugesehen oder sie mit Spott gewähren lassen, im Gedanken, sie könnten der geschlossenen Phalanx „Mann" nichts anhaben. Als aber bald fünf, dreißig, ja hundert auftraten, da horchte der Mann auf, berechnete den großen wirtschaftlichen Schaden, den diese hundert Ärztinnen ihm zufügen konnten und traf Gegenmaßnahmen. Zunächst einmal beschlossen die Ärztekammern, die Frauen nicht zu den Krankenkassen zuzulassen, denn in der kassenärztlichen Tätigkeit sah man dazumal ein Sprungbrett zu der bequemeren und einkömmlicheren Privatpraxis. Merkwürdigerweise bekamen die Ärztinnen aber trotzdem Zulauf und zwar gerade aus Privatkreisen. Diesen Erfolgen sah man mit Unbehagen zu und schrieb Artikel gegen sie in Ärzteblättern und gelegentlich auch in öffentlichen Zeitschriften: die Frau sei dem ärztlichen Beruf weder körperlich noch seelisch gewachsen, man müsse warnen. Dann kamen Hinweise auf die Abhängigkeit der Frau von ihren Sexualorganen. Zur Zeit der Menstruation sei die Frau nicht ganz *zurechnungsfähig*, schrieb ein Frauenarzt, darum müsse man Vorsicht walten lassen, sie zu Geburten heranzuziehen und ihr Operationen anzuvertrauen. Derselbe Frauenarzt aber pflegte keine Rücksicht zu nehmen auf die Menstruation seiner Hebammen und Operationsschwestern, denen wahrlich keine kleine Verantwortung aufgebürdet ist!

Wir Ärztinnen schrieben Gegenartikel, und ab und zu fand sich auch ein hochstehender Kollege, der für uns den Fehdehandschuh aufhob, wie später mein Mann. Inzwischen – März 1954 – ist aus der Universitätsfrauenklinik in Tübingen eine experimentelle Arbeit von Dr. Gerd Düring herausgekommen: „Zur Frage einer Verminderung geistiger Leistungsfähigkeit während der Menstruation". Sorgfältige Untersuchungen von gesunden Frauen führten ihn zu dem Ergebnis, daß die geistigen Fähigkeiten zwischen und während der Menstruation praktisch unverändert waren, was gegen die Vorstellung der Herabsetzung der geistigen Leistungsfähigkeit der Frau während der Menstruation spricht. („Die Medizinische", Nr. 13, Jahrgang 1954)

Als es langsam gar zu offensichtlich wurde, daß wir Ärztinnen Erfolg hatten, als man in Berlin mit ansehen mußte, daß jede Ärztin nach Jahresfrist ihre Existenz hatte, um die der männliche Kollege etwa fünf Jahre ringen mußte, da wurden neue Waffen aufgefahren. Hatte man keinen Erfolg mit dem Fernhalten von den Krankenkassen, dann mußte es jetzt umgekehrt versucht werden. Von nun an sollte jede Ärztin, die sich niederließ, verpflichtet werden, Krankenkassen zu übernehmen. So beschlossen, so getan. – Die Ärztinnen wurden Kassenärztinnen. Und der Erfolg? Sie hatten und haben einen Riesenzulauf, weil sie selbst bei der Bearbeitung von Massen immer noch eine persönliche Note wahren. Das Mütterliche in der Frau sieht stets noch nebenher Kummer und Leid, dem sie abhelfen möchte, und sei es auch nur mit einem freundlichen Blick und einem verstehenden Wort.

Selbst bin ich zwischen den Kassenfragen hindurchgeglitten. Als ich mich im Herbst 1909 in Berlin niederließ, spielten die Kassen noch keine so durchgreifende Rolle wie heute, und als sie Zwang wurden, war ich über das angesetzte Alter hinaus.

Die ersten Kolleginnen hatten sich als Ersatz für die Kassenpraxis eine Poliklinik eingerichtet, in der sie an bestimmten Tagen für unbemittelte Frauen unentgeltliche Sprechstunden abhielten. In ihr arbeitete ich mit und gründete später eine eigene am Alexanderplatz. Die Einrichtung solcher Poliklinik stand damals noch jedem Arzt frei, auch die Wahl des Ortes und der Straße. Man sah sie als etwas Caritatives an und kümmerte sich deshalb nicht um sie. Für junge Ärztinnen war sie aber von größter Bedeutung, weil man durch sie Material bekam für Operationen, die man brauchte, um in Übung zu bleiben. Das klingt für den Laien vielleicht frivol, entspricht aber den Anschauungen und Gepflogenheiten auch der Universitäten, deren Polikliniken ausschließlich den Zweck haben, Material für Lehr- und Lernzwecke zu beschaffen, wobei für die Patienten einhergeht, daß sie bestmöglichst behandelt werden.

Für die eigene Poliklinik mietete ich 1910 am Alexanderplatz in der Alexanderstraße eine kleine Wohnung im Hinterhaus, richtete die zwei großen, hellen Zimmer ein, engagierte eine nette Frau mittleren Alters aus derselben Gegend und brachte vorne am Hause ein Schild an:

Poliklinik für Frauen.
Dr. med. Hermine Edenhuizen
Spezialärztin für Frauenkrankheiten
und Geburtshilfe
Sprechstunde täglich 11-12 Uhr.

Irgendeine Meldung an den Kreisphysikus oder an die Ärztekammer kam nicht in Betracht. Um die ausgezeichnete Hilfskraft zu honorieren, machte ich mit ihr aus, daß jede Patientin zehn Pfennige an sie zu entrichten habe, als Beitrag zu den Unkosten. Die übrigen Kosten trug ich selbst. Gleich in der ersten Woche kamen schon vier bis sechs Frauen täglich. In allerkürzester Zeit erhöhte sich die Zahl auf vierzig und mehr, mit denen ich nicht vor zwei Uhr fertig wurde. Enspechend kam ich gegen drei Uhr zum Mittagessen nach Hause, wo um vier Uhr die Privatsprechstunde einsetzte, die sich in den ersten Jahren allerdings selten über mehr als drei Stunden hinzog.

Die Arbeit in der Poliklinik hat mir große Freude gemacht. Es herrschte ein so frischer und vertrauensvoller Ton dort, daß mich ab und zu eine der Frauen freundschaftlich um die Taille faßte, ohne respektlos zu werden. Die Gequälten unter ihnen schütteten ihr übervolles Herz zunächst der gütigen Helferin aus. Von dieser eingeweiht, konnte ich nun ohne Zeitverlust gleich überlegen, wie und wo geholfen werden könne. Mußte operiert werden, gab es kein Zögern, dann kamen die Frauen sofort. Ich behandelte umsonst, und sie sammelten sich das Geld, um in der Klinik, an der ich arbeitete, dritter Klasse liegen zu können. Nachdem sich einige gutgeglückte Operationen herumgesprochen hatten, waren diese einfachen Frauen mit ihrem geraden Sinn bereit, sich von mir alles machen zu lassen, was ich für nötig hielt. Die komplizierten Überlegungen der verwöhnten Kreise kannten sie nicht. Vor allen Dingen hatten die Frauen aus dem Volke nicht den Glauben, daß nur der Mann Gutes leisten könne, wie ihn die Frauen der oberen Gesellschaftskreise damals hegten. Die Arbeiterfrau sieht ihren Mann auf gleicher Ebene mit sich arbeiten und bemerkt dabei seine Vorzüge und Schwächen, schätzt ihn deshalb richtig ein, während die Frau der gehobenen Kreise zu dieser Zeit den Mann noch blind als Autorität nahm. Wenn dann die von der Autorität in ihrem Selbstvertrauen niedergedrückten Frauen persönlich nichts leisteten, trauten sie auch entsprechend anderen Frauen, die sie nach sich beurteilten, keine Leistungen zu.

Tatsächlich haben wir Ärztinnen alle die Erfahrung gemacht, daß wir aus gehobenen Kreisen zur Hauptsache von Frauen konsultiert wurden, die beruflich tätig waren. Die anderen gingen zu Männern.

Schweren Herzens gab ich 1922 die 1910 gegründete und mir sehr lieb gewordene Poliklinik auf, weil mir die Vereinigung von Poliklinik und wachsender Privatpraxis aus Zeitgründen nicht mehr möglich war. Vorher schon – 1911 – hatte ich die Klinik weiblicher Ärzte in der Kyffhäuserstraße verlassen, weil sie bei der wachsenden Zahl von Ärztinnen nicht mehr Betten genug hatten. Ich fand dann aber schon freundliche Aufnahme in dem Stadtparksanatorium, einer damals sehr netten, neu eingerichteten Anstalt, die auch einer Frau gehörte, der sehr tüchtigen Oberin Hoffmann. In dieser Klinik habe ich zehn Jahre gearbeitet, viel operiert und den Grund zu meinen späteren Erfahrungen gelegt.

Eine der ersten Privatpatientinnen in Berlin war eine etwa vierzigjährige Frau, die sich zehn Jahre lang mit einem quälenden Leiden herumgeschleppt hatte, weil sie sich genierte, zu einem männlichen Arzt zu gehen. Sie kam auf mein erstes Zeitungsinserat hin zu mir und konnte in kurzen drei Wochen geheilt werden. Dieser Fall beglückte mich als Beweis für die Notwendigkeit von Fachärztinnen. Im übrigen rekrutierten sich bei mir die Privatpatientinnen auch aus den Schichten der berufstätigen Frauen, aus Offiziers- und Künstlerkreisen. In Offizierskreisen erlebte ich Ehemänner, die ihre Frauen prinzipiell nicht zu männlichen Frauenärzten gehen lassen wollten, worüber eine junge Frau fast ihr Leben hätte lassen müssen. Sie erkrankte außerhalb und mußte auf Verlangen des Ehemannes zu mir nach Berlin gebracht werden, wo ich sie in allerletzter Minute noch durch eine Operation vor innerer Verblutung retten konnte. Künstler brachten mir ihre Frauen, weil sie von Ärztinnen annahmen, sie untersuchten zarter und behandelten rücksichtsvoller als der männliche Arzt. Es werden wohl bei allen auch persönliche Erlebnisse zu Grunde gelegen haben, aber ich sah, daß das Publikum die Ärztin brauchte.

Operation? – „Sie machen doch keine großen Operationen?" Wie oft bin ich das gefragt worden, sogar von Patientinnen, denen ich bei schweren Entbindungen erfolgreich geholfen hatte und die auch dankbar waren. Vor Operationen hatten und haben die Menschen einen merkwürdigen Respekt. Sie können gewöhnlich gar nicht angeben, was ihnen daran so stark imponiert. Die einen meinen, es gehöre besonders viel Körperkraft dazu, die anderen denken an ein Übermaß von Nervenkraft, und alle bewegen sich in etwas mystischen Vorstellungen von dieser Tätigkeit, vor der sie selbst Angst haben. Was jeder Chirurg besitzen muß, das ist Initiative, und die ist bei Frauen und bei Männern in gleicher Weise eine angeborene Eigenschaft, wobei sich von selbst ergibt, daß Frauen ohne Initiative weder studieren noch andere selbständige Arbeiten übernehmen, geschweige denn Chirurgin werden. Wenn ich weiterhin klar zu machen versuchte, daß es sich bei dem Operieren um eine erlernbare Technik handle, verbunden mit guten Kenntnissen und Erfahrungen, dann kamen die Zweifelnden mit dem Einwand der hohen Verantwortung. Als ob die Verantwortung des Operateurs eine größere ist, als die des Geburtshelfers und die des Internisten! Verantwortung hat jeder Arzt. Sie ist seine Last, wenn er gewissenhaft ist. Unter ihr habe ich zeitweise regelrecht gelitten, doppelt gelitten, weil ich mir bewußt war, daß ich sie nicht nur für meine Patientinnen trug, sondern gleichzeitig auch für alle nach mir kommenden Fachkolleginnen; denn jeder Fehler, den ich als eine der ersten machte, würde weniger meiner Person zur Last gelegt werden als allgemein der „Frau als Chirurgin". In dieser Art haben wir ersten quasi als Schild gedient für die jetzige Generation, die von unseren inneren und äusseren Kämpfen schon fast nichts mehr weiß.

Wenn man gewöhnt war, unter dem Schutz der großen Universitätsklinik zu arbeiten, dann sind die ersten Operationen in der Praxis recht aufregend. Das geht jedem Arzt so. Die Folge davon war, daß ich mich auf's Beste vorbereitete und doppelt vorsichtig war. Ich habe von Männern gehört, von namhaften Chirurgen, daß sie in der Nacht vor großen Operationen schlaflos auf und ab gegangen sind. So konnte es nicht Wunder nehmen, daß ich als Frau auch ungezählte Nächte vor und nach großen Operationen, wie auch vor schweren Entbindungen schlaflos zugebracht habe. Eins ist mir aber klar geworden: Wenn ich mich als Norm der Frauen nehme, dann werden wir Frauen nie imstande sein, am lebenden Menschen zu experimentieren. Ich habe alle neuen Methoden von Operationen und Narkosen erst übernommen, wenn sie lange und sicher ausprobiert waren. Vielleicht zeigt sich hier eine grundlegende Verschiedenheit von Mann und Frau, die dem Mann auf dem Wege des Experiments den Fortschritt überläßt, während die Frau das feine Ausarbeiten des Erprobten übernehmen wird.

Entsprechend ihrem Trieb zum Schützen und Pflegen wird die Frau im Arztberuf stark angesprochen von sozialen Fragen, besonders von allen, die Frauen und Kinder betreffen. Darum beteiligte ich mich zunächst aktiv an der Antialkoholbewegung, nachdem ich in der Praxis gesehen hatte, was für ein Unglück der betrunkene Ehemann und Vater für die Familie bedeutet. Und dann beschäftigte mich auch das Schicksal der unehelichen Kinder, die unschuldig büßen müssen für Verstöße ihrer Eltern gegen die Gesellschaftsordnung. Diese Kinder landeten meistens bei sogenannten „Ziehfrauen", in deren Interesse es lag, sie schnell sterben zu lassen durch unzureichende Pflege. Man sprach von ihnen als von „Engelmacherinnen". Erst die etwa 1910 von Dr. Frida Duensing und der Prinzessin Wied ins Leben gerufene Jugendfürsorge setzte dem ärgsten Treiben ein Ende. Und einige Jahre später konnte auf Grund der Schloßmann'schen Säuglingsfürsorge, in der Dr. Marie Baum entscheidend mitarbeitete, jedes uneheliche Kind gleich nach der Geburt erfaßt werden zwecks Betreuung bis zur eigenen Selbständigkeit. Dr. Frida Duensing hatte ein so weiches Herz, daß sie körperlich mitlitt, wenn sie Kinder oder Tiere mißhandelt sah. Darum trieb es sie weiter zur Gründung eines „Vereins zum Schutz der Kinder vor Mißhandlungen". Die Jahresberichte dieses Vereins brachten erschütternde Darstellungen über Schicksale von Großstadtkindern, die ihren Eltern oder Erziehern im Wege standen. – Die erste Republik hat diese von Frauen gegründeten Fürsorgeeinrichtungen teils von den Städten, teils vom Staat übernehmen lassen. Es ist mir eine Genugtuung gewesen, daß sie von Frauen ins Leben gerufen wurden.

Ärztin für Frauen

Im Vergleich zur Poliklinik bot die Privatpraxis erheblich mehr Schwierigkeiten. Ein Beispiel möge das demonstrieren. Da konsultiert mich eine junge Frau mit ihrer ersten Schwangerschaft. Ich untersuche und berate sie und bekomme gute Fühlung mit ihr; sie meldet sich bei mir zur Entbindung an. Am nächsten Tage aber kommt die Mutter, angeblich wegen einiger Fragen. In Wirklichkeit jedoch besieht sie mich von oben bis unten, mustert das Untersuchungszimmer und fragt kreuz und quer. Ich merke, sie traut der jungen Ärztin nicht und will sich überzeugen, ob die Tochter kein zu großes Risiko eingeht, wenn sie sich in ihre Hände begibt. Gelingt es, das Vertrauen der Mutter zu gewinnen, dann kommt nach einigen Tagen noch der Ehemann zur gleichen Besichtigung. Den Männern imponierten meistens meine Größe und meine kräftigen Hände, die ihnen wohl das Gefühl der „ins Männliche" hineinragenden Kraft gaben. Jedenfalls haben die Männer nach persönlicher Rücksprache kaum je ihre Frauen zurückgehalten, während die Mütter mir ab und zu ihre Töchter abspenstig machten, was ich hinterher erfuhr, wenn die Töchter, enttäuscht von dem Arzt ihrer Mutter, zu mir zurückkamen.

Gegen solch Geschehen hat sich manchmal mein Stolz so stark aufgebäumt, daß ich prinzipiell Mütter und Ehemänner abweisen lassen wollte. Aber dann gedachte ich des Experiments von Geheimrat Fritsch mit dem zu großen Kinde. Ihm war das Studium der Frau neu, da wollte er sich von den zu Gebote stehenden Kräften überzeugen. In gleicher Weise wollten sich die besorgten Angehörigen ansehen, was es denn mit solcher Neuheit, wie einer „Fachärztin für Geburtshilfe und Frauenkrankheiten" auf sich habe. Man mußte das verstehen und deshalb die Unannehmlichkeiten als eine der vielen Stufen des Kampfes um den Beruf ertragen.

Wenn ich zurückdenke, hat dieses Mißtrauen gegen die Fachärztin, das von den männlichen Kollegen noch kräftig geschürt wurde, ziemlich lange gedauert. Erst mein früh ergrautes, bald weißes Haar hat mich persönlich von ihm befreit. Danach hatte ich dann eine ideale Tätigkeit. Ohne das Hetzen eines Krankenkassenbetriebes konnte ich mich meinen Patienten voll widmen. Für manche, die schwer aus sich herauskamen, habe ich eine ganze Stunde gebraucht. Dann kannte ich aber nicht nur ihre körperlichen Gebrechen, sondern auch ihre Psyche, die in alle Leiden hineinspielt. Bei dieser Methode war leider nicht zu vermeiden, daß die übrigen Patienten zu lange zu warten hatten, oft zwei bis drei Stunden. Um ihnen das nicht schwer zu machen, ließen wir sie in unserem künstlerisch eingerichteten Musikzimmer Platz nehmen. Das beruhigte so gut, daß mir mehr als eine Patientin erklärte: „Wenn man in das harmonische Zimmer eintritt, fühlt man sich gleich besser, und die Zeit vergeht rasch beim Anschauen der guten Bilder". Dies psychische Moment wird bei der Einrichtung der meisten ärztlichen Wartezimmer leider nicht genug beachtet. Ich habe oft nur eine Reihe Stühle an kahlen Wänden angetroffen, die einen frösteln ließen beim Denken an gequälte Kranke, die ihr ganzes Elend dann auf diese Wände projizieren können.

Wie bei der Konsultation in der Sprechstunde ist es mir anfangs auch in Privathäusern gegangen. Ich erinnere mich da eines Falles aus dem ersten Jahr meiner Niederlassung. Da hatte ich bei einer Frau eine schwere Entbindung mit Zange beendet und lebte nun in großer Sorge um sie. Gemäß meiner in Freiburg gewonnenen Überzeugung wollte ich sie nach 24 Stunden aufstehen lassen, um sie vor Thrombose zu bewahren, war aber so unklug, das anzukündigen. Als ich dann am nächsten Morgen hinkam, war die ganze Familie versammelt, Ehemann, Eltern und Schwiegereltern, um mich von „diesem Leichtsinn abzuhalten". Meine Erklärung wurde nicht verstanden, so daß ich die Absicht aufgeben mußte. Am Nachmittag desselben Tages aber ging ich dann unerwartet wieder hin und holte alles nach, mit dem Resultat, daß sich die Wöchnerin, die mir zustimmte, ausgezeichnet erholte. Zwei Jahre später machte sie in Britz, wohin ihr Mann versetzt worden war, eine unkomplizierte Geburt durch, die mit schwerer Thrombose in beiden Beinen

Die Frau im Arztberuf.

Bemerkungen zu dem gleichnamigen Artikel von Dr. C. Burkhardt.

Von Sanitätsrat Dr. Otto Heusler.

Burkhardt begründet sein ungünstiges Urteil über die Ergebnisse des ärztlichen Studiums und Berufs der Frau in erster Linie mit ihrer relativ geringen Eignung für den ärztlichen Beruf. „Wesentliche Eigenschaften, die er erfordert: sehr gute Nerven, rasche Entschlossenheit und Kaltblütigkeit, die Fähigkeit, große Verantwortung zu übernehmen, besitzt das weibliche Geschlecht viel weniger als der Mann." Es läßt sich nicht leugnen, daß es auch innerhalb der männlichen Ärzte genug mit schlechten Nerven gibt, bei denen die obigen Eigenschaften zurücktreten, und die sich deshalb instinktiv gewissen Spezialfächern, wie z. B. der Chirurgie und Geburtshilfe, fernhalten. Selbst für diese Fächer aber dürfte es zu weit gegangen sein, zu sagen, daß rasche Entschlossenheit und Kaltblütigkeit allein ausschlaggebend für die Erfolge sind. Denn zweifellos liegt in diesen Eigenschaften für den selbstsicheren Mann auch die Gefahr, sein Handeln zu überstürzen, Wichtiges zu übersehen und seine Erfolge zu schmälern. Wenn daher von weiblicher Seite auf die dem weiblichen Geschlecht innewohnende Neigung zur Fürsorge, auf das Gefühl der Mütterlichkeit hingewiesen wird, so kann man, ohne den männlichen Arzt zu verletzen, behaupten, daß hier tatsächlich der Frau eine Veranlagung eigen ist, die ihr gerade im ärztlichen Beruf zustatten kommen muß. Das trifft auch für die Frauenheilkunde und Geburtshilfe zu, zu denen ganz besonders der Frau die Eignung fehlen soll, wobei verschwiegen wird, daß bis jetzt überhaupt nur ganz wenige Frauen ihre Weiterbildung in persönlich verantwortlicher Stellung haben durchsetzen können. Die Gerechtigkeit aber fordert, zu betonen: Wie viele „kaltblütige" Zangenentbindungen und Kaiserschnitte könnten zum Vorteil vom Leben und Gesundheit der Mütter vermieden werden, wenn männliche Aktivität stets mit weiblicher Geduld und Verantwortungsschwere gepaart wären!

Ganz unabhängig vom Standpunkt der Konkurrenz sollten wir Ärzte uns die Frage vorlegen: Bedeutet die weibliche Kollegin vom kulturellen Standpunkt einen Fortschritt? Liegt in ihrer Eigenart, in ihrem fraulich gestalteten ärztlichen Wirken etwa eine Ergänzung zu männlicher Gestaltungskraft? Diese Frage kann schon jetzt mit Ja beantwortet werden, sie aber endgültig zu entscheiden, ist überhaupt die Zeit noch nicht gekommen. Erst wenn der Ärztin für ihre Weiterbildung hinsichtlich der Stellung als Assistent, Oberarzt und dirigierender Arzt die gleichen Rechte eingeräumt werden, wie es in England bereits seit Jahrzehnten der Fall ist, erst dann, also im günstigsten Fall nicht vor wiederum 25 Jahren, ist man überhaupt berechtigt, von Erfahrungen zu reden, und dann wird auch die Zeit gekommen sein, Vergleiche anzustellen.

Vor übermäßigem Zuzug zum ärztlichen Studium warne auch ich die Frauenkreise, aber nicht deshalb, weil die Frau an sich für den Arztberuf nicht geschaffen wäre, sondern weil die Zeit vielleicht nicht mehr so fern liegt, wo der Bedarf an weiblichen Ärzten mal gedeckt sein könnte. Daß aber das Bedürfnis nach weiblichen Ärzten vorhanden ist, schon weil hunderte und Tausende von Frauen durch ihr Schamgefühl abgehalten werden, männliche Hilfe aufzusuchen, geschweige denn, imstande sind — und das sind sicher nicht die schlechtesten —, sich dem Manne gegenüber in wichtigen sexuellen Fragen auszusprechen, darüber läßt sich nicht mehr streiten. Die körperliche und seelische Eignung zum ärztlichen Beruf sollte vor dem Eintritt ins Studium von einer erfahrenen Ärztin festgestellt werden.

endigte, weil man sie eisern hatte liegen lassen. – Die neuen Krönig'schen Methoden des Frühbewegens und Frühaufstehens der Wöchnerin und Operierten haben sich in Berlin nur langsam durchgesetzt, weil dort noch keine Schüler von Krönig niedergelassen waren, die sie bekannt machten. Der Widerstand des Publikums galt dem „Neuen". Aber meine nach dieser Methode behandelten Wöchnerinnen empfanden alle den Vorteil der rascheren Erholung, halfen mit und machten sogar Propaganda dafür bei den übrigen konservativ behandelten Frauen, mit denen sie zusammenlagen.

In den ersten zehn Jahren habe ich auch nach der Krönig'schen Methode viele schmerzlose Entbindungen im Dämmerschlaf gemacht. Das war sehr mühsam. Ungezählte Nächte habe ich bei den Frauen zugebracht, teils in der Wohnung, teils in der Klinik. Allmählich konnte ich mir eine intelligente Schwester in der Handhabung des Dämmerschlafes ausbilden, aber trotzdem hat mich die Sorge, die uns Frauen vielleicht doch stärker bedrückt als die Männer, zu dauernder Überwachung getrieben. Weil ich sehr aufpaßte, habe ich bei dem Dämmerschlaf kein Unglück erlebt, insbesondere ist mir kein Kind dabei gestorben. Aber ich sah viele und schwere atonische Blutungen, die mich langsam zum Aufgeben der Methode veranlaßt haben. Danach kam ich dann auch ausgezeichnet aus mit Zuspruch und einer Narkose à la reine, mit Äther oder sogar nur mit Eau de Cologne. Ich habe aber schmerzlose Entbindungen nie aus Anschauungsgründen abgelehnt, etwa, weil ich es für ethisch höherstehend erachten würde, wenn eine werdende Mutter sich zu den bevorstehenden Schmerzen bekennt und sie als besonderes Naturereignis freudig auf sich nimmt, denn ich halte den Arzt nicht für berechtigt, eine Behandlung nach seiner persönlichen Einstellung zu modeln. – Immer ist entscheidend der Zustand der Patientin. Kommt eine Frau mit der Bitte um Linderung der Geburtsschmerzen, dann hat sie ihre Gründe. Meistens ist sie verängstigt durch psychischen Schock nach Miterleben, einen Schock, der zur vollständigen Ablehnung von Kindern führen kann, wie ich das mehr als einmal erlebt habe. Aussicht auf Schmerzlinderung beruhigt in solchen Fällen, gibt Mut und läßt sogar die Schwangerschaftsbeschwerden leichter ertragen.

Nebenstehender Artikel: Tägliche Rundschau Berlin v. 28.7.1926

Das Verlangen nach schmerzlosen Entbindungen war besonders groß in den ersten Jahren nach Bekanntwerden der Krönig'schen Methode. Damals kamen viele Frauen von Übersee zur Dämmerschlafentbindung nach Freiburg. Einzelne verirrten sich zu Schülern. Energische Amerikanerinnen, die ich in Berlin selbst in Behandlung bekam, verlangten ein Eingreifen schon in den allerersten Wehen. Das war manchmal schwierig und stellte große Anforderungen an die hinhaltende und ablenkende Kunst des Arztes. Umgekehrt erlebte ich eine Kollegin, die vor der Geburt theoretisch nichts von Schmerzlinderung wissen wollte. „Diese natürlichen Schmerzen müsse und könne jede Frau aushalten. – Ich solle gar kein Skopolamin (Tollkirschengift), das es damals noch nicht fertig in Ampullen gab, mitbringen." Mitten in der Nacht werde ich von dem verängstigten Ehemann dieser Kollegin telephonisch gebeten, möglichst sofort zu kommen, es sei wohl etwas nicht in Ordnung, weil die Frau vollkommen die Fassung verloren habe. Und was fand ich? Mitte der Eröffnungsperiode und alles in Ordnung. Aber die fassungslose Mutter verlangte intensiv den Dämmerschlaf und zwar sofort! Die Schmerzen seien nicht zu ertragen! – Nun mußte der Apotheker die Skopolaminlösung extra und eiligst herstellen. Ob er bei den minimalen Dosen und vielleicht etwas schlaftrunken eine Spur zuviel genommen hatte? Feststellen ließ sich das nachher nicht mehr. Die Verabreichung erfolgte genau nach Vorschrift. Beglückt schlief die Patientin ein und war zu keiner Merkprüfung mehr zu wecken! Es gab ein paar böse Angststunden für mich. Weil der Puls der Mutter und die kindlichen Herztöne gut blieben bei gleichfalls guten Wehen, wartete ich ab, mußte zum Schluß aber das Kind mit der Zange entwickeln, weil die Mutter nicht zum Mitpressen zu bewegen war, überhaupt nicht reagierte auf Anruf. Von der Zange hat sie nichts gespürt; das Kind war etwas benommen, erholte sich aber bald. Sie selbst kam erst zwei Stunden nach der Geburt wieder zu sich, beglückt, daß alles so gut gegangen sei. – Gelitten hatten aber der Ehemann und ich.

Die Welle der Dämmerschlafbegeisterung ist langsam abgeebbt und in normale Bahnen zurückgeschlagen. Wo ein Vertrauensverhältnis zwischen Arzt und Patientin besteht, da wird der Arzt im Lauf der Geburt schon sehen, ob und welche Erleichterung er geben kann und muß. Sehr interessant war mir die Beobachtung der verschiedenen Volkstypen bei der Entbindung. Am energischsten sowohl im Mitarbeiten wie auch im Fordern von Erleichterung waren die Amerikanerinnen, die durchweg auch gut trainierte Muskeln hatten. Ihnen standen die Engländerinnen nahe. Bei Französinnen, die in damaliger Zeit wohl kaum Sport trieben, habe ich jede Geburt mit der Zange beenden müssen, weil sie zu schwach waren zu kräftigem Pressen. Ähnlich verhielten sich die Italienerinnen und die noch zarteren Inderinnen. Von diesen ist mir eine ganz besonders sympathische Hindustanerin in Erinnerung geblieben, die Frau eines der mohammedanischen Missionare, die nach dem ersten Weltkrieg, in den zwanziger Jahren, das Abendland aufsuchten. Diese kleine Frau, deren dunkelhäutiges Gesicht beherrscht war von großen, fast schwarzen Märchenaugen, sprach weder deutsch, noch französisch, noch englisch. Und ich verstand kein Hindustanisch. Sie erwartete ihr zweites Kind, von dem ich annahm, daß es wie durchweg alle zweiten Kinder, schnell zur Welt kommen würde. Aber die Geburt zog sich wider Erwarten lang hin; die junge Frau hatte keinerlei Kraft zum Mitpressen. Es blieb nur eine Beendigung mit Zange. – Wie sollte ich ihr das aber beibringen? Ich hatte mir auf einem Zettel so circa zwanzig hindustanische Worte (Infinitive und Substantive) aufgeschrieben, aber nicht an das Wort „Zange" gedacht. Nun durfte die junge Frau keinen Mann sehen außer ihrem eigenen. Der aber verstand auch nur Hindustanisch. Sprachenkundig war allein der Obermissionar, der mir schon die anderen Worte angegeben hatte. In der Not ließ ich den rufen, orientierte ihn über die Sachlage und benutzte ihn dann als Dolmetscher. Er mußte in der Tür stehen, mit dem Rücken zur Kreißenden und übersetzen. Das ging gut. Geboren wurde dann ein weißes Kind, genau so weiß wie die europäischen. Über Nacht aber, von der Pflegerin unbemerkt, wurde es dunkel wie die Mutter!

Japanische Neugeborene hatten gleich ihre spezifische Farbe. Die japanischen Mütter waren verständig, auch kräftig, aber sehr mißtrauisch. Am auffälligsten benahm sich eine bolschewistische Russin. In der Zeit nach dem ersten Weltkrieg hatten die Russen noch keine eigenen Ärztinnen in Berlin und zogen mich deshalb öfter heran. Unter den Linden Nr. 7, früher Botschaft, wohnten die Angestellten der russischen Handelsvertretung. Jedes Ehepaar hatte ein Zimmer für sich. Gekocht wurde von mehreren Parteien zusammen in einer gemeinschaftlichen Küche. In dem Hause wohnte auch eine junge Erstgebärende, die früher im Bergwerk gearbeitet hatte, wie sie uns erzählte, und dann auf Grund ihrer Intelligenz in die Handelsvertretung nach Berlin versetzt worden war. Ein kräftiger, echt russischer Typ. Der Befund bei ihr war normal. Zur richtigen Zeit setzten die Wehen ein, aber, o Unglück, während einer Fahrt in der Stadtbahn. – Wie die Begleiterin uns berichtete, hat die junge Frau angefangen zu jammern und während der Autofahrt in die Wohnung sogar geschrieen. Die Hebamme schaffte sie schnellstens in die Klinik, ließ aber von dort sehr bald bei mir anrufen, ich möge doch kommen, sie bliebe nicht Herr über die Patientin. Bei meinem Eintreffen hörte ich schon am Tor des Vorgartens der Klinik ein lautes Jammern und Schreien aus dem entgegengesetzt liegenden Entbindungszimmer, ein hemmungsloses Gebaren, für das kein Grund vorlag. Mit großer Mühe und mit Äther auf der Höhe der Wehen habe ich sie vier Stunden hingehalten. Dann folgte bei starkem Mitpressen eine rasche, normale Geburt, ohne Riß und ohne Störung der Nachgeburtsperiode. Nachts um zwölf Uhr etwa war alles vorbei. Als ich am nächsten Morgen zur Visite kam, stand die junge Mutter am Waschbecken und wusch ihre Haare!

Sie möchte ich als Urtyp bezeichnen, von keiner Kultur aus der Richtung gebracht. Der aber lehnt sich gegen den Geburtsschmerz auf und wehrt sich gegen ihn mit den primitivsten Mitteln der Menschen, mit „Schreien", wie Kinder es tun. In drei Zimmern neben der Russin kamen in den folgenden drei Tagen deutsche Frauen zur Entbindung. Ich machte die Russin für den Fall einer Störung darauf aufmerksam. Von allen drei Entbindungen hat sie nichts gehört, wie sie mir verwundert sagte. Die deutsche Frau nämlich ist beherrscht, schreit nicht, sondern beißt die Zähne zusammen, allerhöchstens stöhnt sie. Ähnlich ihr habe ich nur noch Schwedinnen und Finninnen beobachtet.

Nun klagten mir nach der Entbindung weinend viele Frauen, daß ihre Männer den Verlust der vorher schönen Körperform rügten – nebenbei eine typische Rücksichtslosigkeit. Daraufhin setzte ich mir zum Ziel, solchem Übel vorzubeugen, d. h. eine Entstehung von Schwangerschaftsnarben und das Hängen der Brüste nach Möglichkeit zu verhindern. Als Vorbild diente mir eine Patientin aus der Poliklinik, die mir angab, acht Kinder geboren zu haben und aussah, als ob sie überhaupt noch keine Geburt durchgemacht habe. Der ganze Körper war fest und elastisch, die Brüste straff und der Leib frei von jeder Narbe. Ich wollte ihr deshalb die acht Kinder nicht glauben, worüber sie entrüstet war. Als ich zweifelnd fragte: „Hat man vielleicht Gymnastik mit Ihnen getrieben?" wurde sie dunkelrot und erzählte, sie sei Athletin von Beruf und habe bis zur Entbindung auftreten müssen und gleich hinterher wieder. Diese Frau hatte dank der ausgiebigen Übung so starke Bauchmuskeln, daß diese das schnell wachsende Kind zurückzuhalten imstande waren, ohne überdehnt zu werden. Auf diese Weise war auch die Haut intakt geblieben. Die ausgiebige Arbeit der Brustmuskulatur hatte offenbar auch die Brüste vor zu starkem Herabsinken bewahrt.

Weil ich nun nicht alle Frauen athletisch beschäftigen konnte, mußte ich Ersatz dafür finden. Gymnastik machte ich mit der Wöchnerin vom dritten Tage an, aber dann war meistens der Schaden schon da. Es mußte vorher aufgepaßt werden, und zwar mußten die Bauchmuskeln vor und während der ganzen Schwangerschaft geübt, und in den letzten drei Monaten des schnellen und starken Wachstums des Kindes mußten sie noch kräftig unterstützt werden. Die Brüste mußten die ganzen Zeit der Schwangerschaft über mit Haltern, die die Atmung nicht beeinträchtigten, gut hochgehalten werden. Nach vielem Suchen in dem großen Berlin ist es mir gelungen, für beides gute und nie versagende Apparate aufzufinden. Das waren die „Büstenhalter in Körbchenform", die von einer Stütze auf dem Sternum (Brustbein) und von den Schultern gehalten werden, ohne Taillengürtel. Zur Vermeidung von Schwangerschaftsnarben (Striae) ließ ich vom 7. Monat an die verstellbare „Kalasiris für Umstand" tragen, unterzog mich aber der Mühe, diesen Leibhalter das erste Mal der Schwangeren selbst anzulegen und danach alle drei Wochen den Sitz zu kontrollieren.

Bezüglich des Leibhalters stieß ich im Anfang auf merkwürdigen Widerstand. Die theoretisierenden Kollegen, vielfach Hausärzte, von denen die Familien stark beeinflußt wurden, behaupteten, das Tragen von stützenden Leibhaltern in der Schwangerschaft sei „schädlich", weil es die Bauchmuskeln „verwöhne". Das ist, als ob man einem von Früchten übervollen Apfelbaum keine Stützen geben dürfe für seine Äste, um ihn nicht an solche Unterstützung zu gewöhnen. Die Äste werden, wie jeder sieht, brechen, wenn man sie ohne Stütze der Überlastung preisgibt; so werden die Bauchmuskeln gezerrt und die Haut zerrissen, wenn man sie nicht zur Zeit ihrer Höchstbelastung stützt. Üben und Kräftigen muß man sie *vor* der Schwangerschaft.

Wenn ich von Gymnastik vor der Schwangerschaft sprach, wurde mir von Frauen oft entgegengehalten, sie trieben doch Gymnastik genug bei der Hausarbeit. Das ist aber nicht der Fall. Denn die Tätigkeit der Hausfrau beschränkt sich fast ausschließlich auf die Muskeln der Arme, des Schultergürtels und der Beine. Die Bauchmuskulatur spielt nur eine sehr geringe Rolle dabei. Daß aber auch die vorbereitende Gymnastik *allein* nicht genügt, habe ich bei Gymnastiklehrerinnen beobachtet. Trotz ihres Trainings durch Jahre hindurch habe ich die Bauchmuskulatur in den letzten zwei Monaten auch bei ihnen nachgeben sehen, besonders bei großem Kind, Zwillingen usw. Dem Training der beruflichen Athletin kommt die Gymnastik doch nicht gleich. Deshalb habe ich auch sie vom 7. Monat an vorsichtshalber die Kalasiris tragen lassen. Dann hatte ich aber die Freude, daß sie – gleich der Athletin – nach mehreren Geburten noch einen Körper hatten wie ein junges Mädchen.

Der Leibhalter darf verständlicherweise auch während der Entbindung nicht abgelegt werden, solange die Kreißende außer Bett ist. Da haben mir oft unüberlegt Mütter und sogar Hebammen einen Streich gespielt, indem sie aus unangebrachtem Mitleid die Frauen in den letzten Stunden noch „befreiten von dem Panzer", wie sie die Leibstütze nannten. Dann war die Monate lange Mühe umsonst gewesen, die Bauchhaut voller Narben.

Schwer belastet hat mich in der Praxis, wie schon während meiner Assistententätigkeit in Bonn, das Erleben von „Kindbettfieber". Gesunde Frauen auf dem Gipfel ihres Glücks hinsterben zu sehen, ist ein erschütterndes Bild und ein widersinniges Geschehen. Ich hatte in meiner Praxis trotz allergrößter Vorsicht Todesfälle an Kindbettfieber im gleichen Prozentsatz, wie alle anderen Kollegen. Sie beeindruckten mich so stark, daß ich schließlich bei den Entbindungen sämtliche Wäsche sterilisieren ließ, Bettwäsche, sowohl wie die Leibwäsche der Gebärenden, daß ich die Hebamme kaum mehr an die Kreißende heranließ und unter schärfster Beobachtung aller Desinfektions- und Asepsisvorschriften die Frauen nur mehr allein behandelte. Bei solcher Vorsicht konnte nach menschlichen Ermessen *während* der Entbindung keine Infektion an die Gebärende herangebracht werden. Und doch erlebte ich 1919 bei diesen Maßnahmen einen eklatanten Fall von Kindbettfieber. Woher kam die Infektion? – Bei intensiven Nachforschungen stellt sich heraus, daß sechs Stunden vor Wehenbeginn und ohne jede Desinfektion der Ehemann noch einmal sein Recht geltend gemacht hatte! Da wurde mir der Zusammenhang klar: Die Infektion war von dem Ehemann hineingetragen worden. Bei der Rücksprache mit mir machte er mir den Vorwurf, daß ich ihn auf solche Möglichkeit nicht aufmerksam gemacht habe. Er tat das mit Recht. Und warum hatte ich es nicht getan? – Weil ich weder als Studentin noch als Assistentin von solchen Zusammenhängen gehört hatte. Es herrschte damals – 1900 – noch eine so große Unfreiheit des Denkens, die, wie ich höre, auch heute – 1954 – noch nicht ganz gewichen sein soll, daß die Dozenten es nicht über sich gewannen, bei Besprechung von Schwangerschaft und Geburt auch die hineinragenden menschlichen Sexualvorgänge sachlich zu erörtern. Dies Gebiet war damals für eine ernste Besprechung tabu; aber zum Bewitzeln im Colleg war es leider vielen Universitätslehrern das gegebene Thema. Pikant wirken ja allgemein Aussprüche, die sich an der Grenze des Verpönten bewegen. Daß damit der ringenden Jugend, die sich gerade mit Sexualfragen so sehr abquält, ganz am Rande, nebenher, aus Freude am Witz eine unreine Auffassung beigebracht wird, wird nicht bedacht.

Seit Erkennen dieser Infektionsquelle für Kindbettfieber habe ich jede schwangere Frau, die mich konsultierte, auf diese Gefahr aufmerksam gemacht und habe sie gebeten, auch andere Frauen zu warnen. Insbesondere habe ich die Frauen von Geistlichen und Lehrern auf dem Lande gebeten, in ihrer Gemeinde für entsprechende Aufklärung zu sorgen. Selbst junge Frauen, die nur zur Feststellung einer vermuteten Schwangerschaft zu mir kamen, ohne bei mir entbinden zu wollen, habe ich instruiert, ebenso junge Mädchen, die mich vor der Eheschließung konsultierten. Klagten mir Frauen, daß sie ihren Mann schwerlich würden abhalten können, dann habe ich mir diesen Ehemann kommen lassen und in Gegenwart seiner Frau Rücksprache mit ihm genommen. Es ist mir keiner vorgekommen, der dann nicht einsichtig genug war. Sie waren alle unwissend und teilweise tief erschrocken über die ihnen voll verständliche Gefahr, in die sie, dem allgemeinen Brauch folgend, ihre Frau hätten bringen können. – Auf diese intensive Vorarbeit hin habe ich von 1919 bis 1944, das sind 25 Jahre, keinen einzigen Fall von Kindbettfieber wieder erlebt. Dabei hat die Zahl der Entbindungen von Jahr zu Jahr zugenommen. 1924 habe ich dann erstmalig meine diesbezüglichen Erfahrungen an dem Material von fünf Jahren in der „Münchner medizinischen Wochenschrift" veröffentlicht unter dem Titel: „Unbeachtete Ursachen des Kindbettfiebers". Daraufhin bekam ich von zwei Universitätsprofessoren je ein Schreiben mit dem Einwand, daß mein Material zu klein sei, als daß ich zu solcher Folgerung berechtigt sei. Aber auf diesen Umstand hatte ich in der Arbeit selbst hingewiesen und die Leiter der großen Frauenkliniken gebeten, meine an dem kleineren Material gemachten Erfahrungen an dem größeren, das ihnen zur Verfügung stehe, nachzuprüfen. In den folgenden zwanzig Jahren – bis 1941 – ist aber merkwürdigerweise keine nennenswerte Veröffentlichung auf diesem Gebiete, das für die Frauenwelt so eminent wichtig ist, erschienen! – In einer gynäkologischen Gesellschaft aber – 1924 –, in der meine Arbeit mit ihrer Forderung, die Schwangere wenigstens die letzten vier Monate vor einer Cohabitation zu schützen, besprochen wurde, meldete sich ein s. Z. bekannter Frauenarzt zum Wort und erklärte: „Bedenken Sie meine Herren, der Coitus ist doch der Hasenbraten des armen Mannes!" –

Ein Hasenbraten, den die Frau mit dem Leben bezahlen kann! Das gibt zu denken, namentlich als Ausspruch aus dem Munde eines Arztes, der sich als Fachmann der Gesundheit der Frau widmet!

Zustimmend schickte mir Professor Karl Ruge, Schüler von Bumm, ein Exemplar seiner Arbeit über „Cohabitationsverhältnisse bei Frauen, die die Universitätsfrauenklinik in der Artilleriestraße aufgesucht hatten". Er hatte festgestellt, daß jede fünfte Frau den Ehemann die letzten acht Tage vor der Entbindung ertragen mußte und manche noch nach Wehenbeginn und sogar nach Blasensprung! Diese Arbeit bestätigt meine Schlußfolgerung. Ihr nahe stand eine mir zugesandte Arbeit aus der Budapester Universitäts-Frauenklinik über den Zusammenhang von Cohabitation mit Blasensprung und anschließendem Fieber. Neben drei bis vier kleineren Arbeiten, die einige Zeit nach meiner Veröffentlichung geschrieben wurden, und dann Zustimmung brachten, konnte aber 1948 noch eine Arbeit erscheinen, die die „Coccen der Rachenmandeln des Pflegepersonals" verantwortlich machen wollte für Kindbettfieberinfektion!

Die Statistik berichtet: Statistisches Jahrbuch für das Deutsche Reich 1916, S. 132, daß im Jahre 1913 im deutschen Reich bei 70 Millionen Einwohnern 2981 Frauen an Kindbettfieber und 3333 Frauen an anderen Folgen der Geburt *oder* an Kindbettfieber starben. – Von dieser hohen Sterblichkeit wurde kein besonderes Aufheben gemacht. Es wurde nicht gegen sie vorgegangen, wie sonst gegen Seuchen – wie heute beispielsweise gegen die Kinderlähmung. Warum das nicht? 6000 Mütter im blühendsten Alter kann man doch nicht erbarmungslos hinsterben lassen!

Von 1939 an gehen die Zahlen der Statistik abwärts. Es waren nur mehr 1470 im Jahr. Und seit 1948, seit Eindringen des Schonungsgedankens in das Volk und seit Bekanntwerden der neuen Mittel (Sulfonamide und Penicillin) fallen die Zahlen von Jahr zu Jahr. Die letzte Statistik aus dem Jahre 1952 berichtet von nur mehr 108 Todesfällen. Aber diese Zahl ist noch um 108 zu hoch! – Es braucht keine Frau an Kindbettfieber zu sterben, wenn man der Schwangeren die naturgewollte Schonung angedeihen ließe. Das ohne Zwang lebende schwangere Tier läßt sich nicht mehr anrühren. Bei den Völkern des Altertums wurde die Schonung der schwangeren Frau durch religiöse Vorschriften genau geregelt. Bei den Persern und Medern durfte sie während der ganzen 9 Monate der Schwangerschaft nicht angerührt werden. – Wohin ist unsere Kultur abgeglitten, daß jede fünfte Frau den Mann die letzten acht Tage vor der Entbindung ertragen muß und manche noch nach Wehenbeginn? Bis die Frau zu ihrem vollen Recht kommt, zur Schonung während der ganzen Dauer der Schwangerschaft, wird es einer grundlegenden Reform der heutigen Sexualethik bedürfen, die zur Zeit keine Ethik ist, sondern ein gedankenloses, wirres Gewohnheitssystem. Ich denke dabei besonders an die verhängnisvollen abergläubischen Vorstellungen im Volk, nach denen z. B. die einsetzende Geburt rascher und glücklicher von statten gehen würde, wenn der Mann kurz vorher schnell noch einmal „seine Kraft" dazu gäbe. In Gegenden, wo dieser Aberglaube herrscht, grassiert das Kindbettfieber; besonders bei Erstgebärenden, die vielfach zu jung und zu „Mann" gläubig sind, um diesem Aberglauben entgegen ihre innere Abwehr zur Geltung zu bringen. – Ist die Fürsorge für die Gesundheit der Frau beim Mann in den richtigen Händen? Ob er bewußt oder unbewußt in sexuellen Fragen seine eigenen Belange nicht genügend auszuschalten imstande ist? Das Thema Kindbettfieber hat mich immer wieder irritiert!

Nun zurück zur Praxis. Die Sprechstunden dehnten sich allmählich von 4-11 Uhr abends aus. Dank meiner guten Konstitution konnte ich die Arbeit ohne Übermüdung leisten, obgleich ich vormittags gewöhnlich 3-4 Stunden in der Klinik zu tun hatte und viele, viele Nächte bei Entbindungen zubrachte.

Den immer mehr steigenden Zulauf verdankte ich vielfach der Ungeschicklichkeit der Fachkollegen, die die psychische Behandlung der Frau nicht verstanden. So haben mir viele Patientinnen über die herrische, überhebliche Art geklagt, mit der sie von den Männern behandelt würden. Sie hätten den Arzt doch konsultiert, um zu erfahren, was ihnen fehle. Sie seien dann untersucht worden und nach der Untersuchung fast wortlos entlassen mit einem Rezept oder der Aufforderung, morgen zur Operation zu kommen. Zwischenfragen seien gar nicht berücksichtigt worden. Das bei Privatpatienten! Warum tut das der männliche Kollege? Hält er noch immer die Frau für so beschränkt, daß sie seine große Weisheit nicht versteht? Oder will er imponieren? Für beides ist die Zeit vorbei. Die Frau von heute denkt und kritisiert. Wenn sie in ihrer Not Rat von uns haben will, hat sie das Recht, Auskunft über das von uns festgestellte Leiden zu bekommen, und zwar in einer Weise erklärt, daß sie es versteht. Ich habe noch keine Frau zu dumm gefunden, daß ich ihr nicht mit einiger Geduld ihren Zustand klar machen konnte. – Es geht auch nicht mehr an, daß man dem Ehemann, der durchaus nicht immer klüger ist, mitteilt, welche Operation bei seiner Frau gemacht werden soll und ihr selbst nicht. Sie ist heute stark genug, auch schlechte Auskunft ertragen zu können. –

In manches habe ich noch Einblick bekommen, das mich sehr nachdenklich gemacht hat. Dies wieder auf dem Gebiet der Sexualität. Mehr als einmal nämlich flüchteten Frauen zu mir, denen gegenüber der vorher konsultierte männliche Frauenarzt die Objektivität nicht zu wahren gewußt hatte! Sicherlich bringt die Großstadt von allem Häßlichen den Abschaum. Aber meine Privatpatientinnen kamen nicht von unbekannten Ärzten. Ich habe nach Möglichkeit zu beruhigen versucht, mir aber gesagt, daß als Facharzt für Frauen doch nur ethisch hochstehende Männer zugelassen werden dürften, und – daß letztlich dieses Gebiet in die Hände von Frauen gehöre. Eine umsichtige Behörde sollte deshalb die spezialärztliche Ausbildung von Frauen fördern durch bevorzugte Heranziehung zu Assistententätigkeiten in Frauenkliniken. An Kräften fehlt es der Frau nicht, wie inzwischen vielfach be-

Eine unbeachtete Ursache des Puerperalfiebers.

Von

Dr. Hermine Heusler-Edenhuizen in Berlin.

Ungeklärt sind immer noch die Fälle von Puerperalfieber bei Wöchnerinnen, welche ohne innere Untersuchung von seiten eines Arztes oder einer Hebamme spontan niederkommen. Man spricht noch viel von Selbstinfektion, wobei sich jeder denken kann, was er will. Ich bin in meiner Anfangerzeit belehrt worden, daß solche Selbstinfektion z. B. zustande komme durch eine digitale Untersuchung, die die Frau selbst vornehme, um sich zu vergewissern, ob und wie weit die Geburt im Gange sei. Die Annahme solcher Möglichkeit hat mir nie eingeleuchtet, weil sie zu unwahrscheinlich ist. Wenn man beobachtet, wie sehr die Kreißenden der Schmerzen wegen jede innere Untersuchung von seiten des Arztes fürchten, dann kann man nicht glauben, daß sie diesen schmerzhaften Eingriff an sich selbst vornehmen sollen aus dem bloßen Motiv der Neugierde heraus; um so weniger noch, als sie ja keinerlei Vorstellung von dem Bau der Genitalien und dem Vorgang der Geburt haben, und das, was sie fühlen würden, nicht einmal deuten könnten. Denkbar könnte solcher Versuch der Selbstuntersuchung vielleicht sein bei Frauen vom Fach, Ärztinnen oder Hebammen, aber diese sind orientiert über die Gefahren einer Infektion und würden aus dem Grunde schon Abstand davon nehmen. In dieser Überlegung habe ich eine Infektion als Folge einer Selbstuntersuchung immer abgelehnt.

Nun ist mir aufgefallen, daß in meiner Privatpraxis, in der — entgegen dem Material der großen Krankenhäuser — das gebildete und intellektuelle Publikum überwiegt, die Sepsisfälle des Wochenbetts erheblich seltener sind als dort, derart, als ob ein gewisser Grad von Kultur und Intelligenz den Frauen ein Schutz sei. Um mit Sicherheit auch den wenigen vereinzelten Fällen von Sepsis zu entgehen, habe ich dann systematisch eine fast übertriebene Asepsis angewandt mit Desinfektion und sterilen Tüchern, wie bei Laparatomien. Der Hebamme, auf die ich mich verlassen kann, habe ich jede Untersuchung streng untersagt, und selbst beschränkte ich mich bei normalen Geburten auf eine Digitaluntersuchung 2 bis 3 Wochen vor dem Geburtstermin und auf sorgfältige Beobachtung der Tieferteretens der kindlichen Herztöne während der Entbindung. Ist eine innere Untersuchung durchaus nicht zu umgehen, dann geschieht sie unter den schärfsten Kautelen der Asepsis. Trotz solcher bewußt übertriebenen Asepsis kam ab und zu ganz unerwartet doch ein Fall von Puerperalfieber vor. Bei diesen Fällen nun habe ich intensiv nachgeforscht, was zugrunde liegen könne, und habe, wenn sich kein Fehler der Asepsis nachweisen ließ, in vorsichtiger Weise die Frauen gefragt, ob, bevor sie in die Hände meiner sehr wachsamen Hebamme kamen, eine Selbstuntersuchung stattgefunden habe. Das war nie der Fall. Die Frauen haben bei der Nachfrage meistens gar nicht verstanden, was gemeint war, so fern lag ihnen der Gedanke daran. Dagegen konnte ich feststellen, daß in allen Fällen kurz vor dem Partus — spätestens 1 Tag vorher — eine Kohabitation stattgefunden hatte. Bei dieser Feststellung kam mir die Rückerinnerung an einen Aberglauben im Rheinland, von dem ich während meiner poliklinisch-geburtshilflichen Tätigkeit dort gehört hatte, den nämlich, daß eine im Beginn stehende Entbindung durch eine Kohabitation erleichtert werde. Dieser Aberglaube ist fraglos imstande, die natürliche Abwehr der hochschwangeren Frau gegen den Kohabitationsakt zu überwinden, und kann deshalb die Ursache der prozentualiter häufigeren Fälle von Sepsis in diesen Kreisen sein gegenüber den höher kultivierten, die mehr ihr eigenes Urteil haben und sich von Aberglauben freihalten.

Bedenkt man nun, daß die durchschnittliche körperliche Sauberkeit der Ehegatten, insbesondere des Ehemannes, beim sexuellen Verkehr unseren Anforderungen an Asepsis bei digitalen Untersuchungen in keiner Weise entspricht, und daß die Kohabitation die sehr viel intensivere Berührung mit sich bringt, als eine digitale Untersuchung, dann ist die Schlußfolgerung einfach, daß wohl die meisten Fälle von sonst unsächlich nicht erklärter Puerperalsepsis die Folge von Kohabitationen sind, die zu nahe am Geburtstermin liegen. Der Kohabitationsakt hinterläßt ein Depot pathogener Keime, die in dem Lochialsekret und den durch den Geburtsakt vielfach lädierten Geweben einen günstigen Nährboden finden.

Seit dieser Erkenntnis — d. h. seit etwa 4 Jahren — habe ich meine schwangeren Pat. alle in diesem Sinne aufgeklärt und ihnen geraten, nach dem 5. Monat der Schwangerschaft jede Begattung abzulehnen. Das Resultat ist, daß ich seither kein Puerperalfieber wieder gesehen habe, und daß ich außer einzelnen Fällen von vorübergehender Lochienstauung bei meinen sonst gesunden Wöchnerinnen auch keine Temperatursteigerungen mehr sehe.

Ich dringe auf Schonung vom Ende des 5. Monats an, um auch bei etwaiger vorzeitiger Geburt sicher zu sein. Die Frauen haben immer Verständnis für diese Maßregel, weil sie mit wenigen Ausnahmen vom Eintritt der Schwangerschaft an eine natürliche Abneigung gegen sexuellen Verkehr haben, eine Tatsache, die aus der Tierwelt bekannt ist und die als »naturgemäß« dort respektiert wird.

Aus der Literatur ist mir ein Hinweis auf den Zusammenhang von Puerperalfieber mit zu spät ausgeführten Kohabitationen, so nahe er eigentlich liegt, nicht bekannt. Gelegentlich des letzten internationalen Ärztinnenkongresses in London (Juli 1924) wurde der von mir in der Diskussion vertretene Gedanke lebhaft aufgegriffen. Eine Nachprüfung an einem größeren klinischen Material dürfte durchaus wünschenswert erscheinen.

Sonderabdruck aus dem Zentralblatt für Gynäkologie 1924, Nr. 45.

wiesen ist; ich möchte im Gegenteil annehmen, daß sie besonders ausdauernd und zähe ist. – Sodann habe ich in der Praxis erlebt, daß Kolleginnen während der ganzen Schwangerschaft durchgearbeitet haben bis zum Wehenbeginn und am 8. Tage nach der Entbindung wieder Sprechstunden abhielten. Sie werden also auch mit dieser Schwierigkeit fertig, wenn sie ihren Beruf lieben.

Vorkriegszeit

Der Anfang ragte in die Jahrhundertwende hinein, in die Zeit der stabilen Währung, der geordneten Wirtschaft, der billigen Lebenshaltung und des gewaltigen Aufstiegs der Technik. Der Mittelstand, zu dem ich uns Ärzte rechne, lebte durchweg sorglos, weil er auch bei mäßigem Verdienst nicht zu darben brauchte. Es war darum das „Geldverdienen" keine so beherrschende Triebfeder, wie sie das in der heutigen Zeit ist. Im Gegenteil: in guten Kreisen galt es für „unvornehm", außergeschäftlich von Geld zu sprechen. Darum wurde ich in den ersten Jahren der Praxis dunkelrot vor Verlegenheit, wenn mich eine Patientin fragte, was sie zu entrichten habe. Ich stotterte dann etwas von „Rechnungschreiben"; blieb die Patientin beharrlich, dann hatte sie den Vorteil, daß ich vor lauter Genieren den beabsichtigten Preis um die Hälfte herabsetzte. Mit der Zeit habe ich die Honorarfrage der Sprechstundenhilfe überlassen, weil ich mich von dem anerzogenen Vorurteil nicht ganz frei machen konnte.

Die Entwicklung der Technik brachte uns Ärzten zuerst das erleichternde Telephon, dann die Umwandlung der Pferdebahnen in elektrische Bahnen und um 1900 die ersten Autotaxen. Zu einem eigenen Auto gehörte damals aber noch ein für den Durchschnitt der Ärzte zu großes Privatvermögen, weil die Preise so hoch waren: es wurde von 40.000 bis 60.000 Mark für die Anschaffung gesprochen.

1909 erlebte ich in Köln die ersten Flieger. Sie führten ihre Kunst auf der großen Rennbahn vor, wo man jubelte, wenn sich einer nach ein paar vergeblichen Versuchen wirklich vom Boden hob und eine Runde in der Luft machte. Ein Franzose, Blériot mit Namen wurde vom Publikum angesungen „Am besten kann der Blériot", weil er drei ganze Runden geflogen war! Man ahnte zu der Zeit im großen Publikum noch nicht von der Zukunft der Flieger und setzte größere Hoffnung auf den Zeppelin. Der neue Zeppelin aber, der nach dem Unglück von Echterdingen von dem Sammelertrag ganz Deutschlands wiedererbaut war und sich dann dem ganzen Vaterland vorstellte, wurde in Köln im gleichen Jahr mit unbeschreiblichem Jubel begrüßt. Die gesamte Bevölkerung hatte sich, soweit sie Platz hatte, auf den Hausdächern versammelt und wartete geduldig bis am Horizont die Spitze der „silbernen Zigarre" sichtbar wurde, und das stolze Schiff – *unser* Schiff, von unseren Sammelpfennigen erbaut – majestätisch, langsam herankam und drei Mal die Stadt umfuhr. Dann aber brach die Menge in eine brausende, tosende Begrüßung aus, winkte mit flatterden Tüchern und prostete mit Sekt, Wein und jeder Art Alkohol, der mitgebracht worden war.

Reichlich zehn Jahre später sah ich den alten Grafen Zeppelin in der kleinen Kapelle des Westsanatoriums in Berlin aufgebahrt. Sein Gesicht schien im Tode noch Zuversicht und Glück auszustrahlen.

An dem Werke des Grafen nahm auch Helene Lange starken Anteil. Als deshalb 1914 ein weiteres, neu gebautes Luftschiff – Hansa genannt – in Potsdam-Charlottenhof stationiert war, um von dort aus Passagierfahrten über Berlin zu unternehmen, versuchten wir, ihr eine Fahrt zu ermöglichen. Man konnte das Schiff zu einer Rundfahrt von einer Stunde Dauer für 1000 Mark mieten und konnte zwölf Passagiere mitnehmen. Mein Mann trommelte die fehlenden neun Personen zusammen, und dann machten wir am 1. April 1914 mit Helene Lange zusammen unsere erste und einzige Zeppelinfahrt. Wir stiegen in der Halle über eine bequeme Treppe ein und fanden zum Sitzen einen Raum von der Länge und Breite eines großen Speisewagens mit einzelnen bequemen Korbsesseln an jeder Seite. Ein breiter Mittelgang bot gute Bewegungsfreiheit. Nun wollten wir auf alle Fahrereignisse gut achtgeben; aber wir haben alle drei nicht bemerkt, daß das Schiff langsam und leise aus der Halle herausfuhr und sich hob. Erst als wir draußen waren, kam uns die Erkenntnis. Wir flogen dann in etwa 200 bis 300 Meter Höhe über den Wannsee mit den wie Maden aussehenden badenden und schwimmenden Menschen, bogen ab zur Heerstraße, über den Kurfürstendamm zur Kaiser-Wilhelm-Gedächtniskirche, dann mit einer großen Schleife um das Schloß von Osten her wieder zurück. Es war ein herrliches, ruhiges Fahren ohne jede Lärmbelästigung. Vom Propeller haben wir nichts bemerkt.

Helene Lange wäre später – 1924 – liebend gern auch noch mit einem Flugzeug geflogen. Weil ich aus Erfahrung wußte, daß das Fliegen in den damals noch kleinen und gegenüber den heutigen auch unvollkommenen Flugzeugen nicht so angenehm war, wie das Fahren im Zeppelin, habe ich ihr diesen Wunsch leider nicht erfüllt. Leider: denn bei ihrer guten Konstitution hätte sie eine kurze Fahrt trotz ihre fünfundsiebzig Jahre wohl doch schadlos überstanden.

Jeden Donnerstag Nachmittag, an dem ich keine Sprechstunde hatte, besuchte ich sie und wurde abends von meinem Mann wieder abgeholt. Ich durfte dann alle mich bedrückenden Lebensfragen mit ihr durchsprechen, und sie zeigte wieder ein brennendes Interesse für medizinische Angelegenheiten und konnte nicht genug von meiner Tätigkeit hören. Zu gerne hätte sie eine Geburt mit angesehen. Mehrere meiner Patientinnen, die von ihr wußten, erklärten sich auch bereit, sie zusehen zu lassen. Aber jedes Mal ist uns dann die Nacht dazwischen gekommen, in der ich sie doch nicht holen lassen konnte. – Helene Lange siedelte 1917 mit Gertrud Bäumer zusammen nach Hamburg über, wo sich an der neu gegründeten sozialen Frauenschule eine Anzahl unserer bedeutendsten Frauen zusammenfanden; von den mir bekannten außer Gertrud Bäumer noch Emmy Beckmann, Dr. Marie Baum und Margarete Treuge. An dieser Frauenschule hat Helene Lange auch noch selbst mit unterrichtet. Vor allem aber hat sie 1918 im Alter von 70 Jahren in Hamburg als Älteste den Bürgerrat eröffnet, unter ihrer geliebten Fahne Schwarz-Rot-Gold, unter der sie im Revolutionsjahr 1848 geboren war. – Wir hätten uns damals nicht träumen lassen, daß 35 Jahre später – 1953 – eine ihrer Schülerinnen und Verehrerinnen: Dr. Marie Elisabeth Lüders als 78jährige Alterspräsidentin den neuen deutschen Bundestag eröffnen würde.

1914-1918 in Berlin

Zwischen dem Jahr 1918 und unserer Zeppelinfahrt 1914 lag der erste Weltkrieg. Die verhängnisvollen Schüsse von Sarajewo am 26. April 1914 haben den durchschnittlichen Deutschen, der sich um Politik kaum kümmerte, jäh aufgerüttelt aus seiner Lethargie. Mein Mann und ich gehörten auch zu den Sorglosen, die in der „Vossischen Zeitung" gewöhnlich die Leitartikel übergingen und hauptsächlich Berichte über Naturwissenschaften, Philosophie, Religion und Kunst lasen. Da trat uns plötzlich das Kriegsgespenst entgegen! – Nunmehr lasen wir die politischen Artikel mit größter Spannung, ließen uns aber, weil wir von „vorher" keine Kritik hatten, zunächst stark beeinflussen von der Richtung der Zeitung und von dem uns schulmäßig anerzogenen Vertrauen zu der Kraft und militärischen Tüchtigkeit Deutschlands, das in den letzten Kriegen so glänzend gesiegt hatte.

Der Mord empörte *jeden* Menschen! Vergeltung kam uns selbstverständlich vor. – Aber Deutschland mit tun? Die Ermordung des Thronfolgers war doch eine interne Angelegenheit Österreichs! – In Berlin herrschte große Unruhe. Wohin man sah, standen Menschen in Gruppen zusammen zur Besprechung. Fieberhafte Erwartung der Wirkung des österreichischen Ultimatums an Jugoslawien. Die allgemeine Spannung wurde langsam quälend. Man hörte, daß bei einer Kriegserklärung Deutschland auf Grund seines Bündnisses Österreich unterstützen *müsse*. Mit Frida Duensing zusammen, die „das aufgewühlte Lebens des Volkes kennen lernen und mit ihm Fühlung nehmen wollte", bin ich in den kritischen Tagen in das Zentrum der Stadt gefahren und unter den Linden auf und ab gegangen, vom Brandenburger Tor zum Schloß und zurück und schließlich mit zur österreichischen Botschaft. Die „Linden" waren schwarz von Menschen ..., die wie wir, hin und her wanderten und wahllos aufeinander einredeten. Ich sah Frida Duensing verschiedentlich in eifrige Gespräche verwickelt. Am folgenden Tag kam die Kriegserklärung Österreichs heraus! – Die sich daran anschließenden Straßenumzüge zum Schloß habe ich nicht mitgemacht. Es fiel dann das Wort des Kaisers: „Ich kenne keine Parteien mehr!", das in der aufs Äußerste erregten Menge einen ungeheuren Jubel auslöste.

Merkwürdig! Alle Sorge, alle Angst vor dem Kriegsschrecken waren ausgelöscht! Es erfüllte uns ausschließlich das Gefühl, daß jetzt das Vaterland gefährdet sei und wir zu ihm stehen müßten. Es riß uns mit, meinen sonst sehr zurückhaltenden Mann auch, am Potsdamer Platz dem Auszug der Truppen beizuwohnen. Sie waren geschmückt mit Blumensträußen, als ob es zu einem Fest ginge, und wurden vom Publikum überschüttet mit Butterbrotpaketen und guten Sachen. Das Gesicht eines großen blonden Grenadiers, der sich strahlend umwandte und Dank winkte, ist mir unvergeßlich. Ob er wiederkommen würde? – So groß aber war die Begeisterung, daß mir selbst vorübergehend der Gedanke kam, ich möchte mit Gewehr über mitmarschieren in die Schlacht. Wir fühlten unser Vaterland jetzt schon „unschuldig angegriffen", weshalb jeder einzelne das Seine tun müsse zu helfen! Die Einzelnen taten dann auch ein Übriges. Auf den Bürgersteigen und neben den Bahngleisen fand man massenhaft gute Butterbrote, die die Soldaten als Ballast weggeworfen hatten. Wer ahnte damals die Not von 1917!

Aus unserer Familie ging nur mein einziger noch lebender Bruder mit als Chirurg bei der Kluckarmee. Mein Mann hatte nicht gedient, wurde deshalb nicht eingezogen und ging erst 1915 als freiwilliger Arzt nach Spa und später nach Lötzen in ein Typhuslazarett. – Die ersten Kriegsereignisse brachten uns eitel Freude. Die Glocken läuteten Siege ein, und wir schmückten die Häuser unaufgefordert mit Fahnen und Fähnchen, so viel wir ihrer habhaft werden konnten. Da hingen neben großen Fahnen an jedem Fenster noch ihrer zwei bis drei kleine. Man sah oft das Haus vor Fahnen nicht.

Einen Schatten warf auf unsere Freude nur die regelmäßig herausgegebene Verlustliste. – Die Zeitungen brachten neben dem eigenen Kriegsbericht auch den der Alliierten. Wenn zwischen ihnen Unstimmigkeiten herrschten, die uns auffielen, dann haben wir nie gezweifelt, daß der Bericht unserer eigenen Heeresleitung der richtige sei. Unser Vertrauen zur Führung war ein absolutes. Mich machte zuerst eine kurze Karte meines Bruders stutzig. Am 7. Sept. 1914 hatte er mir von Compiégne geschrieben: „Dieser Ritt durch das schöne Frankreich bei dem herrlichen Wetter ist das reinste Vergnügen!" Einige Tage später kam eine zweite Karte, „ich möge ihm umgehend eine ganze medizinisch-chirurgische Ausrüstung zuschicken, er habe seine verloren." Verlieren? – Das konnte doch nur auf einem eiligen Rückzug geschehen! Von dem erfuhren wir aber nichts. Es wurden weitere kleine Siege überbetont gemeldet und von unseren Glocken ausgeläutet. Schließlich wurde dann zugegeben, daß man sich auf die Maas zurückgezogen habe aus strategischen

Gründen. Auch diese Niederlage an der Maas haben wir kleinerer Siege wegen wieder „gefeiert", mit Glockenläuten und Fahnenaushängen. Wir taten das ohne Zwang! Die später im Nazionalsozialistischen Staat befohlene Ausschmückung der Häuser hat nie den Umfang erreicht wie die unsere damals. Langsam kam dann die Lebensmittelknappheit und mit ihr das „Frieren". Infolge von Schwierigkeiten im Kohlentransport haperte es mit der Heizung und wegen fehlender Rationierung gingen die Eßvorräte zu Ende, bevor Ersatz da war. Kein Fleisch, ungenügende Mengen schlechten Brots, kein Fett. In den Gemüseläden nur mehr Kohlrüben und vereinzelte Kartoffeln ab und zu. So aßen wir dann 1917 morgens schlechtes Brot mit Kohlrübenmarmelade, mittags Kohlrübengemüse mit nur sehr wenig oder gar keinen Kartoffeln, ganz ohne Fett und Fleisch. Abends gab es zum dritten Mal Kohlrüben in etwas veränderter Form. Die Hausfrauen wurden langsam erfinderisch in Bezug auf die Zubereitung. Gewöhnlich war man aber schon zwei Stunden nach den Mahlzeiten wieder hungrig, als hätte man nichts gegessen. Mein Mann und ich hatten uns aus Patriotismus vorgenommen, mit den inzwischen eingeführten Lebensmittelkarten auszukommen und uns nichts daneben zu beschaffen, wozu wir die Möglichkeit hatten, weil ich Mitbesitzerin eines Gutes in Ostfriesland war. Stramm führten wir unseren Vorsatz durch. Da passierte es aber mir gesundem, starken Menschen, daß ich eines Tages auf dem Wege zu einem Krankenbesuch einen Ohnmachtsanfall bekam. Ich hielt mich taumelnd an einer Hauswand fest, überlegte noch, daß doch pathologisch keine Ursache vorliege für eine Ohnmacht und trat schnell in ein nahegelegenes Milchgeschäft ein, um mich zu setzen. In dem Geschäft fiel mein Blick auf drei markenfreie Pfeffernüsse aus Holzmehl. Die kaufte ich und aß sie. Mit dem Erfolg, daß ich schnell wieder frisch war. Also: Ohnmachtsanfall aus Hunger! – Als an einem der nächsten Tage mein Mann einen ähnlichen Ohnmachtsanfall erlitt, während er mir bei einer Laparotomie (Bauchoperation) assistierte, haben wir mit unseren Prinzipien gebrochen und uns schnellsten von dem Pächter einen Sack Erbsen kommen lassen. Er hatte nur mehr graue Erbsen, die man als Viehfutter benutzt. Sie haben uns hervorragend geschmeckt. Wir aßen sie als Suppe, als Gemüse und als Pürree und luden zu solch üppigen Mahlzeiten auch unsere Freunde ein, die sich mit uns daran delektierten.

Erwachsene Menschen nahmen in diesen entsagungsreichen Jahren durchschnittlich 35 Pfund ab, ältere starben teilweise vor Schwäche. Wir Ärzte schrieben Atteste für die Wirtschaftsstellen zwecks Bewilligung von Zulagen. Sie sind sicherlich nach Möglichkeit berücksichtigt worden, aber es waren ihrer zu viel, so daß der Mangel an Material zum Abweisen zwang. Die Folge war ein Jammern und Betteln, das dann die Angestellten wieder nervös und vielfach heftig und barsch machte. Bei der damals herrschenden wohltuenden Redefreiheit gab es in der Folge drastische Szenen. Eine meiner poliklinischen Patientinnen erzählte mir, es habe in ihrer Gegenwart ein uraltes, elendes Mütterchen um etwas Milch gebeten und sei von dem „gut genährten" Beamten mit den Worten abgewiesen: „Für Sie gibt es nichts mehr; Sie gehören ins Grab hinein!" Daraufhin sei ihm von einer daneben stehenden Berlinerin mit lauter, schallender Stimme geantwortet worden: „Und Sie Vollgefressener, Sie gehören an die Front, in den vordersten Schützengraben!" – Das unter Beifall aller Anwesenden und ohne behördliche Folgen.

Sehr gesorgt haben wir Ärzte uns um die heranwachsende Jugend. Greisenhafte Kindergesichter starrten einen mit hungernden Blicken an. Sie hielten Ausschau nach eßbaren Abfällen, die es nicht mehr gab. Man befürchtete, daß diese Kriegsgeneration für ihr ganzes Leben geschädigt sein würde. Viele sind Opfer der sich neu ausbreitenden Tuberkulose geworden, viele auch auf Grund ihrer Schwäche an zusätzlichen Krankheiten gestorben, aber allen Befürchtungen zum Trotz hat gerade diese Jugend 22 Jahre später die Kämpfer geliefert für den zweiten, noch viel schwereren Krieg.

Besser als in den letzten Jahren des zweiten Krieges waren wir noch mit Nähr- und Kräftigungsmitteln versehen. Man konnte Lebertran in genügender Menge bekommen, Malzpräparate und Promonta. Die habe ich den elenden Frauen und Müttern, die ihre eigenen spärlichen Lebensmittel noch an Mann und Kinder abzugeben pflegten, in reichem Maße verschrieben. Aber was taten sie damit? Sie gebrauchten den Lebertran zum Braten und erzählten mir dann strahlend, wie gut das gehe.

In den Sprechstunden der Ärzte spiegelte sich die wirtschaftliche und politische Spannung der Zeit stark wieder und in gleicher Weise die Selbsthilfe und Abwehr der Bürger. Wie in den schweren Notzeiten des ersten Weltkrieges das werdende Kind abgelehnt wurde, so wurde es später in den Hitlerzeiten herbeigewünscht, weil Familien und Kinder ernährungsmäßig besser gestellt waren. Im totalen Krieg gar konsultierten uns Frauen mit der Bitte um Beseitigung ihrer Sterilität, nur um von der Rüstungsarbeit befreit zu werden. Man bekam durch die Praxis auch Einblick in die Verwirklichung politischer Ideen in den einzelnen Familien. So hatte ich Weihnachten 1915 an einem Tage zwei Krankenbesuche zu machen, den einen bei der Frau eines damals an der Spitze stehenden Kommunisten. Die sehr gebildete und liebenswürdige Kranke mußte das Bett hüten, und ich hatte ihr zur Pflege eine meiner besten Krankenschwestern geschickt. Diese sehr verständige Schwester fing mich bei meinem Besuch an der Haustür ab und bat mich, sie möglichst gleich ablösen zu lassen, sie halte es wegen der schlechten Behandlung, besonders von Seiten des rücksichtslosen Ehemannes nicht mehr aus. Alles Zureden nützte nichts. – Der 2. Besuch galt der Witwe des einstigen Kultusminsters Graf von Zedlitz-Trütschler, einer 70jährigen, ausgesprochen gütigen Dame. Diese fand ich im Eßzimmer vor einem großen ausgezogenen Tische sitzen, Geschenke zu ordnen für den Diener, der 40 Jahre im Hause war, für die Jungfer, die sie 30 Jahre hatte und für die noch ältere Köchin. Die Gräfin war politisch ebenso weit rechts gestellt wie der kommunistische Mann links. Aber wo herrschte der soziale Gedanke? Wo wurde er in die Tat umgesetzt? Zur Lösung der sozialen Frage in ihren letzten Instanzen brauchen wir, meine ich, in erster Linie eine Erziehung der Menschen zur Nächstenliebe von klein auf. – Ich entsinne mich auch aus der Praxis eines hochgebildeten kommunistischen Ehepaars, das seine Kinder zu fanatischem Klassenhasse erzog, dabei aber alle drei Privatschulen besuchen ließ, um sie vor den „Rohheiten der Volksschule" zu bewahren. – Eine verwöhnte junge Frau, Tochter eines bekannten Berliner Kommunisten, lag als Wöchnerin in meiner Klinik erster Klasse mit extra Pflegerin. Scherzend sagte ich ihr, daß sich die erste Klasse doch mit ihren kommunistischen Ideen nicht in Einklang bringen lasse, sie habe sich konsequenterweise doch 3. Klasse legen müssen. Worauf sie entgegnete: „Nein! So wie ich es jetzt habe, sollen es einstmals alle Frauen haben!" An die unerschwinglichen Kosten, die das verursachen würde und die dadurch bedingte Unmöglichkeit dachte sie nicht. So habe ich viele Widersprüche erlebt zwischen Theorie und Praxis, viel oberflächliches Daherreden und entgegengesetztes Handeln.

1915 kam mein Mann nach Spa in das dortige Typhuslazarett. Er hatte nie gedient, weil er als junger Mann bei der damals scharfen Auslese einen zu schmalen Thorax hatte. Nun mußte er ohne jede Kenntnis der militärischen Belange gleich als Offizier heraus. Das war keine kleine Verlegenheit für uns. Zunächst schon das „Grüßen". Unser Freund Professor Corssen, ein Gelehrter, der auch nie gedient hatte, war der Meinung, man müsse beim Grüßen die Hand horizontal gegen die Stirn legen; mein Mann und ich meinten, die Hand müsse nicht an die Stirn, sondern an die Schläfe gehalten werden. Aktive Offiziere, die ihn hätten belehren können, waren für uns gerade nicht erreichbar. Schließlich entschied sich mein Mann für das Handanlegen an die Schläfe. – Und dann noch der lange Schleppsäbel! Mußte der schleppend und lärmend nachgezogen werden, oder durfte man ihn mit der Hand heben und tragen? Das waren unruhige Sorgen, die uns aber am Ende ins Lachen brachten. – Der Zug nach Köln fuhr abends im Dunkeln vom Bahnhof Zoo ab. Ich begleitete meinen Mann zur Bahn, und wir drückten uns zur Vermeidung von Grußgelegenheiten möglichst nah an den Häusern entlang. Als Gespenst stand uns das Erscheinen eines Generals vor Augen. Aber das ging gut. Bei der Unruhe und Sorge aber stieg mein Mann dann so schnell in den Zug, daß er vergaß, sich von mir zu verabschieden, wofür ich Verständnis hatte. – Als wir uns vier Monate später in Köln wiedersahen, grüßte er gewandt, als sei er sein Lebtag Offizier gewesen. – Von Spa aus wurde er später nach Lötzen versetzt, wieder in ein Typhuslazarett. Es war nach der ruhmvollen Schlacht bei Tannenberg. Dort besuchte ich ihn im Spätherbst 1916, als in Berlin die Lebensmittelknappheit stark einsetzte. Wir hatten kaum Fleisch, sehr wenig Fett und großen Mangel an Kartoffeln. Als ich nach einer Nachtfahrt in Lötzen ankam, holte mich mein Mann von der Bahn ab und ging direkt mit mir in das Kasino. Dort wurde mir ein Wiener

Schnitzel aufgetischt, das den ganzen Teller ausfüllte! – Ich traute meinen Augen nicht und habe so verdutzt ausgesehen, daß mein Mann hell auflachen mußte. Ihm kam erst bei dieser Gelegenheit zu Bewußtsein, welche Entbehrungen wir in Berlin schon zu ertragen hatten. Die folgenden 14 Tage dann habe ich mich in Lötzen für alles entschädigt, wobei ich mit besonderer Freude an die Champignonkulturen des gastfreien Oberst Busse zurückdenke.

In der Umgebung von Lötzen sah ich die ersten Soldatengräber an der Landstraße. Sie lagen vereinzelt und gehörten verschiedenen Nationalitäten an, bald der deutschen, bald der russischen. Diese erste Berührung mit den Realitäten des Krieges, zu denen sich bald auch zerschossene Häuser als Warnzeichen gesellten, packte mich seelisch stark an. Ihr Eindruck trat nicht zurück, als wir später in den Dolomiten die ausgedehnten Soldatenfriedhöfe sahen, die durch den Gedanken an die *Masse* getöteter, blühender Leben erschütterte.

Ich kam mit sichtbarer Gewichtszunahme nach Berlin zurück und war in meinem Vertrauen zu einem guten Kriegsausgang noch bestärkt. Nur schickte ich meine Garderobe in einem Karton voraus und füllte vorsichtshalber die Koffer mit Kartoffeln.

Weil langsam mehr und mehr Ärzte eingezogen wurden, häufte sich für uns Zurückbleibende die Arbeit, insbesondere die chirurgische. Ich habe fast täglich operiert.

Das Jahr 1918 fing an, uns Gläubige zu beunruhigen bezüglich des Kriegsausgangs. Es liefen Gerüchte um. Zunächst Gerüchte von der Übermacht des Feindes an Fliegern, so daß oft ein einzelner deutscher Flieger gegen eine Gruppe von Gegnern aufsteigen und kämpfen mußte. Dann wurden Schlüsse gezogen von unserem eigenen zunehmenden Nahrungsmangel auf mögliche Knappheit an der Front; und bald hörte man auch hie und da von Urlaubern, daß im Gegensatz zu ihnen der Feind in seinen Gräben Schätze von besten Nahrungsmitteln habe. Auf dies beunruhigende Gerede hin besuchte ich mit einer Bekannten zusammen eine von bürgerlichen Parteien einberufene Versammlung in den Spichernsälen. Wir kamen pünktlich, aber der Saal war schon überfüllt, wir fanden nur oben auf der Galerie noch Platz. Es war schwer, Ruhe herzustellen. Als dann der Redner erschien und mit beruhigenden Sentenzen begann, wurde plötzlich zu unserem jähen Entsetzen dazwischengerufen: „Nieder mit Ludendorff! Nieder mit dem Hazardeur!" – Wir hatten Hindenburg für etwas alt gehalten, aber um so mehr Ludendorff vertraut. – In allerkürzester Zeit tobte im Saal ein wilder Redekampf, und dann sahen wir auch schon Stühle herumfliegen. Man konnte nur schnellstens flüchten, um nicht mit hineingezogen zu werden. Es blieb der Schrecken über das Gehörte. Und dann kam der Zusammenbruch. – Wilson's zehn Punkte ließen uns hoffen. Aber die Meutereien! Die Abdankung des Kaisers! Gegen die lehnte man sich anfangs auf, um nachher einzusehen, daß das Opfer gebracht werden müsse. Seine Flucht nach Holland konnten wir nicht verurteilen, weil wir die überspitzten Ehrbegriffe des Offizierskorps nicht teilten und an den Erfolg einer Rückführung des Heeres unter seiner Leitung nicht glaubten. Erschütternd aber war der Anblick der zurückkehrenden Truppen. Nichts mehr von Disziplin, die einzelnen Soldaten zerlumpt, abgezehrt und müde, keine Offiziere zu sehen, aber auf den Kanonen „Weiber". Wir sicherten unsere Haustür innen mit Blechbeschlag und mit langen eisernen Querriegeln. Hungernden Bettlern ist alles zuzutrauen, und wir hatten doch nichts zu geben. Während um den Waffenstillstand verhandelt wurde, brach die kommunistische Revolution aus. – Revolution?! Ich stand in der Tauentzienstraße mit vielen anderen an einer Haltestelle und wartete auf meine Elektrische. Da kam ein Radfahrer vom Zentrum her gefahren und rief aus: „In der Stadt ist Revolution!" Ihm folgten bald große Lastwagen mit bewaffneten Zivilisten, die Furcht einflößen wollten. Aber sie blieben beim Schreien und Drohen und schossen nicht. Wir reizten sie nicht, ließen uns aber auch nicht von ihnen aufregen, sondern warteten weiter auf die Elektrische. Das Leben mitsamt Praxis ging gleichmäßig seinen Weg. Wir erfuhren gar nichts, wer sich den Kommunisten entgegenstellte, hörten nur dauernd Schießerei. In unserer Gegend zunächst am Stadtbahnhof Bellevue, dann Bahnhof Tiergarten. Weil wohl die einzelnen Stadtteile von zwei kämpfenden Parteien abgeriegelt waren, bekamen wir Ärzte rote Passierscheine, die wir den jeweiligen Posten vorzuzeigen hatten. Man mußte wieder lange Wege zu Fuß machen, auch nachts, weil wenig Taxiautos vorhanden waren. Über Tag wurden die Straßen immer voller von erregten Menschen, die sich zusammenrotteten und von Polizisten auseinandergetrieben wurden. Unsere Gegend – an der Kaiser-Wilhelm-Gedächtniskirche – war ein beliebter Treffpunkt der Kommunisten zur Demonstration gegen die „Kapitalisten im Westen". Wir sahen dort öfter den damaligen Polizeipräsidenten Friedensburg persönlich eingreifen. Immer wieder aufgepuscht wurde die Menge durch Hetzreden von Liebknecht und Rosa Luxemburg. Für letztere hatte ich menschlich Sympathie bekommen durch Erzählungen von Bekannten. Drei liberal gesinnte Damen aus stockkonservativen Kreisen waren aus Neugierde in eine ihrer Versammlungen gegangen und berichteten: Es hätte da eine kleine verwachsene Dame gesessen, von der sie nicht hätten glauben können, daß sie die Rednerin sei. Aber tatsächlich sei diese ans Rednerpult getreten und hätte das Wort ergriffen. Noch zweifelnd und mißtrauisch hätten sie ihr anfangs zugehört, und dann seien sie alle drei langsam derart in ihren Bann geraten, daß sie die folgenden zwei Stunden atemlos an ihren Lippen gehangen und alles bejaht hätten, was sie sagte. Acht Tage lang seien sie nicht losgekommen von den gehörten Gedankengängen. – Wenn nun solche Rednerin schon auf politisch anders eingestellte Zuhörer einen so starken Eindruck macht, wie groß muß da der Einfluß gewesen sein auf Menschen gleicher Richtung und mit weniger Kritik! Rosa Luxemburg ist eine Künstlerin gewesen, meine ich, eine Künstlerin in der Art der Erfassung ihres Themas und in der Beherrschung des Wortes. Als solche offenbarte sie sich auch in ihren hinterlassenen Briefen. Man hätte nur gewünscht, daß sie sich statt der Politik rein menschlichen Fragen zugewandt hätte. Indes in den kritischen Zeiten damals empfanden wir sie und Liebknecht als Gefahr. Wir sehnten uns nach Ruhe; und immer wieder putschten diese zwei das Volk auf. – Eines Tages wurde ein junger Offizier bei uns einquartiert, dessen Standort das Edenhotel war. Bei Fragen meines Mannes tat er geheimnisvoll, so daß wir merkten, wir durften nicht weiterforschen. Dann plötzlich ein Gerücht, man habe eine weibliche Leiche im Landwehrkanal gefunden, nicht weit ab vom Edenhotel. Am Abend desselben Tages die Nachricht, daß diese Leiche identifiziert worden sei als die von Rosa Luxemburg. Trotz aller persönlichen Sympathie atmete man auf. Und mehr noch atmete man auf, als bekannt wurde, daß auch Liebknecht tot sei, erschossen auf der Flucht! – Ein paar Jahre später, als die politischen Kämpfe vorbei waren, hörte ich von einer Landsmännin, die in der Nähe des Edenhotels eine Pension hatte, sie habe in der kritischen Spartakistenzeit eines Abends einen Spaziergang zum Tiergarten machen wollen, da habe ein Auto vor dem Hintereingang des Hotels, dem Theater gegenüber, gestanden, und plötzlich sei in dies Auto eine Frau hineingetragen worden, auf die mit Gewehrkolben eingeschlagen worden sei. Schreien habe sie nicht gehört, habe aber vor Schreck schnell kehrt gemacht. War sie Zeugin eines politischen Mordes? – Der junge Offizier hatte auf Warnung meines Mannes hin geäußert: „Uns passiert nichts, wir haben Zusicherung dafür!" – In dieser kritischen Spartakistenzeit, während der Matrosenkämpfe um Schloß und Marstall, trat Friedrich Naumann, der bekannte Führer der Demokraten, an uns Bürger heran und rief uns zum Widerstand auf gegen die Gefahr des Überranntwerdens vom Kommunismus. Wir sollten uns nicht abwartend zurückhalten, sondern auch herausgehen auf die Straße und dem Volke zeigen, daß es noch eine andere Meinung gäbe und einen anderen Willen. Er rief uns zu einer Zusammenkunft an der Siegessäule, die damals noch in der Nähe des Reichstagsgebäudes stand. In Scharen strömten die Bürger herbei, mein Mann und ich mit. Naumann hielt eine packende Ansprache, nicht aufhetzend, aber ernst und eindringlich und forderte uns dann auf, uns zu einem Demonstrationszug für die sozialdemokratische Ebertregierung zu formen und mit ihm durch die „Linden" zur Wilhelmstraße zu marschieren zur Kundgebung. Bewegten Gemüts rückten wir zum Zuge zusammen. Da kommt die Nachricht, daß die Kommunisten von der beabsichtigten Demonstration gehört hätten und nun uns entgegen ihre Toten in langem Trauerzuge die Linden herunter tragen würden. Das hätte bei der allgemeinen Erregung einen schweren Zusammenstoß geben können, der wahrscheinlich nicht ohne Blutvergießen abgegangen wäre. Zur Vermeidung solcher Gefahren wurde beschlossen, den Trauerzug durchpassieren zu lassen und erst nach dessen Abzug den Marsch selbst anzutreten und zwar durch die Dorotheenstraße, eine Parallelstraße der „Linden". Fast zwei

Stunden haben wir gewartet. Danach konnten wir ungestört durch die Dorotheenstraße zum Kupfergraben marschieren. Als wir dann aber vom Kupfergraben einbogen in die „Linden", erwarteten uns dort noch zahlreiche vom Trauerzuge zurückgebliebene Kommunisten. Lauter Fanatiker. Mit verzerrten Wutgesichtern schrien sie uns an: „Nieder mit Euch Bluthunden! Nieder mit Ebert, nieder mit Scheidemann!" – Dabei stießen sie mit geballten Fäusten den Daumen zur Erde hin, als ob sie uns erstechen wollten. Ehe es mir selbst zum kritischen Bewußtsein kam, schrie ich ihnen entgegen: „Hoch Ebert! Hoch Scheidemann!" – obwohl mir Scheidemann gar nicht lag. Mit mir taten das noch eine ganze Anzahl Demonstrationsteilnehmer. Es war die spontane Reaktion erregbarer Menschen auf solche maßlosen Leidenschaftsausbrüche.

Paragraph 218

Zum Glück wurde im ersten Krieg keine Propaganda gemacht für Völkervermehrung. Die jungen Eheleute haben im Gegenteil aus fürsorgerischem Denken heraus sich vielfach den Wunsch nach Kindern versagt, wenn sie vielleicht doch eins hätten groß ziehen können. Bei manchen war die Furcht so groß, daß sie nicht nur die Konzeption verhinderten, sondern sogar Versuche machten, die schon bestehende Frucht zu beseitigen. Es gab ungezählte artificielle Aborte. Man konnte fast schon von einer Epidemie sprechen. Die Gerichte wurden nachsichtiger. Man ließ bei Beurteilung der Schwere eines Vergehens gegen den § 218, – den Abtreibungsparagraphen – die soziale Not als Milderungsgrund gelten. Weil ich nicht so pessimistisch eingestellt war und auch sah, wie viele junge Mütter ihre Säuglinge trotz aller Not gut zu pflegen imstande waren, habe ich den verzagten Frauen nach Kräften zugeredet, das große Glück eines Kindes nicht der Verzweiflung über ein doch vorübergehendes soziales Elend zu opfern. Dabei fand ich, daß nicht die werdende Mutter das Kind abwehrte, sondern meistenteils der Vater! – Die Väter hatten Angst, den Unterhalt für sich, die Frau und noch ein Kind neben etwa schon vorhandenen nicht beschaffen zu können. Sie sagten das auch offen der Frau und gelegentlich auch mir. Ja, *sie* waren es, die die Frauen zum Abtreiben veranlaßten und häufig unter Drohungen *zwangen*!!! – Ich entsinne mich eines nervösen Ministerialrats, der spät geheiratet hatte und seiner über eine doch noch eingetretene Schwangerschaft hoch beglückten Frau erklärte, wenn sie sich nicht die Frucht entfernen ließe, würde er Mittel und Wege finden zu einer Scheidung, „denn er könne Kindergeschrei und Lärm bei seiner Arbeit nicht ertragen." (!) Etwas empört lehnte ich den Eingriff ab und – sah sie nicht wieder, was soviel bedeutet, als daß sie zu einem

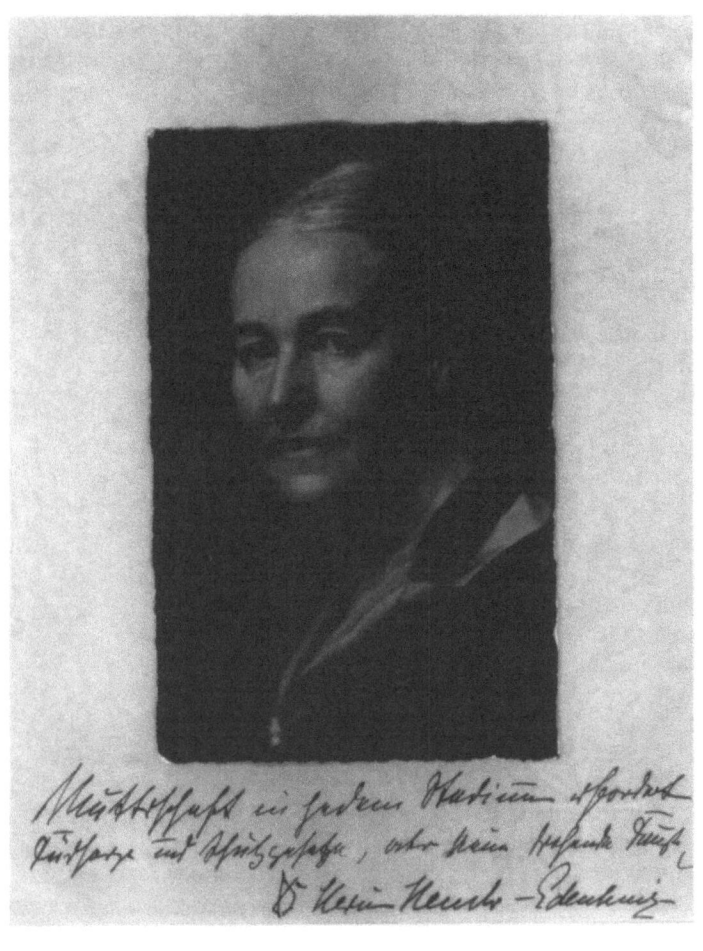

„Mutterschaft in jedem Stadium erfordert Fürsorge und Schutzgesetze aber keine strafende Faust"

bereitwilligeren Kollegen gegangen ist... Durchgesetzt haben diese Art Männer ihren Willen immer, weil bei ihnen das Gefühlsmoment fehlt. Der Mann hat von sich aus keine Bindung an das werdende Kind. Sein Interesse beginnt erst bei den geborenen, wenn sie geistiges Leben zeigen, ihn anlachen oder „Vati" zu ihm sagen! – Die Mutter dagegen fühlt sich, vom ersten Wissen um ein keimendes Wesen ihm auch verbunden. Ihre Naturanlage treibt sie zum Schutz des Werdenden ebenso wie zu dem des Geborenen. Diesen psychophysischen Zusammenhang hat der Gesetzgeber scheinbar nicht beachtet, jedenfalls nicht genügend bewertet, denn der § 218 wendet sich ausschließlich gegen die Frau, die eine Abtreibung vornimmt oder an sich vornehmen läßt, und zieht den dazugehörigen Mann zur Bestrafung nur heran, wenn er sich aktiv an dem Eingriff beteiligt hat; denn strafbar sind außer der Frau noch Personen, die die Abtreibung vornehmen (Ärzte, Hebammen usw.).

In Zeiten wirtschaftlicher Not und dadurch bedingter Mutlosigkeit der Menschen wird die Abtreibungsfrage akut. So auch nach dem ersten Weltkrieg und in der Inflationszeit. Es wurde damals in medizinischen Blättern, Tageszeitungen und öffentlichen Versammlungen leidenschaftlich für und gegen den § 218 gekämpft. Dabei blieben nur wenige Kämpfer logisch. Konservative Fanatiker stellten die „Heiligkeit des keimenden Lebens" in den Vordergrund und wollten deshalb den Paragraphen unverändert beibehalten; sie stellten die Gegner hin als Atheisten und Antichristen; andere wieder forderten Freiheit des Menschen über seinen Körper. – Dabei handelte es sich weder um das eine noch um das andere, sondern nur um die Frage: Erfüllt der Paragraph seinen Zweck? Schützt er das keimende Leben oder tut er das nicht? – Schützt er genügend, dann muß er bleiben, tut er das nicht, dann muß er geändert werden. – Erfüllt er seinen Zweck? Hat er durch seine Strafandrohung die Zahl der Aborte eindämmen können oder nicht? Die Antwort darauf ist eindeutig! Es hat während seines Bestehens bis heute die Zahl der kriminellen Aborte, über die gerichtlich verhandelt wurde, rapide zugenommen, und diese offenbar gewordenen Fälle bedeuten nur einen kleinen Prozentsatz der Abtreibungen, die im geheimen tagtäglich vorgenommen werden und nicht bis zum Staatsanwalt vordringen.

Laut einem Bericht aus Düsseldorf vom 20. April 1953 ist gelegentlich einer Versammlung in Anwesenheit von Hundhammer festgestellt worden, daß nach amtlichen Schätzungen der deutschen Ärzteschaft täglich mehr als tausend Abtreibungen in der Bundesrepublik vorgenommen werden! – Das bedeutet ein volles *Versagen* des § 218. Die heimlichen Helfer sind bei der zunehmenden Nachfrage langsam geschickt worden. Trotzdem aber zeitigen sie den größten Teil der unglücklichen Frauenopfer, die in den Kriminalakten geführt werden! Frauen in großer Zahl lassen ihr Leben dabei, in größerer Zahl noch ihre Gesundheit. Kommt ihr Fall zur Anzeige, dann wandert die betreffende Frau, sofern sie am Leben geblieben ist, außerdem noch in ein Gefängnis oder Zuchthaus! – War sie nun die Sünderin bei der Übertretung des Strafparagraphen? Die aktive? – Die Arbeiterfrau mit sechs Kindern, für deren Ernährung sie noch mitarbeiten muß, hätte angesichts der Notlage lieber kein 7. Kind gezeugt, aber sie wurde von dem Ehemann dazu genötigt durch die Drohung, daß er sonst zu anderen Frauen gehen würde. Die Ministeralratsfrau hätte mit größter Freude ausgetragen, sie mußte das Kind und ihr Glück aber dem Egoismus des Mannes opfern, der bei etwaiger Strafverfolgung selbst *leer* ausgegangen wäre. Was Wunder, daß solch ein Paragraph keinen Erfolg hat in Bezug auf eine Verminderung der Aborte! Er wendet sich ja nicht gegen den eigentlichen Übeltäter, sondern gegen dessen Opfer. *Zu bestrafen ist der Mann!*, der eine Frau schwängert und nachher nicht zu der Schwangerschaft steht, der das Mädchen nicht heiratet, sondern dem Elend preisgibt, der die Frau durch sein Verhalten zur Unterbrechung zwingt. Nur so gerichtet könnte ein Paragraph Erfolg haben. Der mit Zuchthaus bedrohte Mann würde sich vielleicht besinnen, bevor er hemmungslos Kinder zeugt, und erst recht, bevor er zum Abort treibt. In dem schriftlichen Kampf gegen diesen unglücklichen Paragraphen 218 hat mir aus seinem starken Rechtsempfinden heraus mein Mann nach Kräften sekundiert. Helene Lange, die sich für diese Frage auch lebhaft interessierte, war der Meinung, wir hätten dem Sinn nach Recht, aber bei der heutigen Männerregierung bestände wohl wenig Aussicht auf eine Abänderung des Paragraphen zu Lasten der Männer. In Deutschland ist denn auch bis 1952 alles beim Alten geblieben. Aber aus der Sowjetzone hört man, daß dort Grundlegendes geändert worden ist.

In dem Gesetz des Landes Sachsen vom 4.VI. 1947 über die Unterbrechung der Schwangerschaft ist in dem Par. 8 folgende Bestimmung getroffen:

1.) Wer auf eine von ihm geschwängerte Frau durch Mißhandlungen, Drohungen oder Versprechungen einwirkt, um sie zu einer ungesetzlichen Unterbrechung der Schwangerschaft oder Abtötung der Leibesfrucht zu veranlassen, wird mit Gefängnis bestraft.

2.) Ebenso wird bestraft, wer einer von ihm geschwängerten Frau vorsätzlich oder grob fahrlässig die Hilfe versagt, der sie wegen Schwangerschaft oder Niederkunft bedarf, und dadurch Mutter und Kind gefährdet.

Diese mir vom „Demokratischen Frauenbund Deutschlands" gewordene Auskunft lautet weiter: „Eine ensprechende Bestimmung befindet sich unseres Wissens in all den Gesetzentwürfen, die den übrigen Landtagen der Sowjetzone zur Zeit vorliegen, bzw. von ihnen schon angenommen, aber nicht verfügt sind." Das war 1947 im Dezember. Offenbar ist dies neue Gesetz unter dem Einfluß von Frauen entstanden. Ob bei uns im Westen die Möglichkeit eines ähnlich segensreichen Einflusses von Frauen besteht? Es wäre deprimierend, wenn wir auf diesem Gebiet dem Osten den Vorrang lassen müßten.

Kampf um das
Aendert § 218!
Der Abtreibungsparagraph trifft die Unschuldigen.

Von [Nachdruck verboten.]
Dr. Hermine Heusler-Edenhuizen.

Am 7. April wurde in das Krankenhaus am Friedrichshain die **sechzehnjährige Margarete St.** eingeliefert. Da schwere Blutungen ihr Leben gefährdeten, hatte ein Privatarzt die Ueberfiedelung angeordnet.

Am selben Abend noch wurde das Mädchen von der Berliner Polizei als **verhaftet** erklärt, weil sie mittags ihr eben geborenes Kind erdrosselt hatte.

Wie liegt der Fall? Ein blutjunges Ding wird — wohl mehr gegen als mit ihrem Willen — verführt. Sie spürt Folgen. Und nun beginnt ein Martyrium, das neun Monate dauert. Jeden Augenblick die Angst, daß der Chef etwas erfährt. Jeden Augenblick die wachsende Furcht vor der Geburt. Wieviele Mittel mag sie versucht, wieviele dunkle Kreaturen um Rat gebeten haben? Erfolglos. Schande, Schande, Schande. Arbeitslosigkeit steht bevor, Hunger und Verlassenheit. Wirklich helfen kann nur der Arzt. **Aber der fürchtet den § 218!** Wer riskiert Zuchthaus für eine menschliche Handlung!

Niemand weiß, wo und unter wieviel Qualen die heimliche Entbindung endlich vor sich gegangen ist. Aber das Mädel war jedenfalls sofort danach wieder bei der Arbeit — bis der ihres Aussehens wegen herbeigerufene Arzt eingriff.

Wehe dem Ankläger! Ein Mann trug die Schuld, ein Mann weigerte die Hilfe … aber ein Mann wird jetzt kommen, um sein Urteil zu sprechen. Wehe dem, der hier anklagt, anstatt zu helfen. Diese Verhaftung ist ein unfaßbares Unrecht.

Laßt eine Frau hier eingreifen, sie wird jenen finden, der sich der Verantwortung feige entzog, und wird formulieren, wer hier allein als Angeklagter zu gelten hat. Und sie wird auch sagen: Hier half § 218! Die Red.

Der § 218 sollte aus dem Strafgesetzbuch **gestrichen** und ersetzt werden durch weitgehende **Fürsorgemaßnahmen für Mütter**; denn der schwere, schmerzensreiche Anteil an der Fortpflanzung, den die Frau zu tragen hat, und bei dem sie nie davor sicher ist, ihr Leben opfern zu müssen, sollte zu heilig sein, um ihn in Berührung mit dem Strafgesetzbuch zu bringen. **Mutterschaft in jedem Stadium erfordert Fürsorge und Schutzgesetze, aber keine drohende Faust.**

Was sehen wir in der Sprechstunde! Frauen lassen feststellen, ob sie schwanger sind, bitten bedrückt um **Unterbrechung**. Liegt keine medizinische Indikation vor, dann lehnt man ab, redet ihnen zu und läßt sie schließlich fortgehen unter Hinweis auf § 218. Nach kaum acht Tagen kommt ein großer Prozentsatz wieder mit Blutungen, häufig auch mit

eigene Kind.

Fieber. Obgleich man nie ergründet, wer einen zu Blutungen führenden Eingriff bei ihnen vorgenommen hat, weiß man erfahrungsgemäß, daß entweder die Frau selbst mit unkundiger Hand gearbeitet hat oder aber eine dritte, lichtscheue Person. In diesem Zustande muß dann der Arzt, um das Leben der Frau zu retten, die Ausräumung **doch** vornehmen, — jetzt aber mit erheblich schlechterer Prognose, als wenn er es von vornherein unter sauberen Verhältnissen getan hätte.

Von den anderen Frauen, die **nicht** wiederkommen, erreicht die Mehrzahl ihr Ziel bei Pfuschern, die in der Großstadt durch Uebung geschickt geworden sind; rühmte sich doch der Apotheker **Heise** stolz, daß ihm viertausend Aborte geglückt seien ohne Schädigung der Frauen. — Wieder andere aber erliegen solchem Pfuschereingriff..., und der Rest legt voller Verzweiflung Hand an sich selbst.

So geht das Leben über den § 218 hinweg. **Dem Gesetze zum Hohn werden jährlich schätzungsweise achthunderttausend Aborte kriminell ausgeführt, und sieben- bis achttausend blühende Frauen finden dabei nachgewiesenermaßen ihren Tod.**

Wer treibt zu den Aborten? Die gesunde Frau selbst will Kinder haben. **Sie fürchtet sich mehr vor dem künstlichen Eingriff als vor der natürlichen Geburt.** Es kostet sie schwerste Ueberwindung, sich zu dem körperlichen Eingriff zu entschließen. Sie lehnt auch seelisch die Unterbrechung der Schwangerschaft ab, weil sie auf eine dem Manne kaum verständliche Weise schon vom frühen Entstehen an seelisch mit dem werdenden Kinde verbunden ist. Statt Freude sieht man bei den Frauen, die den Eingriff bei sich haben vornehmen lassen müssen, fast regelmäßig Depression, — die so weit geht, daß, wie ich es erlebt habe, eine Mutter solcher Depression wegen fast zwei Jahre in einer Irrenanstalt zubringen mußte. Sie gesundete bei erneuter Schwangerschaft.

Das Ideal der Frau ist eine harmonische Ehe, in der der Mann Rücksicht auf das Maß ihrer Kräfte nimmt und **die Bestimmung der Zahl ihrer Kinder ihr überläßt.**

Wenn die Frau nun ihrer **ureigensten Natur entgegen** eine Schwangerschaft unterbrechen läßt, dann tut sie das unter einem Zwange, dem sie nicht gewachsen ist. Solchen Zwang übt einesteils im Einzelfall **der Mann** aus, der sich selbst nicht meistern und die Unbequemlichkeit von Präventivmaßnahmen nicht auf sich nehmen mag, bei Befruchtung aber die Frau zur Beseitigung zwingt. Man hat gemeint, den Strafgesetzparagraphen beibehalten zu müssen als letzte Schutzmöglichkeit der Frau gegen den Mann. Aber der kennt das Leben, kennt **die Hemmungslosigkeit der Männer** schlecht, der glaubt, daß ein gegen die **Frauen** gerichteter Strafparagraph irgendeinen Einfluß auf den Mann habe in Augenblicken der Leidenschaft! Ja, wenn solche Paragraphen wenigstens den Mann mit beträfen! Wenn jedem Manne Gefängnisstrafe drohte, der ein Kind zeugte, ohne willens zu sein, es zu ernähren!

Ein weiterer Zwang wird durch die Gesellschaft auf die Frau ausgeübt. Noch heute häuft man Schande auf die **uneheliche Mutter und das uneheliche Kind**, während man dem unehelichen Vater nicht nachfragt. — Noch heute werden **uneheliche Mütter aus beamteten Stellungen entlassen**, während den unehelichen beamteten Vätern Kinderzulagen bewilligt werden zur Bestreitung der Alimente! Noch heute wird das uneheliche Kind, das für die Verfehlungen der Eltern am allerwenigsten verantwortlich ist, scheel angesehen! Es gehört von seiten einer unehelich schwangeren Frau eine ungewöhnliche Kraft dazu, um solchem Druck zu widerstehen und bei solchen Anschauungen nicht zu zittern für das Schicksal ihres werdenden Kindes.

Diesem zwiefachen Zwang — von dem einzelnen Manne und von der Gesellschaft ausgeübt — unterliegt die Frau, wenn sie sich die werdende Frucht entfernen läßt. Er lastet so stark auf ihr, daß sie **in ihrer Not bewußt ihr Leben aufs Spiel setzt**, indem sie sich unbefugten Händen anvertraut. Glaubt jemand, daß Strafandrohung eine Verzweiflungstat verhindern kann? Helfen kann diesen Unglücklichen nur verständnisvolle Fürsorge. Eine Fürsorge, die solchen Zwang beseitigt, die wirtschaftliche Not lindert, enge gesellschaftliche Anschauung weitet und die für gesetzlichen Schutz der Frau sorgt gegen Brutalisierung durch Männer, die nicht Väter sein wollen.

Die Abänderung des § 218 dahin, daß Zuchthausstrafe in Gefängnisstrafe verwandelt wurde, ändert nichts an der Tatsache, daß man gequälte, durch Zwang im Ausleben ihrer natürlichen Geschlechtlichkeit gestörte Frauen vor ein Strafgericht bringt, das von der Mitschuld des Mannes nichts weiß. Es ist das der Ausklang von Sitten des frühen Mittelalters, wo die Frau, die mit dem Knecht schlief, mit dem Tode bestraft wurde, der Mann, der sich zu seiner Magd legte, kein Vergehen beging, — wohingegen die Magd Gefahr lief, dafür bestraft zu werden (Liszt, Lehrbuch des Strafrechts).

Es ist an der Zeit, daß wir mittelalterliche Sitten abstreifen.

Hermine Edenhuizen prangerte immer wieder die Ungleichbehandlung von Männern und Frauen durch den § 218 an, bes. bei unehelicher Geburt wie in diesem Beispiel, auch die Zeitungen engagieren sich.. Berliner Tageblatt v. 14.4.1927

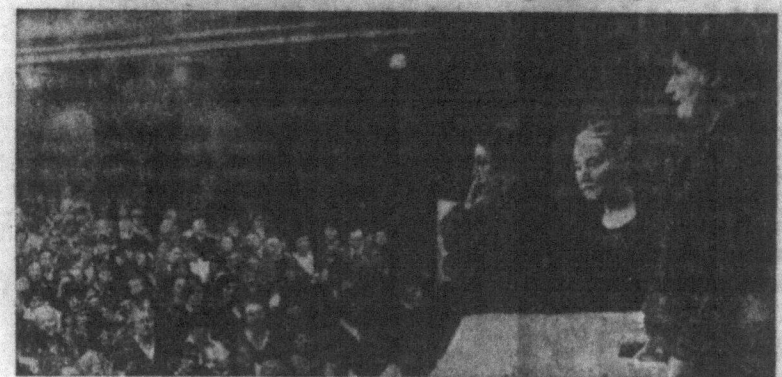

Berliner Zeitung BZ am Mittag 24.3.1931

Ärztin in der Weimarer Republik

Die 1918 folgende Zeit gehörte den Sozialdemokraten. In der Übergangszeit hatten wir Privatmenschen noch viel Unruhe durch Streiks. Weil Wasserstreiks am unangenehmsten waren, haben wir alle zur Verfügung stehenden Gefässe, vor allem die Badewanne, möglichst immer mit Wasser gefüllt gehabt. Sehr unangenehm waren auch die Lichtstreiks. Da entsinne ich mich, daß im Cäcilienhaus in Charlottenburg, wo ich gerade eine herzkranke Frau entbunden hatte, ein Kollege mitten in einer großen Operation steckte, als es dunkel wurde. Eine Viertelstunde lang wurde nach Kerzen gesucht, ehe er in deren Schein weiterarbeiten konnte.

Den größten Streik, den Generalstreik zur Abwehr des Kapp-Putsches, erlebten wir in Goslar. Wir waren eben im Begriff, von einem Erholungsaufenthalt nach Berlin zurückzufahren, als er ausbrach. Es gab dann keinerlei Möglichkeit mehr zu Reisen. Alles stand still. Die Post war geschlossen, die Bahnhöfe, die Geschäfte; es gab kein Licht, kein Wasser. Das bewirkte eine unheimliche Stille, besonders abends, wenn man vor Unbehagen aus dem spärlich beleuchteten Hause nach draußen ging. Nirgends blinkte ein Licht, kein Mensch auf der Straße; man tastete sich im Dunkeln etwas voran, kehrte dann aber bald ins Haus zurück, weil man sich so verloren vorkam. – So unangenehm uns dieser Zustand war, so haben wir doch die große Disziplin bewundert, mit der dieser Streik durchgeführt wurde, andererseits aber auch mit Schrecken erkannt, welche Macht ein Generalstreik als politische Waffe bedeutet.

An den rein politischen Begebenheiten haben mein Mann und ich uns nicht beteiligt. Es entwickelte sich aber außerdem noch ein sehr reges, geistiges Leben auf anderen Gebieten, so bezüglich sozialer Fragen, bei denen dann wieder der Abtreibungsparagraph eine Rolle spielte. In Diskussionen über letzteren wurde ich vielfach hineingezogen. Meinen diesbezüglichen Standpunkt habe ich hier schon dargelegt, konnte ihn aber nirgends durchdrücken. Wie eine Mauer stellten sich juristische und theologische Gegner bei jedem Angriff auf den Paragraphen schützend vor die „Heiligkeit des keimenden Lebens", die man ja gar nicht anzuzweifeln beabsichtigte. Es hätte gegen solche Voreingenommenheit einer Redegabe bedurft wie Rosa Luxemburg sie hatte, und die besaß ich nicht.

Die suchende und gequälte Jugend brachte sodann die Sexualfragen an uns heran. Sie hatte einen Unterschied herausgearbeitet zwischen „Technik" und „Liebe", wobei sie unter Technik die Befriedigung des Sexualtriebes ohne seelische Beteiligung verstanden haben wollte. Es waren ernste junge Männer, die wissen wollten, wie sich die Frauenwelt zu diesen Problemen stelle. Ich habe ihnen von mir aus erklärt, daß die normale Frau in ihrem Sexualleben immer seelisch betont sei, entsprechend ihrer anschließenden Bestimmung zur Mütterlichkeit, daß auf Grund derselben Naturbestimmung ihr Orgasmus an Stärke dem des Mannes, für den er Ziel und *Ende* bedeutet, nicht gleichkomme. Deshalb könne ihr nicht wie dem Manne, der Orgasmus allein der Zweck einer Verbindung sein, wie das die „Technik" will. Wird sie von dem Manne doch dazu ausgenutzt, dann begeht er immer einen seelischen Betrug an ihr. Als Partnerin für „Technik" komme nur die Prostituierte in Betracht, oder Frauen, die sich aus Notgründen selbst dazu hergeben und dann von vornherein das eigene Menschliche ausgeschaltet haben. Entgegen anderen Anschauungen befürwortete ich „gesundheitlich überwachte Bordelle", in denen die Frauen einer regelmäßigen Kontrolle unterliegen und die benutzenden Männer sich einer solchen bei jedem Besuch unterziehen müssen, eine Einrichtung, von der die deutsche Militärbehörde im 2. Weltkrieg erfolgreich Gebrauch gemacht hat. Bei dieser hygienisch allein wirkungsvollen Untersuchung von Mann und Frau fällt dann auch das Enwürdigende der früheren Methode fort, einseitig die Frau mit Untersuchungszwang zu belasten. In Bezug auf menschliche Wertschätzung, wenn man davon überhaupt sprechen will, stehen ja sowieso Besucher und Besuchte auf einer Stufe.

Sehr drastisch habe ich diese Verhältnisse von einer Prostituierten dargestellt bekommen, einer an sich netten Person, die ich bei der Entlassung aus der Klinik bat, nun doch ein anständiges bürgerliches Leben zu führen. Sie kam nach drei Wochen mit einem frischen Tripper zurück. Als ich dann entsetzt fragte: „Gibt Ihnen das denn so viel?" antwortete sie wörtlich: „Das Gestochere ist ja furchtbar, aber Geld kann ich damit verdienen und je mehr Theater ich mache umso mehr." – Es erübrigt sich wohl, sich die Folgen auszumalen, die solch „Theater" auf die Vorstellungen ihrer männlichen Besucher ausübt und besonders auf die von Ehemännern, die Vergleiche anstellen mit ihren sich natürlich gebenden Frauen. Mancher hat sich danach für vom Schicksal betrogen gehalten, daß er eine so temperamentlose Frau bekommen habe. Von Ehefrauen wiederum, die in äußerlich guten Ehen lebten, habe ich gehört, daß sie sich während des Aktes, den der Mann wohl ohne seelische Vorbereitung vollführte, überlegten, was sie am nächsten Tage kochen wollten.

Ein paar Jahre später, etwa 1928, nahm ich teil an einer Sitzung von männlichen und weiblichen Gynäkologen, die Geheimrat Stöckel zusammengerufen hatte zu einer Besprechung über die Sexualität der Frau. Dort trug ich meine im Vorgehenden dargestellte Auffassung vor und stieß auf leidenschaftlichen Widerspruch von einer jüdischen Kollegin, die der Meinung war, daß der Orgasmus der Frau dem des Mannes an Stärke gleich komme. Sollten da Rassenunterschiede vorliegen? Weil ich irre wurde, besprach ich die Angelegenheit mit einer anderen jüdischen Kollegin und erfuhr von dieser, daß sie sich bezüglich ihrer Rasse ganz auf meinen Standpunkt stelle. Wir kamen zu dem Schluß, daß Temperamentsunterschiede sicher eine Rolle spielen, aber nie zur Gleichwertigkeit führen. Den letzten und unwiderleglichen Beweis dafür liefern die Kriminalakten, die zeigen, daß der Mann um des Aktes willen zum Lustmörder werden kann. – Ein Zeitungsbericht vom Februar 1953 über „die Lebenslänglichen von Hameln" gibt an, daß sich unter 68 Insassen dieser Abteilung des Zuchthauses 20 Frauenlustmörder befanden, also ein knappes Drittel der Insassen. Dabei ist das Zuchthaus von Hameln nur eins unter vielen und nicht das größte. Und zu diesen Morden kommen dann noch die unzähligen Fälle von Notzucht und Notzuchtsversuchen, über die man täglich in den Zeitungen lesen kann. Hat man jemals von einem von Frauen verübten Lustmord gehört, von einem Mord in der Exstase des Orgasmus? – Einen solchen gibt es nicht. Denn die Frau tötet aus seelischen Gründen, aus Eifersucht, Rache oder Sorge um ein Kind, niemals aus geschlechtlicher Erregung. Ich habe aber in meiner Praxis auch mehr als ein Ehepaar erlebt, daß seine Ehe von beiden Seiten in Reinheit geschlossen hatte und in innerer Harmonie weiterführte. Das waren immer geistig hochstehende und stolze Menschen, die auf Sauberhaltung und Selbstachtung hielten. Sie brauchen keine „Technik", weil diese Männer bei Schwierigkeiten Selbstbeherrschung üben, und ihre Frauen, auf die sie seelisch Rücksicht nehmen, ihnen aus der gleichen liebenden Einstellung heraus entgegenkommen. Nach solchem Muster kann jeder Mann ein gesundes, befriedigendes Geschlechtsleben führen, wenn er sich in der Hand behält und eine Gefährtin sucht, mit der er seelisch geistig verbunden ist.

Die politischen Ereignisse der Zwischenzeit, den Tod Eberts, die Wahl Hindenburgs übergehe ich, weil sie den Lesern noch gegenwärtig sein werden. Nur aus der Inflationszeit möchte ich erzählen. Es schmolz uns der Wert der Millionen von abends bis morgens hin wie Schnee vor der Sonne. Was in der Sprechstunde eingenommen war, das reichte am nächsten Morgen oft nur mehr zum Einkauf der Brötchen. Da bezahlte mir unaufgefordert ein einsichtiger Amerikaner die Entbindung seiner Frau mit Dollars. Wie wir die begrüßt haben! Wir legten sie aber zurück für unsere allherbstliche Reise in die Berge. Wir wollten den Ortler besteigen, den wir von St. Valentin auf der Heide immer so majestätisch vor uns gesehen hatten. Einzelne Schillinge, Gulden und Dollars, die zwischendurch uns beiden in die Hände fielen, sollten dem Haushalt zu Gute kommen.

Ausgerüstet mit einer großen Tasche voll Millionen von Mark und 200 Dollars reisten wir ab. Beim Start zum Ortler führte uns unser Weg über Malles im Meraner Tal, wo wir Mittagspause machten. Als wir dort die Zeche im Hotel Post bezahlen wollten, fragten wir als ehrliche Leute, ob wir in Mark begleichen dürften oder lieber in Dollars. Ohne sich zu besinnen, bat der Wirt um deutsches Geld: „Die Mark sei so stark gefallen, daß sie sich ganz ohne Frage in allernächster Zeit wieder erholen werde". – Solches Zutrauen in Tirol! In Sulden wurde amerikanisches Geld bevorzugt. Wir bestiegen von dort aus zunächst den Cevedale. Als wir nach viertägiger Pause dann an den Ortler selbst heran wollten, trafen wir am Vorabend Touristen mit deutschen Zeitungen. Und da erfuhren wir von dem Aufstieg der Mark über Milliarden hinweg zu Billionen. Der Schreck! – Wir gaben alle Pläne auf und marschierten schnellstens zurück nach St. Valentin, um von dort mit der nächstmöglichen Gelegenheit weiter zu fahren nach Berlin. Fahrkarten hatten wir glücklicherweise. Die Hotelrechnung in München konnte gerade noch beglichen werden. In Berlin aber nahmen wir gleich am nächsten Tag die Praxis wieder auf. Wir hatten bis auf meinen ererbten Landbesitz in Ostfriesland all unser Geld verloren, weil wir das meiste in Kriegsanleihe angelegt und mit dem Rest schlecht spekuliert hatten. Aber wir waren gesund und hatten unsere Arbeit und Mut dazu. So haben wir diese Zeit, die so viele Menschen zur Verzweiflung brachte, gut überwunden. In den Sprechstunden aber hörte ich von schweren Schicksalen, von Armut und Not, denen die nicht im Arbeitsprozeß eingespannten Menschen ratlos gegenüber standen. Da waren es nun meistens die Frauen, die sich ermannten. Sie richteten Hühnerfarmen ein auf dem Lande oder Pelztierzucht und verrichteten, arbeitsungewohnt wie sie waren, alle dazu erforderlichen Pflegearbeiten selbst. In der Stadt sah ich verwöhnte Frauen als Verkäuferinnen tätig oder nähend in Modesalons, und ich sah sie auch von Arzt zu Arzt ziehen, um Gummihandschuhe zu verkaufen, oder von Haus zu Haus gehen zum Strumpfverkauf. Sie versuchten auf alle erdenkliche Weise, für ihre Familie Brot zu beschaffen – während die Männer sehr, sehr oft vor Depression nichts taten, bis die Frauen auch für sie eine ihnen zusagende Arbeit auskundschafteten. Wie die fleißigen, nie versagenden Arbeitsbienen, die für ihren Bau sorgen. Ich war stolz auf diese Frauen.

VIERTELJAHRSSCHRIFT DES
BUNDES DEUTSCHER ÄRZTINNEN

Herausgegeben von Dr. Hermine Heusler-Edenhuizen und Dr. Laura Turnau

Zuschriften für die Schriftleitung an Dr. Laura Turnau, Berlin-Wilmersdorf, Kaiserallee 202

| Heft 1 | Juli 1924 | 1. Jahrgang |

Was wir wollen!

Die schwere Not des Volkes ruft jeden einzelnen auf den Plan zum Helfen. In erster Linie ruft sie aber die Frau, deren natürlicher Instinkt zur Fürsorge für andre neigt, und die besser als der mehr theoretisierende Mann befähigt ist, sich in die Not der einzelnen und damit des ganzen Volkes einzufühlen. zumal sie mit ihrem vorwiegend Haus und Familie umfassenden Pflichtenkreis den Hauptanteil der schweren seelischen und materiellen Lasten getragen hat und noch trägt.

Wie die Mutter in der Familie die härtere Art des Vaters ergänzt zu schöner Harmonie. so möchten wir. daß künftighin auch im Volksleben das bisher ausschließlich herrschende männliche Prinzip einen Ausgleich erfahre durch größere Mitarbeit von mütterlichen Frauen auf Gebieten. die ihrer Wesensart zur Bearbeitung bedürfen. Und in Berufen. die ihrer mütterlichen Einstellung besonders liegen, wie unser ärztlicher, möchten wir, daß sie nicht die Art des Mannes nachahme, sondern immer darauf bedacht sei, ihre eigne Art zu geben. Mit demselben Wissen und Können ergänzt sie dann. was in der Arbeit des Mannes fehlt.

Solche Erwägungen, wie sie uns deutschen Frauen in unserem besiegten, darniederliegenden Lande gekommen waren, hörten wir wieder aus amerikanischem Munde. Die Präsidentin der vor fünf Jahren gegründeten „International Medical Women's Association" — Mrs. Lovejoy — besuchte deutsche Kolleginnen in Berlin und führte sich ein mit den Worten: ‚We want organised motherlove'. Sie berichtete, daß auf dem Boden dieser Überzeugung ihr Bund entstanden sei, dem bereits 14 Länder diesseits und jenseits des Ozeans angehörten. Mit warmem Händedruck forderte sie uns auf, uns auch in Deutschland zu organisieren und der I. M. W. A. beizutreten, damit wir uns in rein menschlichen Fragen, die ohne jede Berührung der Politik dieser überstellt werden sollten, die Hand reichen können zu gemeinsamer und dadurch wirkungsvoller Arbeit. Das haben wir getan. Wir haben den „Bund deutscher Ärztinnen" gegründet, dessen Ziele in einem Aufruf niedergelegt wurden, der an alle uns erreichbaren Kolleginnen Deutschlands ergangen ist. Von vielen Seiten haben wir warmen Wiederhall gefunden. In einigen Städten — Berlin, Hamburg, Dresden, Köln, Essen — sind bereits Ortsgruppen gebildet, zahlreiche Einzelmitglieder sind beigetreten und wir hoffen, daß bei weiterem Bekanntwerden unserer Ziele bald niemand mehr zurückbleibt!

Berlin, 1. Mai 1924.   Dr. Heusler-Edenhuizen.

Eröffnungsnummer der Deutschen Ärztinnenzeitschrift 1924

Bund Deutscher Ärztinnen

Vier Jahre nach Friedensschluß besuchte uns Ärztinnen in Berlin eine amerikanische Kollegin, Dr. Lovejoy, um uns zum Beitritt zur „Medical Women's International Association" aufzufordern. In Amerika praktizierten schon seit reichlich 50 Jahren eine Anzahl von Ärztinnen, die sich zur Vertretung ihrer Interessen zu einem Bund zusammen getan hatten. Um ihren Bestrebungen größere Wirkung zu verschaffen, wollten sie jetzt die Kolleginnen „all over the world" zur Mitarbeit sammeln. Die Ärztinnen aus England, Dänemark, Norwegen, Schweden, Finnland, Holland, Frankreich, Italien, Indien und der Türkei hatten sich ihnen schon angeschlossen. Dr. Meyer-Wedell in Hamburg, Dr. Turnau in Berlin und ich griffen die Ideen auf. Wir gründeten in demselben Jahr noch den „Bund Deutscher Ärztinnen", der als solcher dem internationalen angeschlossen wurde. Es gelang uns bereits 300 Kolleginnen zusammenzutrommeln. In unseren Vorstand traten noch Dr. Toni von Langsdorf (Essen) als Schatzmeisterin und Dr. Durand-Wever (Berlin) als Schriftführerin ein. Mich wählte man zur Vorsitzenden, wohl mehr aus repräsentativen Gründen als aus Vertrauen zu meinen Führereigenschaften, die ich nicht besaß.

Im Juli des folgenden Jahres 1924 wurden wir schon zu einer Tagung der Internationalen Association nach Londen eingeladen. Außer vier Vorstandsmitgliedern fuhr auf eine Sondereinladung hin noch die verehrte Frau Professor Rabinowitsch-Kempner mit, die auf Grund ihrer Tuberkuloseforschung Weltruf genoß. Sie arbeitete damals in einer Spezialabteilung eines Krankenhauses in Berlin. Wir Ärztinnen waren nach den Quäkern die ersten Deutschen, die 5 Jahre nach Beendigung des Krieges (nach dem 2. Weltkrieg dauerte diese Zurückhaltung nur 1 1/2 Jahr) offiziell englischen Boden betraten. Die Regierung förderte uns, wo sie konnte. Die englischen Kolleginnen empfingen uns korrekt, aber sehr zurückhaltend. Wir wurden hervorragend gut untergebracht. Ich wohnte in der bekannten Arztstraße – der Harleystreet – bei einer Kollegin Dr. Mecready. Aber die Kollegin selbst war – verreist! Als Betreuerin betätigte sich mir gegenüber die liebenswürdige, damals 75jährige Dr. Sharlieb, die zu den ältesten Ärztinnen Englands gehörte und ihre Praxis noch voll ausübte. Sie schickte mir zu den großen Versammlungen ihr Auto oder holte mich selbst ab, außerordentlich höflich, aber doch sehr reserviert. – Noch zurückhaltender waren die Französinnen. Liebenswürdig und ungezwungen traten uns die Amerikanerinnen entgegen und eine türkische Ärztin, die in Istanbul mit einem deutschen Chirurgen verheiratet war und dort praktizierte. – Zwei Themen standen zur Besprechung: Eklampsie (Krämpfe bei der Entbindung) und Sepsis (Kindbettfieber). Zu beiden hatte ich mich zum Wort gemeldet. Bezüglich Eklampsie hatten wir in Deutschland während der Hungerjahre eine auffallende Abnahme von Erkrankungsfällen beobachtet, die wir auf eine Herabsetzung des Blutdrucks durch Mangel an Eiweißnah-

GERMAN WOMEN DOCTORS.

COMING TO THIS WEEK'S LONDON CONFERENCE.

(From Our Own Correspondent.)

BERLIN.

Some of the most interesting women of Germany have accepted the invitation to the 1924 meeting of the Medical Women's International Association to be held in London next week. The committee has not taken this step towards international understanding without certain protests and misgivings, and much pleasure is evinced by the German women doctors at the conciliatory spirit that has triumphed.

The leader of the German delegation, Dr. Heusler-Edenhuizen, is a specialist in women's diseases, with a reputation in Berlin as high as any of those of her male colleagues. She is one of the pioneers of medicine for women in Germany and studied at a time when matriculation was impossible for female students and they had instead to beg each individual professor for permission to attend his lectures. A kindly and perspicacious man was the then head of the University clinic, and by concealing the Christian name of the young assistant whom he proposed to put in the post of a departing one, obtained for her the first position of assistant in a German university clinic ever held by a woman. Dr. Heusler-Edenhuizen will read a paper of peculiar interest to students of food conditions on her experiences with maternity patients during the war and after.

Another member of the delegation, Dr. Lydia Rabinowitsch-Kempner, who has the right to put the title of "Professor" before her name, has done, and is still doing, great work in tuberculosis research at one of the Berlin East-End hospitals. A third, Dr. Toni von Langsdorff, has lived for months in constant conflict with the French in the Ruhr, who have in turn confiscated every suitable room this skilful surgeon has tried to acquire for operations on her women patients. Another outstanding personality is Dr. Laura Turnau, who combines great medical knowledge with ardent welfare work and harbours sometimes as many as five and twenty waifs and strays in her private house before she can arrange for suitable institutions to take them in.

Londoner Zeitungsartikel über die deutsche Ärztinnendelegation 1924 unter Leitung von Dr. Heusler-Edenhuizen, einer der „Pionierinnen der Medizin für Frauen in Deutschland."

(Zeitungsquelle unbekannt)

rung zurückführten. Dies Ergebnis interessierte besonders die Amerikanerinnen, weil man in Amerika zu demselben Resultat gekommen war bei künstlicher Herabsetzung der Eiweißnahrung. Es gab das eine Annäherung der Amerikanerinnen an uns.

Zu dem zweiten Thema – Kindbettfieber – bekam ich als vorletzte das Wort. Ich brachte dann vor, was ich hier schon besprochen habe. Da war es nun interessant, die Reaktion der weiblichen Ärztinnen zu sehen gegenüber der der männlichen, die ich in Deutschland erlebt hatte. Während die männlichen Kollegen sehr von oben herab mit großer Skepsis meiner Folgerung entgegentraten, ging es hier wie ein Ruck durch die Versammlung und nach Beendigung des Vortrages kam als erste die französische Delegierte, Madame Thullier-Landry aus ihrer starken Reserve heraus auf mich zu und sagte mir wieder und wieder, ich hätte Recht, meine Folgerung leuchte ihr ein. Es gab da keine einzige Kollegin, die nicht zustimmte. Was liegt hier vor? Sollten die Frauen in medizinischen Fragen, die das Sexualgebiet streifen, aufgeschlossener sein und ungebundener?

Nach dieser Aussprache war das Eis gebrochen zwischen uns Deutschen und den Kolleginnen der früheren Feindländer. Wir haben viele wertvolle Bekanntschaften gemacht. Außerdem erlebten wir noch äußerst interessante Empfänge, die auf Grund des Festhaltens der Engländer an alt traditionellen Formen sehr feierlich wirkten. Der damalige Ministerpräsident MacDonald empfing uns zwei Mal: einmal sehr offiziell in der Downing Street und ein anderes Mal ganz unkonventionell im Parlamentshause. Von ihm und seiner Tochter Isabel habe ich den denkbar besten Eindruck mitgenommen als von besonders sympathischen, ernsten Menschen. Ein ungewöhnlich schönes Fest im Park des historischen Schlosses gaben den Ärztinnen der Erzbischof von Canterbury und seine Frau, Dr. Davidson und Frau Davidson, die sich während des ersten Krieges als deutschlandfreundlich gezeigt hatten. Das Ehepaar begrüßte uns deutsche Delegierte besonders freundlich. Die große Prachtentfaltung hatte mich in Gedanken an die damalige Not in Deutschland innerlich sehr erregt. Als nun in dieser Stimmung Frau Davidson sich sehr liebenswürdig nach dem Ergehen von Dr. Franziska Tiburtius erkundigte, die durch die Inflation arm geworden war und in Not lebte, verlor ich etwas die Fassung. Da winkte Frau Davidson in zarter Aufmerksamkeit ihren Sohn heran und beauftragte ihn, uns Deutschen die Sehenswürdigkeiten des Schlosses zu zeigen, wobei ich mich rasch wieder fassen konnte. Dies Versagen bedrückte mich. Als ich es aber nach der Rückkehr Helene Lange beichtete, tröstete sich mich und meinte: „..das sei ganz gut so gewesen!" Alle sind wir angeregt und bereichert an Erfahrungen nach Deutschland zurückgekehrt.

Während meines vierjährigen Vorsitzes hatten wir im Sommer 1928 die zweite internationale Konferenz in Italien, in Bologna. Diese stand ganz unter dem Zeichen des jungen Faschismus. Fast an allen Mauern große Ducebilder. Das wirkte auf uns Deutsche damals befremdend, wenn nicht komisch; ebenso die faschistische Rede, die uns mitten in unseren Fachbesprechungen eine Abgesandte der Regierung hielt. Wir nordischen Kolleginnen, die englischen, holländischen, norwegischen und deutschen kamen zu dem Schluß, daß derart übertriebene Methoden bei uns kühlen Nordländern nie möglich sein könnten. – Fünf Jahre später wurden sie bei uns verstärkt, mit deutscher Gründlichkeit betrieben.

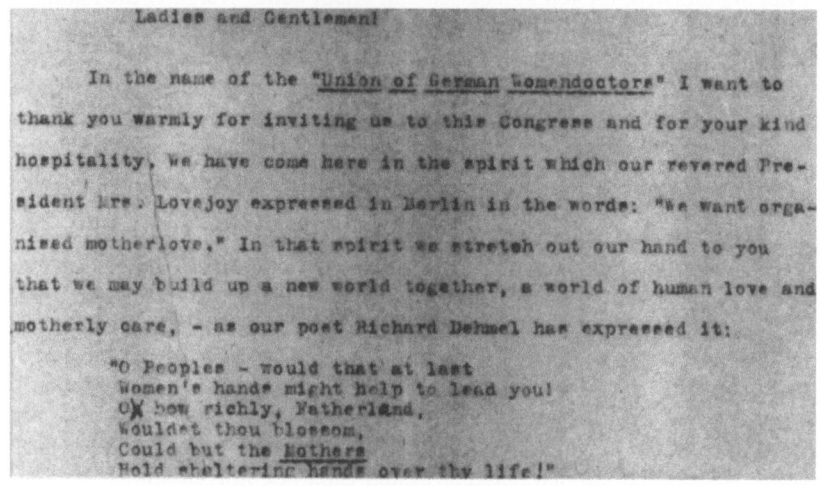

Entwurf der Begrüßungsansprache auf dem Londoner Kongreß 1924

In Bologna haben wir fachlich nichts Epochemachendes erfahren, aber durch Ausflüge in die Umgebung viele interessante Eindrücke von Volk und Land bekomen. – Auf der Rückreise traf ich mich mit meinem Mann in Venedig, dessen Herrlichkeiten wir außerordentlich genossen haben als schönen Abschluß der Tagung.

Im Herbst 1928 legte ich gelegentlich einer nationalen Zusammenkunft in Bamberg meinen Vorsitz nieder. Ich war, wie schon erwähnt, kein Versammlungsmensch und wurde deshalb nicht Herr über die auch im Bund unruhig werdenden Geister, insbesondere war ich wohl zu sture Friesin, um mit der Jugend mitzugehen, der unser Kampf nichts mehr galt. Bei meinem Abgang kamen Jüngere in den Vorstand. – 1933 wurde der Bund von den Nationalsozialisten als „international" aufgelöst. 1952 ist er zu meiner Freude neu wieder erstanden.

Hitlerzeit und wieder Krieg

Dann nahten die Vorläufer der Hitlerzeit. Zunächst der schleichende zunehmende Antisemitismus. Mein Mann und ich standen auf dem Boden absoluter Toleranz. Wir suchten in jedem Menschen den wertvollen Kern, und wenn wir den gefunden hatten, kümmerten wir uns nicht um seine Religions- und Rassenzugehörigkeit, wobei ich zugebe, daß wohl unbewußt gleichgerichtete Menschen rascher zueinander finden. Von meinen vier Chefs, für die alle ich großen Dank empfinde, habe ich den jüdischen, Herrn Geheimrat Jadason in Bern, menschlich am höchsten gestellt. Nun hörten wir, die wir Mitglieder des deutsch-österreichischen Alpenvereins waren, daß man in den Bergen den Juden Schwierigkeiten mache, auf ihren Hochtouren die Hütten zu benutzen, deren Erbauung sie stark gefördert und teilweise geldlich erst ermöglicht hatten. Das empörte meinen bezüglich Unrecht sehr empfindlichen Mann so stark, daß er 1925 auf einer zur Besprechung dieser Angelegenheit einberufenen Versammlung des Alpenvereins sich zum Wort meldete und zur großen Enttäuschung des Vorstandes eine scharfe Rede hielt gegen den Antisemitismus im Hochgebirge. Die Folge war eine Spaltung des Vereins, die Gründung des „Alpenvereins Berlin" und schon nach Jahresfrist die Neuerbauung der schönen Friesenberg-Hütte, die wir von Ginzling im Zillertal aus mit ver-folgt haben. Aber bei dem zunächst nur ideologisch geführten Antisemitismus blieb es nicht. Bald gesellte sich zu ihm der Ruf nach dem „starken Mann", bei dem Hitler im Hintergrunde stand. Dann setzte eine Hetze gegen die Kommunisten ein. Als nach Ermordung Schleichers Papen Reichskanzler geworden war, berichtete mir eines Tages eine Patientin sehr erregt, daß in der letzten Nacht zwischen 3 und 4 Uhr eine allgemein geschätzte, 45jährige sozialdemokratische Stadtverordnete zusammen mit 2 Kommunisten von der Gestapo abgeholt, in den Columbuskeller gebracht und dort von 17 bis 18jährigen SS-Leuten mißhandelt worden sei. Sie sei über den Tisch gelegt, habe ihre Kleider hochschlagen müssen zur Entblößung und sei dann mit Gummiknüppeln geprügelt worden. Namen und Adressen von allen drei Verhafteten wurden mir genau angegeben. – Die Vorstellung, daß halberwachsene Jungens derart respektlos eine verdiente Frau, die ihre Mutter hätte sein können, anfassen und mißhandeln durften, hat mich hochgradig erregt. Wo würden wir hinkommen bei solchem Niedertreten jeder Ehrfurcht? Was für Ehemänner würden diese verrohten Jungen abgeben und was für Väter! – Es hielt mich nicht. Ich habe über seine Frau an Papen geschrieben und um Feststellung gebeten, ob diese Berichte auf Wahrheit beruhten, damit ich andernfalls ihnen entgegentreten könne. Das Büro rief nach Empfang meines Briefes bei uns an, es sei Auftrag gegeben zum Nachforschen. Und danach hörte ich nichts mehr – wohl weil die Tatsachen nicht zu bestreiten waren. Sie wurden späterhin belanglos gegenüber den langsam zunehmenden Verbrechen der Nazis. Papen war als Vertreter alter Kultur damals unser Trost, denn wir Nichtpolitiker litten zur Hauptsache unter dem raschen Verfall der Begriffe von Menschlichkeit, Anstand und Sitte. Empört legte mein Mann eines Tages die sonst so anständige „Tägliche Rundschau" aus der Hand: das Blatt habe einen derart ordinären Ton angenommen, daß er es nicht mehr lesen könne. Wir haben die Rundschau abgeschafft, aber kein besseres Blatt wiedergefunden und deshalb nur mehr Einzelexemplare gelesen. Den „Völkischen Beobachter", der uns immer wieder aufgedrungen werden sollte, haben wir erfolgreich abgelehnt mit dem Hinweis, daß in unserem Wartezimmer nur schöngeistige Lektüre auslie ge, weil die Patienten nicht beunruhigt werden sollten. – Abwehren konnte man auf solche Weise. Man konnte auch den Hitlergruß vermeiden, indem man mit einer besonders freundlichen Begrüßung zuvor kam. Das war nur schwierig bei Gerichtsverhandlungen. Bei einer kleinen Sachverständigenaussage habe ich unter jeden Arm ein dickes Patientenbuch genommen und etwas gemurmelt von Behindertsein. Damit kam ich durch und glaubte sogar, bei den Beamten ein diskretes Lächeln bemerkt zu haben, jedenfalls hoben sie keine Hand zum Widergruß. Bei einem dreiwöchigen Prozeß aber, in dem eine Kollegin vor fanatischen Nazis gerettet werden mußte, die sie wegen Abtreibung angeklagt hatten, habe ich wohl oder übel viermal am Tage die Hand „etwas erheben" müssen. – Mein Mann hat es ähnlich so gehalten und im Übrigen sind wir allen Grußgelegenheiten, die mit Hitlers Kanzlerschaft mehr und mehr überhand nahmen, aus dem Wege gegangen, bei Aufzügen in Nebenstraßen eingebogen und haben vor Absingen des Horst-Wessel-Liedes den Saal verlassen. Es ist uns beiden nichts geschehen, obwohl wir nie zurückgehalten haben mit unserer Meinung und ich sogar einmal einer alten Patientin ihr Parteiabzeichen abzunehmen versuchte, weil ein Bekenntnis zu Hitler nicht zu der früheren Einstellung ihrer Familie passe. Im Kreise unserer Clientel haben sich wohl keine Denunziantennaturen befunden.

Der Befehl zum Flaggen brachte uns in eine schwierige Situation. Wir besaßen nur die alte Schwarz-Weiß-Rote Fahne, die im ersten Weltkrieg tapfer gedient hatte, und außerdem vom Gatower Landhaus her die Olympiafahne mit den Ringen. Als wir nun 1937 umzogen in die Kaiserallee, fehlte bei einer befohlenen Sonntagsbeflaggung an unserer 7-fenstrigen Vorderfront jeglicher Schmuck. Wir dachten nicht, daß das auffallen würde. Aber da kam schon die Portiersfrau, deren Mann Blockwart war, aufgeregt zu uns herauf, wir möchten doch gleich flaggen. Auf meinen Einwand, daß wir keine Hakenkreuzfahne hätten und heute am Sonntag auch keine kaufen könnten, meinte sie: „Haben Sie denn kein' rot Läppchen? Es ist ja nur, daß mein Mann Sie sonst anzeigen muß". Der Mann hat nicht angezeigt, und wir haben dann eine Miniaturfahne mit Hakenkreuz angeschafft. In gleicher Größe besorgten sich auch unsere Freunde ein Fähnchen und hingen es an den befohlenen Tagen zum Fenster heraus. Unser Portier aber, der Blockwart, der dem Alkohol huldigte, hat in einem seiner Rauschzustände sein Hitlerbild von der Wand gerissen und es mit Füßen zertreten!

Langsam spitzten sich dann die Judenverfolgungen zu. Ich hörte von so vielen persönlichen Erlebnissen, daß ich aus der Aufregung nicht heraus kam. Eine sympathische jüdische Sängerin verabschiedete sich von mir, weil sie am folgenden Tage abgeholt werden sollte. Ich gab ihr eine Postkarte mit der dringenden Bitte um Nachricht. Nachricht ist nie gekommen. – Dann wurde ich auf der Straße Zeugin des Abschieds einer jungen Frau im 3. Stockwerk von ihrer alten Mutter, die in einem Planwagen mit zwei seitlichen Bänken „abgeholt" wurde. – „Mutter, Mutter, bleib' gesund!" klang es jammernd von oben, und man hatte das Gefühl, es müßten alle Passanten zusammen laufen, die Straße schwarz werden von Menschen, die dazwischen sprängen und abwehrten. Aber nichts geschah. Und ich selbst setzte meinen täglichen Weg zur Klinik fort und tat auch nichts. – Wie ein Alp lag es auf uns.

Nachts von 3 bis 5 Uhr ist es in Berlin unheimlich zu gehen, die Straßen sind dann ganz menschenleer, und wenn man jemanden kommen hört, muß man sich für alle Fälle schnell, schnell in Abwehrstellung bringen – was ich mit dem Schlüsselbund tat, den Ring um den Daumen und die Spitzen nach vorn. So gewappnet habe ich in diesen unangenehmen Nachtstunden den Gang zur Klinik oder zurück gemacht. Unheimliche Stille immer. Aber in diesen unheimlich stillen Stunden ist dann – nach Göbbels – „die Volksseele" erwacht und hat in bösem Zorn die Judenläden zertrümmert und ausgeraubt, und die Synagogen in die Luft gesprengt (9. Nov. 1938) – Woher kam denn das Volk mit seiner Seele? – Unserm Haus gegenüber lagen zwei jüdische Läden mit großen Fenstern. Zur Straße hin schlief die Pflegetochter. Die wurde aus ihrem tiefen Jugendschlaf heraus plötzlich wach von dem Geräusch klirrenden Glases; sie geht ans Fenster und sieht in der leeren Straße zwei Männer mit großen Eisenstangen am Werk, Fenster und Ladeninhalt zu zertrümmern! Erst der Lärm von dieser Zerstörung rief dann nach und nach die Portiers heraus, hier einen, dort einen. Soweit ihre Seele wirklich wach war, haben sie im Hause später echt Berlinisch geschimpft statt gut zu heißen. – Am nächsten Tage mußte man dann mit ansehen, wie die Jugend die nun offenen Läden ausplünderte und Schupos, die sie daran hindern wollten, abgerufen wurden! Schulkinder traten mit Füßen nach alten, fliehenden Juden! Das war ja Wahnsinn! – Versuchte man selbst die Jugend, die meist in Uniform war, abzuhalten, dann wurde man von ihr mit halbirren Blicken angefahren, bereit zum Angriff. – Dieser Wahn, der den Menschen durch tägliches Einhämmern bei Schulungen systematisch eingepflanzt wurde, nahm schließlich furchterregende Formen an. Im Jahre 1943 erzählte uns ein junger Arzt auf unsere Frage nach seiner Tätigkeit an der Front, er habe die Aufgabe, Juden zu beseitigen – und zwar mit Gas. Entsetzt mache ich den Einwand: „Aber der Arzt soll doch Leben erhalten und nicht vernichten!"

und bekomme als Antwort die Gegenfrage: „Töten Sie denn keine Läuse und Wanzen?" Wegen dieser Antwort interpellierte ich am folgenden Tage eine mir bekannte Nationalsozialistin in der Sprechstunde und fragte sie, ob solche Lesart in der Partei wirklich üblich sei. Sie bejahte bedrückt und fügte hinzu, daß die bei dieser Vergasung tätigen Ärzte zu ihrem Schutze die Weisung hätten, von „Entlausungsanstalten" zu sprechen, an denen sie arbeiteten.

Demgegenüber nun eine Jüdin: vornehme Frankfurterin, reich, 84 Jahre alt, 2 Söhne, einer als Jurist mit großem Erfolg für Deutschland tätig bei der Abrechnung mit Rumänien über Schulden des ersten Krieges, wohnte solange mit seiner Familie unbehelligt in Paris. Die Mutter, die ich regelmäßig behandelte, mußte zunächst alle den Juden auferlegten Schikanen ertragen in Form von Wegnahme des Vermögens bei Belassung von 200 Mark monatlich, Wegnahme von Schmuck und Silber bis auf ein Besteck zum persönlichen Gebrauch; dann Vertreibung aus der Wohnung, Beschränkung auf nur mehr ein einzelnes Zimmer in einem jüdischen Hause, und schließlich Verbot, arische Ärzte zu konsultieren. Sie fand sich in alles und sagte mir, sie müsse ja dankbar sein für ihr hohes Alter, denn Juden über 75 Jahre ließe man in Ruhe bezüglich Abtransport. Weil sie nicht mehr zu mir kommen durfte, ging ich zur Behandlung zu ihr. Eines Tages ließ sie mich zu einem baldigen Besuch bitten. Das war Ende September 1942. Da erfuhr ich, daß jetzt auch die alten Juden abtransportiert werden sollten und sie nun jeden Tag abgeholt werden könne. Ich kenne sie ja genug, meinte sie, um zu wissen, daß sie solchem Erleben nicht mehr gewachsen sei. – Da habe ich ihr – und das würde ich in einem ähnlichen Fall genau so wieder tun – Mittel aufgeschrieben und Anweisungen gegeben, um vor dem „Ermordetwerden unter Qualen" sich selbst zu töten: „Sie müssen nicht denken, daß ich bitter bin. Ich sehe in dem Ganzen keine Untat der Deutschen, sondern ein Weltgeschehen." Das waren die letzten Worte, die ich von ihr hörte. Am nächsten Tage kam die telephonische Nachricht, daß man sie tot im Bett gefunden hätte.

An dem unglückseligen 9. November 1938 haben viele, viele Juden das Gleiche tun wollen, sind aber nicht damit zurecht gekommen und dann bewußtlos, benommen und mit schweren Verletzungen in die Krankenhäuser gebracht worden, wo die Ärzte ihnen pflichtgemäß zum Leben zurückverhelfen mußten. Eine junge Kollegin erzählte mir von dieser schlimmen Nacht. Sie hätte lieber überall Morphium geben mögen zur Beendigung des gequälten Lebens.

Die reichen Juden aus meinem Patientenkreis waren schon bei dem Herannahen des Hitlerregiments aus Deutschland geflohen. Es wurden deshalb zur Hauptsache die Juden des Mittelstandes und die armen Juden betroffen. Von diesen hingen viele so stark an Deutschland und an Berlin als Vaterland und Vaterstadt, daß sie sich nicht zur Abreise entschließen konnten. Ich bin von vielen um Rat gefragt worden und habe dann gedrängt zum Fortgehen. Einzelne konnte ich an warmherzige Kolleginnen in England verweisen, die dann auch für sie sorgten. Es waren Jahre voller Entsetzen. In diese hinein wuchs der Krieg, der in seinen Anfängen verblüffte, uns aber ein siegreiches Ende ebenso fürchten ließ wie eine Niederlage. – Es kamen die Bombennächte, die wir im Keller zubrachten mit fünf Etagen über uns! Berlin hatte zu wenig Bunker. Bis zum Februar 1943 fielen Brandbomben, die wir abwehren konnten. Meine Wirtschafterin warf geistesgegenwärtig eine, die durch Dach und Boden in die Küche gefallen war, unmittelbar durch das Fenster auf den Hof, und der sonst selten nüchterne Portier suchte während des Angriffes mutig den Boden ab und machte ungezählte Bomben unschädlich durch Sandauflage. So blieb unser großes Haus verschont. Das Nachbarhaus aber, in dem sämtliche Bewohner mitsamt dem Portier verängstigt im Keller den Abzug der Flieger abzuwarten pflegten, brannte von oben her total ab. Die Kellerinsassen wurden erst durch Rauch aufgescheucht. Im Februar aber kamen die schweren Bomben, die Minen und Kettenminen, die ganze Häuser heruntertrissen. An der Kreuzung unserer Nachbarstraße mit der gefürchteten Prinzregentenstraße, deren in Privatvillen untergebrachten SS-Kasernen die Flieger besonders anzogen, hat eine solche Kettenmine 8 Häuser gleichzeitig zerstört, vier Eckhäuser total und die anliegenden vier zum größten Teil. Bei solchen Treffern pflegte dann bei uns im Keller das elektrische Licht zu erlöschen. Den Lärm der fallenden Bomben hörten wir nur gedämpft. Aber die Dunkelheit erschreckte jedesmal von neuem, trotz der mitgebrachten und bald angezündeten Kerzen. – Nach einem besonders schweren Angriff in den Morgenstunden ging ich früh um acht Uhr zum Bahnhof Zoo, wo noch eine Poststation erhalten sein sollte, bei der man rotumränderte Schnellkarten bekommen konnte zur Benachrichtigung der Angehörigen, daß man noch lebe. Ich kam zum Rankeplatz und stand im Flammenmeer. Alle Häuser brannten. Sie brannten in der Joachimstalerstraße bis hin zum Zoo, und sie brannten in sämtlichen Seitenstraßen. Als ich dann vom brennenden Bahnhof Zoo unverrichteter Sache zurückkam, sagte ich mir, es sei doch ein Unsinn, noch länger in Berlin zu bleiben. Aber ich hatte das kaum gedacht, da hörte ich in einem abgebrannten Hause schon ein Hämmern. Die Berliner bauten bereits wieder auf! Die Tapferen! – Ich habe mich dann geschämt und meine Pläne geändert zum Bleiben.

Dann aber wurde auch die Landhausklinik zerstört, in der ich arbeitete. Ihr Luftschutzkeller lag im Souterrain nach der Straße zu, also ganz unsicher. Weil in demselben Keller auch das Entbindungszimmer untergebracht war, wagte ich nicht mehr, meine Frauen dorthin zu legen und schickte deshalb alle, die die Kosten tragen konnten, nach Neuruppin oder Dresden, Städte, die bisher von Bombenangriffen verschont geblieben waren. Das taten, wie ich hörte, auch andere Kollegen. 1944 im Januar ist dann der ganze vordere Teil der Landhausklinik mitsamt dem geschilderten Luftschutzkeller von Bomben total zerstört worden. Rein schicksalhaft war am Tage vorher ein neuer Luftschutzkeller im hinteren Teil der langgestreckten Klinik angelegt

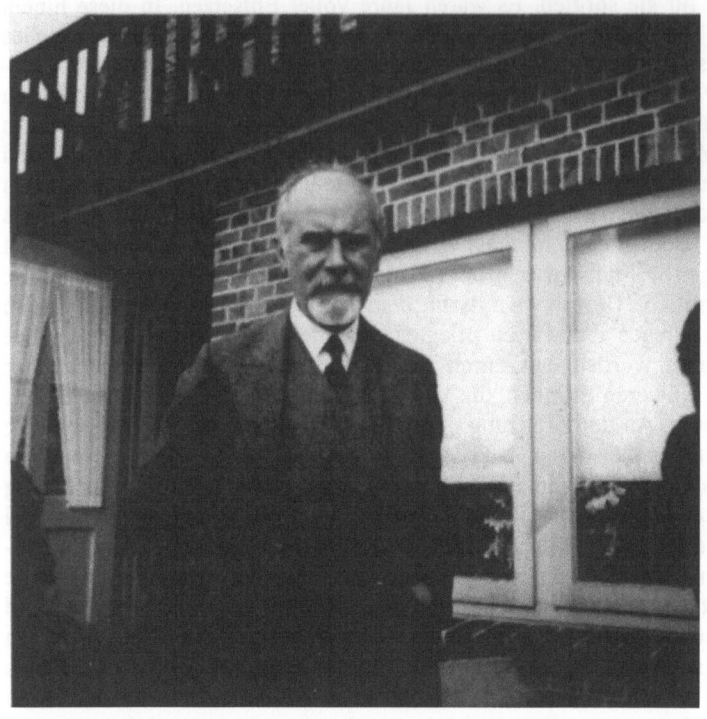

Otto Heusler Sept. 1938 in Leer (Ostfr.)

worden. Dieser blieb unberührt stehen, so daß Menschen nicht verletzt wurden. – Mit der Klinik verlor ich mein Tätigkeitsfeld. Ich schickte nun auch meine operativen Fälle nach Neuruppin. Meine ärztliche Tätigkeit beschränkte sich dann auf kleine Eingriffe, die im Untersuchungszimmer ausgeführt werden konnten und auf Sprechstundenbehandlung. Während der Sprechstundenzeit aber saß ich vielfach mehrere Stunden mitsamt meinen Patienten im Luftschutzkeller. Wir saßen dort mit Rucksack, um die Notöffnung zum Nachbarhaus passieren zu können. Einen Koffer hätte man nicht durchgelassen. Es war ein langsames Absterben der Praxis und der gesamten glücklichen Lebensbedingung, unter denen man ihr hatte nachgehen können. Seit 1942 siechte mein Mann dahin an einer latenten Sepsis nach Operation und starb im Januar 1943. Er stand im 75. Lebensjahr, ich selbst im 71. Wir hatten das Alter nicht beachtet und nicht bemerkt, weil wir ganz ausgefüllt waren von Arbeit und geistigen Interessen. Bei so starker Verbundenheit aber bedeutete die in merkwürdiger Verblendung nicht vorausgesehene Trennung, einen schweren, nicht zu überwindenden Schlag. So kam es, daß ich die letzten zwei Jahre an Eifer nachließ, monatelang verreiste und im März 1945 einem Ruf an das Sterbebett meiner letzten Schwester in Ostfriesland nachkam, womit ich nichtsahnend Berlin für immer verließ. – Als ich angezogen mit gepacktem Koffer zur Abfahrt bereit stand, kam die letzte Patientin, eine Fremde, die sich nicht abweisen lassen wollte. Sie weinte bitterlich, als ich sie nicht annahm. Ich war psychisch nicht mehr dazu imstande.

Schlußwort

Überdenke ich mein ganzes Leben, dann habe ich als Kind und junger Mensch ungewöhnlich viel Schweres erleben müssen, was sich in der melancholischen Umgebung und bei der ererbten Erregbarkeit stark auswirkte. Ich hatte aber zwei Persönlichkeiten zur Seite, die mich stützten. Das war der Vater, der mit seiner Strenge Haltung lehrte, und die Märchentante, die alles mit Milde verklärte und aus dem Erlebten innere Werte zu schaffen suchte. Beider Einfluß währte über den Tod hinaus.

Mein früh erwachter Tatendrang und Opposition gegen Ungerechtigkeit und Unterdrückung wurde nicht gepflegt, aber auch nicht bekämpft. So konnte ich, als ich reif dazu war, mit unbeschnittenen Kräften in den Kampf eintreten. Ein großes Glück ließ mich dabei Helene *Lange* als Führerin und Beschützerin finden und Frida *Busch* als Arbeitskameradin. Unter Helene Lange's ständiger Fürsorge haben wir beide zehn Jahre lang Seite an Seite miteinander gearbeitet, wobei mir die seelische Gleichmäßigkeit von Frida Busch eine große psychische Stütze war. Am Ziel angelangt, fand ich schicksalhaft und wieder begleitet von schwersten seelischen Erschütterungen in meinem Mann den Lebenskameraden, der in selten guter Ergänzung mir half, die psychisch bedingten Schwierigkeiten im Beruf und Leben zu überwinden. So habe ich oftmals das Gefühl gehabt, als sei bei meinem Kampf eine Hand über mir gewesen, die mich führte. Es war aber wohl das starke Gesetz in mir, dem ich folgen mußte, und das mich die Menschen finden ließ, die mir helfen konnten.

Das Werk, an dem ich mitarbeiten durfte, Helene Lange's Kampf um die Bildungsmöglichkeit der Frau, ist voll gelungen. Unser Petitionssturm hat damals den Reichstag und die Behörden zu einzelnen Zulassungen zum Examen und zum Universitätsbesuch veranlaßt. Sie hielten uns aber an der Kette durch die Bedingung, jeden Dozenten persönlich um Hörerlaubnis zu bitten. Als dann 1896 die ersten Examina – Abitur zunächst und später Staatsexamen – , als Kuriosa noch, bekannt wurden, halfen die Zeitungsreporter mit als Propagandisten. Aus dem dadurch reif gewordenen Boden wuchsen dann in schneller Folge private Mädchengymnasien, die von einsichtigen Stadtvätern für ihre Städte übernommen wurden. – Endlich 1908 – fielen die Ketten; es kam in Deutschland die offizielle Zulassung der Frau zum Universitätsstudium, die sie von Bittgängen befreite. Durch das so gestürmte Tor drang dann in unerwarteter Stärke ein Strom von geistig ausgehungerten Frauen, die langsam in alle Fächer vorstießen. Ich wünsche ihnen, daß der Helene Lange'sche Geist sie weiter beflügeln möge zu hochwertigen Leistungen, die allein überzeugen.

Biographisches Nachwort zu Hermine Edenhuizen

Einleitung

Die erste in Deutschland ausgebildete Frauenärztin war Dr. med. Hermine Heusler-Edenhuizen aus Pewsum in Ostfriesland[1]. In ihren 1954 abgeschlossenen, jetzt wiederentdeckten Lebenserinnerungen schildert sie ihren Lebensweg, die Erfahrungen und Ideen ihrer Generation: Von der prägenden Kindheit im abgelegenen ostfriesischen Winkel des Kaiserreichs über die pulsierende Teilhabe an den Umwälzungen im Zentrum des Deutschen Reiches in Berlin bis hin zum Erleben der beginnenden modernen Zeit nach dem 2. Weltkrieg. Als Schülerin von Helene Lange, der aus Oldenburg stammenden zentralen Figur der deutschen Frauenbewegung, wurde sie selbst zu einer führenden Persönlichkeit im Kampf um die Gleichberechtigung der Frau. Die spannend zu lesenden Lebenserinnerungen will ich hier kurz auch im Zusammenhang mit ihrem öffentlichen Wirken darstellen und einige biographische Angaben ergänzen, die mir bekannt wurden durch eigene Nachforschungen zur Familiengeschichte Edenhuizen und Gespräche mit der noch lebenden Adoptivtochter, Hella Häußler, selbst Ärztin.

Eine erste Würdigung erfuhr Hermine Edenhuizen 1921 durch ihre Lehrerin, Helene Lange (1848-1930), die in ihren Lebenserinnerungen die Bedeutung der Gymnasialkurse in Berlin für die Teilnehmerinnen und für das Frauenstudium beschreibt[2]. Sie schildert die Situation des jungen Mädchens, „das abgeschlossen im Familienschoß unbefriedigt verdämmerte...

Da ist die Tochter eines ostfriesischen Landarztes, eine von vier Schwestern, in behaglich-üppigem ländlichem Dasein aufwachsend, dem verwitweten Vater nur nötig wie etwa die Töchter Karls des Großen diesem: Zur Freude und Auffrischung. Als Surrogate, die ein ausgefülltes Leben vortäuschen müssen, die üblichen: Malen, Musik, Geselligkeit, Reisen, etwas überflüssige Handarbeit. Die Unrast verkümmernder seelischer Kräfte macht sich immer wieder geltend, als Schuld angerechnet und auch wohl empfunden, da man es doch „so gut habe auf der Welt". Daß eben dies verzweifelte „Guthaben" ohne vorangegangenes Ringen und Schaffen unerträglich

---

1 Bereits 1876 ließen sich als „Arzt für Frauen und Kinder" Dr. med. Emilie Lehmus sowie Dr. med. Franziska Tiburtius nieder, 1890, als dritte Dr. med. Agnes Bluhm. Sie hatten nach dem Schweizer Examen eine etwa 1jährige Ausbildung in Frauenheilkunde und Geburtshilfe erworben. Hermine Edenhuizen war die erste in Deutschland ausgebildete Ärztin, die eine volle Facharztausbildung zur „Spezialärztin für Frauenkrankheiten und Geburtshilfe" erreichen konnte. S. dazu Brinkschulte, E.: Weibliche Ärzte, Edition Hentrich, Berlin, S. 24ff., S. 84ff. sowie diese Erinnerungen S. 49, vgl. auch Schriftenverz. Nr. 24 u. 27
2 Helene Lange, Lebenserinnerungen, F. A. Herbig, Berlin, 1921, S. 212-214.

ist, wer hätte dafür wohl im verflossenen Jahrhundert bei unseren jungen Mädchen Verständnis gehabt?"

Helene Lange erinnert an die Verbreitung der neuen Ideen durch die Zeitschrift „Die Frau", die Widerstände und Hindernisse, an die die Phantasie der jungen Mädchen der Jetztzeit überhaupt nicht mehr heranreiche. Jede der ersten Schülerinnen habe auf dem unwegsamen Pfad Verantwortung mitgetragen, den Nachkommenden den Weg leichter zu machen:

„Heute darf Dr. med. Hermine Heusler-Edenhuizen, von der ich soeben erzählt habe, auf eine große, an Erfolgen überreiche Tätigkeit als Ärztin und Operateurin zurücksehen, die schöne Aussicht auf weitere Mühe und Arbeit vor sich"...

„Und daß u. a. zwei Schülerinnen der Kurse, Hermine Edenhuizen und Frida Busch, an der Universität Bonn ihr Staatsexamen mit der Not „Sehr Gut" und die Doktor-Prüfung summa cum laude bestanden und damit, wie ausdrücklich hervorgehoben wurde, eine schon seit Jahren an der Universität nicht mehr erreichte Höhe der Leistungen bekundeten, wog schwer für die Einschätzung des Frauenstudiums."

Herkunft[3]

Hermine Edenhuizen stammte aus der Schicht der wohlhabenden ostfriesischen Bauern, „Plaats"-Besitzer, die sich hier seit dem Mittelalter aus der bäuerlichen Bevölkerung anstelle eines Landadels entwickelt hatten. Die mütterliche Familie Dieken hatte reichen Besitz in Form mehrerer solcher Plätze im Norden der Krummhörn, der Landschaft zwischen Dollart und Leybucht mit Pewsum heute als Hauptort. Zu den Vorfahren der Familie Dieken gehört vermutlich auch Ubbo Emmius (1547 - 1625), ein bedeutender ostfriesischer Gelehrter und Gründungsrektor der Universität Groningen.[4]

Die Eltern der Mutter, Cornelius und Geeske Dieken, konnten es sich leisten, ihren Kindern jeweils einen solchen Hof zu vererben, ihrer Tochter Afke, der Mutter von Hermine, als Mitgift 1867 bei ihrer Verheiratung die mittelalterliche Häuptlingsburg (Maninnga-Burg) Pewsum zu kaufen. Diese bestand aus einem kleinen Wasserschloß, vormals Besitz des ostfriesischen Herrschergeschlechtes, sah viel fürstlichen Besuch in seinen Mauern, so 1869 schon zu Zeiten der jungen Familie Edenhuizen den Kronprinzen Friedrich Wilhelm von Preußen, dem späteren Kaiser Friedrich III. In der 1820 erbau-

---

3 Zur Familiengeschichte Edenhuizen vgl. Prahm, H.: Die Schwestern Ringena. Privatdruck 1995. Erste urkundliche Erwähnung des Namens Edenhuizen 1716. Der vermutlich aus den Niederlanden stammende Name bedeutet etwa Haus oder Häuser des Ede.
4 Persönl. Mitteilungen d. Fam. Dieken

ten „neuen Burg", zunächst Wohnung für höhere Verwaltungsbeamte, wohnte dann die Familie Edenhuizen ab 1867. Hier wurde Hermine Edenhuizen am 16. März 1872 geboren.

Der Vater Martin Edenhuizen (1836-1896) stammte aus einer alten Pastorenfamilie, schon sein Urgroßvater Ubbo Edenhuizen der Ältere (1716-1805) war Hauptpastor in Pilsum. Martins Vater, Ubbo Edenhuizen der Jüngere, war Pastor im Dorf Grimersum, wo später noch Martins älteste Schwester, Hilderina Dirksen (1833-1917), auf einen großen Hof eingeheiratet hatte. Auf diesem Hof war Hermine oft als Kind bei der Tante, der „Märchentante", und sie erbte 1917 auch einen guten Anteil dieses Hofes, der bar ausgezahlt wurde.

Martins Mutter war Harmina Egberta Mülders (1811-1871), auf deren Vornamen die Enkelin getauft wurde, sie nannte sich selbst dann später Hermine. Diese Großmutter war die Alleinerbin eines großen Platzes in dem Ort Landschaftspolder im Rheiderland nahe der holländischen Grenze, auch hieran hatte Hermine einen wesentlichen Anteil. Sie spricht in den Erinnerungen vom Mitbesitz eines Gutes in Ostfriesland, von dessen Pächter, einem Cousin (Ubbo Edenhuizen, 1880-1953), sie 1917 Nahrungsmittel (einen Sack grauer Futtererbsen) bekam.

So war die Familie ihres Vaters ebenfalls angesehen und begütert. Sie ließ sich in vornehmer und reicher Tracht auf einem biedermeierlichen Scherenschnitt im Jahr 1839 nach damaliger Mode darstellen.[5] Später scheinen jedoch die Mittel nicht ausgereicht zu haben, wenn sie den Mangel im Hause ihrer väterlichen Großeltern in Grimersum schildert, weshalb ihr Vater kaum das Geld zum Studium gehabt habe und auf eine Universitätslaufbahn habe verzichten müssen. Die näheren Umstände entziehen sich meiner Kenntnis. Sie selbst jedenfalls war durchaus wohlhabend und finanziell unabhängig. Das gab ihr schließlich auch den Mut, notfalls gegen den Willen des Vaters nach Antritt ihres mütterlichen Erbes zu studieren.

Die Mutter, Afke Jakobs Dieken, geb. 1843, starb früh mit 38 Jahren im Jahr 1881 an Masern, wie in der Familienbibel vom Vater vermerkt. Hermine war gerade 9 Jahre alt. Auch der Vater starb relativ früh mit 59 Jahren im Jahr 1896, also während ihrer Gymnasialzeit bei Helene Lange. Hermine Edenhuizen war das 4. von insgesamt 9 Kindern, zwei starben als Säuglinge, weshalb sie selbst nur von 7 Geschwistern spricht. Sie schreibt im Zusammenhang mit der Schloßmann'schen Säuglingsfürsorge, daß damals die Säuglinge noch gar nicht richtig zählten. Die beiden jüngsten Geschwister wurden ebenfalls Ärzte, Dr. med. Bernhard Edenhuizen (1878-1950) wurde Chirurg und später Chefarzt am Kreiskrankenhaus in Norden (Ostfriesland). Die jüngste Schwester Helene (1880-1945) wurde Kinderärztin in Leer, ge-

---

5 S. Abb. S. 26. Farbiger Abdruck in Ottenjann, H.: Lebensbilder aus dem ländlichen Biedermeier. Museumsdorf Cloppenburg 1984, S. 95.

hörte also auch zu den frühen Ärztinnen.⁶ Der Bruder Jacobus (1875-1898) wollte Medizin studieren, starb jedoch durch Suicid in Berlin, wie sie berichtet. Die Schwester Cornelia (1873-1934) litt an Depressionen und wurde Gärtnerin, betrieb von 1920-1930 ein Kinderheim in der Burg Pewsum. Zu den überlebenden Geschwistern hat Hermine zeitlebens ein recht enges Verhältnis bewahrt, ebenso zu den Verwandten väterlicherseits in Ostfriesland, wie aus persönlichen Briefen hervorgeht. Nur vom Verhältnis zur ältesten Schwester Gesine (1868-1910) ist nichts bekannt. Gegenüber den Jüngeren hat sie eine Mutterrolle eingenommen, wie sie schildert. Sie selbst starb als letzte dieser Schar.

Entwicklung

Die Entwicklungsjahre der jungen Hermine waren von Krankheit und Tod mitgeprägt. Der Vater verwand den Tod seiner Frau in endloser Trauer nie. Nach Familienberichten ging er täglich in die Gruft seiner Frau, um dort beim Licht eines kleinen Fensters die Zeitung zu lesen. Hermine selbst erzählte ihrer Tochter über die eigene schwere Blinddarmerkrankung mit 15 Jahren. Wenn zeitweilig bei hohem Fieber Bewußtlosigkeit eintrat, rief das immer bei ihr sitzende Geschwister den Vater: „Papa komm, Hermine stirbt". Dieser kam und riß ihr dann das Kopfkissen weg, um sie durch den Schmerz aufzuschrecken. In ihrer eigenen Genesungsphase erlebte sie in enger Begleitung das schmerzhafte Sterben des 18jährigen Bruders Ubbo an Kehlkopftuberkulose. – Später wollte der Vater die Zustimmung zum Studium nicht geben aus der Befürchtung, der verstorbenen Mutter wäre das nicht recht gewesen. Auch durch diese Ängste und Begrenzungen mußte sie sich hindurchkämpfen zum Mut der eigenen Entscheidung.

Helene Lange wurde dann zum entscheidenden, sie prägenden Vorbild. Schon der erste briefliche Kontakt, leider auch im Helene-Lange-Archiv in Berlin nicht erhalten, entschied über den weiteren Lebensweg. Während des Gymnasialkurses erhielt sie ein Foto mit einer handschriftlichen Widmung von Helene Lange: „In der Beständigkeit liegt das Geheimnis des Erfolgs". Helene Lange ermutigte sie während des Studiums auch in ihrer ersten öffentlichen Auseinandersetzung im Widerstand gegen die Zulassung von 35 russischen Studentinnen ohne Abitur in Halle zum Medizinstudium, weil dadurch die Vorurteile gegen das Frauenstudium (10 deutsche Studentinnen in Halle) geschürt wurden. Helene Lange griff 1902 mit einem Artikel in der Zeitschrift „Die Frau" mit dem Titel „Zur Kalamität des Frauenstudiums"

---

6 Promotion 1913 in Berlin „Über zwei Fälle von mykotischem Aneurysma der Aorta mit Perforation in den Oesophagus"

selbst in die Diskussion ein[7]. Sie zitierte dort die von Hermine Edenhuizen mitverfaßte Eingabe an das preußische Kultusministerium. Zur Vorbereitung lud sie Hermine Edenhuizen brieflich nach Berlin ein.[8] Dieser Brief vom 09.12.1901 fand sich im Nachlaß im Original und ist der älteste erhaltene, aber bisher unbekannte Brief von Helene Lange, wie die Nachforschung im

Zur „Kalamität" des Frauenstudiums.

Von

Helene Lange.

Helene-Lange-Archiv ergab. Die Verbindung bestand bis zum Tod von Helene Lange fort, mehrere z.T. sehr persönliche Briefe von Helene Lange an Hermine Edenhuizen sind aus der Zeit vor dem 1. Weltkrieg erhalten. Wie eng die Verbindung in den späteren Jahren war, zeigt sich auch in den Donnerstagsbesuchen (Erinnerungen S. 125) von Hermine Edenhuizen bei Helene Lange und auch darin, daß für Hermine Edenhuizens Adoptivkinder Helene Lange die „Großmama" war[9].

Nach dem Examen 1903 ging sie mit ihrer Freundin, Frida Busch, auf eine Wanderung an die Riviera, gesund in Reformkleidern ohne Korsett und mutig mit dem gesicherten Revolver in der Manteltasche. Im November 1903 genoß sie die eindrucksvolle Promotionsfeier und arbeitete zunächst entsprechend einer oft gehörten Empfehlung des Vaters in der inneren Medizin in Bonn, Dresden (Friedrich-Städtisches Krankenhaus), sowie im Inselspital in Bern, wo sie an der Erforschung des gerade entdeckten Syphiliserregers mitarbeiten konnte. Sie bekam erste gesellschaftliche Kontakte und vergoß Tränen wegen der Heirat ihrer Freundin Frida Busch, die sie „für einen Verrat an unserer heiligen Sache hielt". Die ärztliche Arbeit während ihrer Ausbildung zur Frauenärztin in der Universitätsklinik Bonn von 1906-1909 brachte ihr Befriedigung und Bestätigung in reichem Maße, auch als erster Ärztin in Deutschland eine bezahlte Anstellung. In diese Zeit fiel auch der Beginn ihrer Beziehung zu ihrem späteren Mann, Otto Heusler, der ihretwe-

---

7 Vgl. Schriftenverz. 28
8 Kurz darauf, am 3.2.1902, unterschreiben ihre drei Mitabiturientinnen eine reichsweite Petition zur Immatrikulation von Frauen mit Abitur. vgl. I. Meseberg-Haubold: Einzelne Hospitantinnen sehe ich gern... – Zur Frage der Anfänge des Frauenstudiums in Deutschland. In: Religion im Wandel. Hrsg. W. Weiß. Bibliotheks- und Informationssystem d. Univ. Oldenburg 1996, S. 31-53.
9 Zur Beziehung zwischen beiden Frauen s. auch Prahm, H.: Helene Lange fördert die erste Frauenärztin Hermine Edenhuizen, Nordwest-Heimat. Beilage der Nordwest-Zeitung Oldenburg v. 22.06.1996

Halensee-Berlin. Lorinsenstr. 9.
9. Dez. 1901

Liebes Fräulein Edenhuizen!

Haben Sie vielen Dank für Ihr Nachrichten. Ich finde es ausgezeichnet, dass Sie so mutig vorgegangen sind, u. finde Ihr Urteil durchaus richtig. Natürlich fasse ich die Sache sofort an, halte aber die ganz correkte Abfassung des Artikels in der Frau für so wichtig, dass ich Sie bitten möchte, noch einen Tag weiter zu kommen. Für die Januar Nummer der Frau muss nämlich am Freitag schon das imprimatur gegeben werden, u. so würde es wohl am besten sein, wenn Sie am Mittwoch kommen könnten, oder schlimmsten Falls Donnerstags Vormittag, um

---

Dieser Brief von Helene Lange vom 9.12.1901 ist der älteste von ihr bekannte Brief und wird hier erstmals veröffentlicht.

Übersetzung S. 166

Nachmittag bin ich leider besetzt. Die letzte briefliche Verständigung ist zu schwer u. die Zeit zu kurz, darum bitte ich Sie herzlichst zu kommen. Ich kann mir Mittwoch u. Donnerstag Vormittag zu jeder Stunde frei halten. Alles andere mündlich.

Mit herzlichem Gruß

Ihr
Hermann Lenz

Übersetzung Brief Helene Lange

> *Halensee-Berlin, Bornimerstr. 9*
> *9. Dez. 1901*
>
> *Liebes Fräulein Edenhuizen!*
>
> *Haben Sie vielen Dank für Ihre Nachrichten. Ich finde es ausgezeichnet, daß Sie so mutig vorgegangen sind, und finde Ihre Eingabe durchaus richtig. Natürlich fasse ich die Sache sofort an, halte aber die ganz korrekte Abfassung des Artikels in der Frau für so wichtig, daß ich Sie bitten möchte, auf einen Tag herüber zu kommen. Für die Januarnummer der Frau muß nämlich am Freitag schon das imprimatur gegeben werden, und so würde es am besten sein, wenn Sie am Mittwoch kommen könnten, oder schlimmstenfalls donnerstag vormittag, am Nachmittag bin ich leider besetzt. Die bloß briefliche Verständigung ist zu schwer und die Zeit zu kurz, darum bitte ich Sie herzlichst, zu kommen. Ich kann mich Mittwoch und Donnerstag vormittag zu jeder Stunde frei halten.*
> *Alles andere mündlich.*
>
> *Mit herzlichem Gruß*
>
> *Ihre*
>
> *Helene Lange*

Der Brief bezieht sich auf Helene Langes im Januar 1902 erschienenen Artikel „Zur Kalamität des Frauenstudiums". Beide Dokumente spiegeln den Kampf um die volle Zulassung (Immatrikulationsrecht) von Frauen zum Studium. Das damals nur mögliche „Hospitieren" war auch ohne Abitur zulässig, wodurch die große Mehrheit der Studentinnen (infolge fehlender Mädchengymnasien) mangelhaft qualifiziert zur Universität kam. Helene Lange weist in ihrem Artikel darauf hin, daß von den damals etwa 1000 im Deutschen Reich studierenden Frauen nur 70 (!) das Abitur hatten. Das schadete dem Ansehen des Frauenstudiums insgesamt. Die Forderung war das Immatrikulationsrecht für Frauen mit Abitur, was 1900 schon in Baden eingeführt wurde, in Preußen erst 1908.

Ew. Excellenz erlauben sich die Endesunterzeichneten die ergebene Bitte vorzutragen, dahin wirken zu wollen:
1. daß zu den medizinischen Studien keine Damen zugelassen werden, die nicht die obligatorische Vorbildung (Abiturientenexamen resp. Physikum) nachweisen können,
2. daß besonders auch den Ausländerinnen gegenüber auf dieser Forderung und bei Beurteilung ihrer Vorbildung deutscher Maßstab angelegt werde.

Zu dieser Bitte veranlassen uns die augenblicklichen Verhältnisse in Halle, wo zur Anatomie und zu den Kliniken 35 Russinnen zugelassen sind auf ein einfaches Hauslehrerinnenzeugnis hin oder das Abgangszeugnis eines sogenannten russischen „Gymnasiums", das in Wirklichkeit kaum mit unserer höheren Töchterschule auf gleicher Stufe steht, und in keiner Weise auf Gleichstellung mit deutschen Gymnasien Anspruch erheben kann. Die Frauenuniversität in Rußland bleibt diesen Damen verschlossen, weil sie für sie nicht die geforderte Vorbildung besitzen; in Deutschland aber öffnet man ihnen bereitwilligst eine Hochschule, zu der Reichsangehörige nur nach Ablegung der Reifeprüfung zugelassen werden. Wir deutschen Studentinnen in unserer geringen Zahl verschwinden unter dieser Masse von Russinnen, und die natürliche Folge davon ist, daß alles, was man ihnen zur Last legt, auch uns zugeschoben wird, worin wir eine Beeinträchtigung unseres Ansehens erblicken zu müssen glauben. Ferner glauben wir wahrzunehmen, daß sich unter der hiesigen deutschen Studentenschaft infolge dieser Zustände eine steigende Mißstimmung geltend macht, die geeignet wäre, das bis dahin gute Einvernehmen zwischen den Studierenden beider Geschlechter ernstlich zu stören.

Ew. Excellenz ganz gehorsamste
Gertrud Roegner, stud. med., Hermine Ebenhuizen, cand. med., Elisabeth Corbs, cand. med., Hildegard Lindner, cand. med., Hedwig Meischeider, stud. med.,
Hallenser Studentinnen mit deutschem Abiturientenexamen.

Die Petition von 1901 wurde in verschiedenen Zeitschriften der Frauenbewegung abgedruckt, so im erwähnten Artikel von Helene Lange oder wie hier abgebildet im „Centralblatt des Bundes Deutscher Frauenvereine" ebenfalls am 15.1.1902 (vgl. Anm. 7) gen seine erste Frau verließ. Sie erlebte ein immer abgewehrtes Ausgeliefertsein an ihre Gefühle und den Verlust gesellschaftlicher Achtung durch diesen Skandal. Sofort nach Beendigung der Facharztausbildung verließ sie deshalb Bonn, ließ sich kurz für einige Monate in Köln nieder, um dann dem Ruf an die „Klinik weiblicher Ärzte" in Berlin nach dem Tod von Dr. Agnes Hacker zu folgen[10].

Diese Berufung war offenbar nicht unumstritten[11]. Es gibt Hinweise auf eine Verstimmung[12] zwischen Dr. med. Franziska Tiburtius, der ärztlichen Gründerin der Klinik weiblicher Ärzte, und Hermine Edenhuizen, was aus den Erinnerungen nicht hervorgeht. Die Differenzen scheinen aus dem Jahr 1909 zu stammen, als Dr. Edenhuizen an die Klinik weiblicher Ärzte gerufen wurde. In zwei rasch mit Bleistift geschriebenen (erhaltenen) Briefen von Helene Lange an Hermine Edenhuizen vom 10. und 14.09.1909 geht es um das Verhältnis Hermine Edenhuizen – Tiburtius und die Ermutigung für „meine liebe Edenhuizen", ihre Entscheidung für Berlin und die Klinik weiblicher Ärzte unter langfristigen Gesichtspunkten zu treffen und keine weitere Diskussion mit Franziska Tiburtius darüber zu suchen. Im gleichen Sinne schrieb ihr auch Prof. Corssen, der Mann ihrer Mitabiturientin von 1898, Frida Busch. Es geht, soweit aus den vorsichtigen Formulierungen zu entnehmen, offenbar um die Diskussion der bekannt gewordenen Beziehung zwischen Hermine Edenhuizen und Dr. Heusler, die vermutlich erheblichen gesellschaftlichen Widerstand ausgelöst hatte. Später scheint das Verhältnis zu Dr. Tiburtius sich wieder gebessert zu haben, wie aus einem langen Brief von Dr. Tiburtius an Hermine Edenhuizen hervorgeht, in dem sie sich am 27.12.1924 für überbrachte Sachen (Nahrungsmittel) bedankte. Nach dem Tode von Franziska Tiburtius 1927 schrieb Hermine Edenhuizen einen ehrenden Nachruf.[13]

Wirken[14]

Das berufliche Wirken von Hermine Edenhuizen beginnt 1909 in Berlin an der „Klinik weiblicher Ärzte"[15], einer Belegklinik, die ausschließlich von Ärztinnen gleichberechtigt belegt wurde ohne Kontrolle einer leitenden Ärztin. Im gleichen Hause in der Kyffhäuser Straße in Berlin Schöneberg hatte sie auch eigene Praxisräume als „Spezialärztin für Frauenkrankheiten und

---

10 Vgl. Weibliche Ärzte, S. 64 a.a.O.
11 Vgl. sogar auch Zweifel an ihrer Qualifikation in: „Weibliche Ärzte" (Anm. 10). Die tatsächlichen Hintergründe lassen sich aus den erwähnten Briefen vermuten, s. auch Anm. 9.
12 Mitteilung aus dem Institut für Geschichte d. Medizin, Berlin, s. Anm. 22
13 Vgl. Schriftenverz. Nr. 31 u. 32
14 Vgl. auch das Schriftenverzeichnis im Anhang
15 Vgl. K. Hoesch in: Weibliche Ärzte a.a.O. S. 44ff. mit etwas abweichenden Angaben.

Geburtshilfe". Gleichzeitig arbeitete sie zunächst in einer schon vorhandenen „Poliklinik" mit, eine Art unentgeltliche Praxis für unbemittelte Frauen, gründete aber schon im nächsten Jahr 1910 in der Alexanderstraße am Alexanderplatz in zwei Zimmern eine eigene Poliklinik mit einer Hilfskraft und betrieb sie bis 1922. Danach war sie praktisch nur noch privatärztlich tätig, also für die höheren Sozialschichten, darunter viele Offiziersfrauen und Schauspielerinnen. Hans Fallada kannte sie als Ärztin seiner Frau und Geburtshelferin seiner Kinder und setzte ihr ein literarisches Denkmal in der Figur der Frau Dr. Säule in seinem Roman „Wir hatten mal ein Kind".[16]

Die Klinik weiblicher Ärzte in der Kyffhäuser Straße verließ sie schon 1911 wieder[17], nach ihren eigenen Angaben wegen der zu geringen Bettenzahl, und arbeitete dann 10 Jahre lang im Stadtpark-Sanatorium, schließlich in der Landhausklinik. Ihre Praxis hatte sie später in der Kaiserallee 208, wo sie seit 1937 auch wohnte. Vorher hatte das Ehepaar Heusler seit Beginn der Berliner Zeit in der Rankestraße 35 im Zentrum Berlins gegenüber der Kaiser-Wilhelm-Gedächtnis-Kirche gewohnt. Später kam auch noch ein Landhaus in Gatow hinzu, wo sie unehelich schwangere Mädchen aufnahm und die Adoption der Kinder organisierte. So lebte und arbeitete sie von 1909 - 1945 in Berlin.

Ihr ärztliches Handeln war getragen von dem mit großem Ernst verinnerlichten ärztlichen Ethos des Helfens und Heilens, des Verstehens und Annehmens, des Schutzes vor Schmerzen und Gefahren. Besonders im Kapitel „Ärztin für Frauen" erwähnt sie Behandlungsmethoden, deren heutige Bedeutung kurz erläutert werden soll.[18] Die Methode des Frühaufstehens nach Entbindungen (u. auch Operationen), die damals sogenannte „Krönig'sche Methode" hat sich heute allgemein durchgesetzt zur Vermeidung von Thrombosen. Die Geburt als natürlicher Vorgang und die Rolle medizinischer Hilfe wird auch heute immer wieder diskutiert („natürliche Geburt"). In der Praxis erhalten heute etwa 50% der Erstgebärenden medizinische Hilfe, jedoch möglichst ohne Vollnarkose, z.B. durch die (umstrittene) Periduralanästhesie (Schmerzfreiheit der unteren Körperhälfte durch entsprechende Wirbelkanalinjektion) oder durch Gabe von morphiumartigen Schmerzmitteln. Die Betreuung während der Schwangerschaft mit Schwangerschaftsgymnastik (heute Dick-Reed-Methode) ist inzwischen Selbstverständlichkeit geworden, während ein besonderer Stütz-BH nicht erforderlich ist aufgrund der guten Qualität der modernen BH mit Versteifung. Ein Stützkorsett („Kalasiris") hat sich nicht durchgesetzt, wohl aber eine Behandlung der Bauchhaut Schwangerer durch Zupfmassage zwecks Vordehnung.

---

16 rororo TB 1992 Nr. 4571, S. 418 ff. u. pers. Mitteilung Dr. Häußler
17 Vgl. Anm. 10
18 Die fachärztlichen Hinweise zu diesem Abschnitt verdanke ich Frau Dr. Heike Wiesner-Hoffmann, Fachärztin für Frauenheilkunde und Geburtshilfe in Oldenburg.

Das wichtigste Thema für Hermine Edenhuizen war die Verhütung des Kindbettfiebers, dem auch heute noch sorgfältige Aufmerksamkeit gilt.[19] Zwar kann inzwischen durch die Antibiotika das Schlimmste in der Regel verhütet werden, aber bakterielle Abstriche in den Wochen vor der Geburt werden regelmäßig durchgeführt, um ggf. rechtzeitig handeln zu können und auf den Gebrauch von Kondomen hinzuweisen. Denn zusätzlich weiß man heute, daß bakterielle Verunreinigung und auch Substanzen der Samenflüssigkeit selbst (Prostaglandine) vorzeitige Wehen, d.h., Frühgeburten, auslösen können. Diese einsamen und umkämpften Erkenntnisse von Hermine Edenhuizen, die sie einmal auch als ihr Lebenswerk bezeichnete, haben also nach wie vor Gültigkeit und zusätzliche Bedeutung bekommen.

Ganz am Anfang ihrer ärztlich wissenschaftlichen Tätigkeit stand das Thema ihrer Dissertation, das Problem der Schwangerschaftsvergiftung durch Eiweißanhäufung im Körper (Eklampsie), das sie auch in einem Vortrag in London 1924 aufgriff. Die eigentliche Ursache für diese sehr gefährliche Schwangerschaftserkrankung, die durch schließliche epileptische Anfälle für Mutter und Kind tödlich sein kann, ist bis heute ungeklärt. Störungen der Nierenfunktion durch das Bluteiweiß führen zu extremen Blutdruckerhöhungen, so daß eine regelmäßige Kontrolle des Blutdrucks und evtl. ein früher Kaiserschnitt erforderlich sind. Vorbeugung kann durch Zurückhaltung beim Fleisch- (Eiweiß) genuß geschehen, gezielte Diäten haben aber keinen zusätzlichen Effekt gebracht. So finden wir Hermine Edenhuizen in einer auch heute noch offenen wissenschaftlichen Diskussion. Der Beitrag ihrer Dissertation war die Beobachtung, daß der Stoffwechsel sich bei jeder Schwangerschaft im Sinne vermehrter Eiweißausscheidung im Urin verändert.

Berufspolitisch war sie durch ihren Einsatz für die Erschließung von Tätigkeitsfeldern für Ärztinnen, z.B. als Schulärztinnen und Bahnärztinnen[20], durch Gutachten und Artikel aktiv. Dabei zog sie auch gegen die Minderbezahlung von Lehrerinnen (infolge der Brüningschen Notverordnungen) wegen der angeblichen biologischen Minderleistung der Frau zu Felde. Eine besondere Bedeutung bekam sie durch ihre Rolle als Mitbegründerin und 1. Vorsitzende des Deutschen Ärztinnenbundes 1924 sowie die Gründung der „Vierteljahresschrift des Bundes Deutscher Ärztinnen", die 1928 in eine Monatsschrift umgewandelt wurde. 1931 wurde die selbständige Zeitschrift von ihr und der Mitherausgeberin Dr. Turnau an den Ärztinnenbund abgegeben. Das wichtigste Ereignis während dieser Phase war für sie die Teilnahme am internationalen Kongreß der Ärztinnen in London 1924, durch den sie auch zur Verständigung zwischen den Völkern beitragen konnte. Ein Londoner Zeitungsartikel zum Auftakt der Tagung der „Medical women's international Association" im Juli 1924 zählt sie zu den interessantesten Frauen des

---

19 Sie selbst äußerte sich 1952 noch einmal dazu, s. Schriftenverz. Nr. 8
20 Vgl. Schriftenverz. Nr. 33, 36 u. 37

damaligen Deutschland und betont die Freude der deutschen Ärztinnen über den Sieg des Geistes der Versöhnung.

Die Gründe für den Rücktritt vom Vorsitz des Deutschen Ärztinnenbundes bleiben unklar. Nachfolgerin wurde Dr. M. Salzmann. Es gab Differenzen mit der Vorstandskollegin und Mitherausgeberin Frau Dr. Turnau, einer Jüdin. Im Originalmanuskript der Erinnerungen gibt es eine handschriftlich korrigierte Stelle (s.S. 150), in der es um den Grund für den Rücktritt in Bamberg 1928 geht und die vor der Korrektur hieß: „...insbesondere war ich wohl zu sture Friesin, um den damals sich etwas unvernünftig vordrängenden Jüdinnen geschickt genug entgegentreten zu können. Bei meinem Abgang bekamen sie den Vorsitz." Angesichts der eindeutig ablehnenden Haltung gegenüber den Nazis (s.u.) könnte es um den Versuch gegangen sein, den Ärztinnenbund vor nationalsozialistischen Angriffen zu schützen?[21] Irreführend ist zunächst auch die anschließende Bemerkung, der Ärztinnenbund sei 1933 von den Nazis als „international" aufgelöst worden. Tatsächlich wurde er erst 1936 aufgelöst. 1933 wurden alle nichtarischen Mitglieder ausgeschlossen. Nur eine „arische" Ärztin verließ damals den Bund. Allerdings verlor der Bund deshalb schon 1934 die Mitgliedschaft im internationalen Ärztinnenbund[22]. Das dürfte Hermine Edenhuizen gemeint haben.

In der gesellschaftspolitischen Diskussion der 20er Jahre kämpfte sie als Ärztin für das Lebensrecht von Frauen und Kindern gegen eine „vermännlichte Kultur". In ihrem Kampf gegen das damals noch häufige, tödliche Kindbettfieber entdeckte sie als Ursache die Infektion der Schwangeren durch Geschlechtsverkehr in der Phase vor der Geburt. In ihrem Bemühen um entsprechende Aufklärung mußte sie sich gegen eine bis zur Lächerlichkeit vermännlichte Kultur durchsetzen, wenn ein führender Gynäkologe ihr als Argument entgegenhielt, der Geschlechtsverkehr sei doch der „Hasenbraten des armen Mannes".

In den großen Diskussionen um den § 218 war sie führend durch Artikel, Initiierung des Ausschußes Großberliner Ärztinnen zum Protest gegen den § 218 und einer entsprechenden Reichstagseingabe aktiv und trat bei Kundgebungen wie in den Spichernsälen in Berlin im März 1931 vor über 4.000 Menschen auf. Auch in dieser Diskussion ging es um die Freiheit der Frau. Sie wies auf die damalige Empörung über die Bestrafung der Frau wegen

---

21 Einen ähnlichen Vorgang gab es im Bund deutscher Frauenvereine bereits 1919, als Gertrud Bäumer die Wahl von Alice Salomon zur Vorsitzenden verhinderte aus Furcht vor antisemitischen Angriffen, obwohl der BdF den Antisemitismus bekämpfte. Vgl. I. Meseberg-Haubold: Die Auflösung des Bundes Deutscher Frauenvereine – Anpassung oder Widerstand? Antrittsvorlesung C.v.O. Universität Oldenburg, 28.01.1992.

22 Diese Informationen verdanke ich Frau Prof. Dr. Johanna Bleker, Institut für Geschichte der Medizin der Freien Universität Berlin, Brief vom 28.02.1994.

einer Abtreibung hin, da „es Sklaverei sei, einer Frau das Bestimmungsrecht über ihren eigenen Körper zu nehmen".[23]

Hermine Edenhuizens Anliegen war der Schutz von Mutter und Kind, aus dem heraus sie zunächst den § 218 noch befürwortet hatte, aus den Erfahrungen in ihrer Praxis jedoch rigoros ablehnen lernte.[24] Sie erlebte den Zwang von Ehemännern zur Abtreibung gegenüber dem natürlichen Wunsch der Frauen zum Austragen ihrer Kinder, sie erlebte auch den realitätsbezogenen Wunsch der Mütter, ihre vorhandenen Kinder und Familien in der Armut ihrer Lebenssituation vor dem steigenden Elend durch weitere Kinder zu schützen, wobei sie oft kein Verständnis der sexuell bedrängenden Ehemänner hatten. Das Gesetz verlangte damals die sexuelle Bereitwilligkeit der Frau in der Ehe, so daß sie zu wenig Freiheit hatte, die Kinderzahl durch sexuelle Zurückhaltung zu begrenzen.

Hermine Edenhuizen war überzeugt, daß der natürliche „Mutterinstinkt" der Frau die Kinderzahl sinnvoll reguliert und hielt den § 218 schon aus diesem Grund für überflüssig, jedoch auch schädlich wegen der hohen Sterblichkeit bei illegalen Abtreibungen. Sie sah die rechtliche Regelung der Strafe für die Frau bei Straffreiheit des Mannes als eine direkte Folge mittelalterlicher Vorstellungen von der rechtlichen Unterordnung der Frau unter den Mann. So wie im Mittelalter bei Ehebruch die Frau getötet werden konnte, während der Mann straffrei ausging, werde im Abtreibungsrecht die Frau bestraft und der Mann gehe straffrei aus. Dieses Gesellschaftsmuster ist für sie die „vermännlichte Kultur". Heute, 70 Jahre später, scheint die rechtliche Gleichstellung der Frau erreicht, aber das Mißtrauen in die Bereitschaft der Frauen zur Mutterschaft besteht in Form der Strafbarkeit der Frau nach § 218 fort. Das Ziel des Schutzes von Mutter und Kind ist durch diese Diskussionen heute stärker in den Mittelpunkt getreten mit den Beratungsvorschriften bei geplantem Abbruch[25], so daß an die Stelle der mittelalterlichen Unterdrückung der Frau die zentrale Forderung von Hermine Heusler-Edenhuizen treten kann: „Mutterschaft in jedem Stadium fordert Fürsorge und Schutzgesetze, aber keine strafende Faust."[26]

Weitere Themen ihres öffentlichen Wirkens waren z.B. die Erhaltung der weiblichen Figur durch Gymnastik,[27] Sexualaufklärung für Schüler und ent-

---

23 S. Schriftenverz. Nr. 9 u. 10, ähnlich auch Nr. 22 und 23.
24 Damit gehörte sie zum radikaleren Flügel der bürgerlichen Frauenbewegung, was vermutlich auch die Veröffentlichung ihrer Lebenserinnerungen noch in den 50er Jahren behindert hat. Vgl. auch R. Nave-Herz: Die Geschichte der Frauenbewegung in Deutschland. Leske + Budrich 1994, S. 40ff. u. Hermann, B. in: „Weibliche Ärzte" a.a.O. S. 114ff.
25 Urteil d. BVG v. 28.05.1993 sowie „Gesetz zur Vermeidung und Bewältigung von Schwangerschaftskonflikten (Schwangerschaftskonfliktgesetz) v. 21.08.1995.
26 Vgl. Schriftenverz. Nr. 14
27 Vgl. Schriftenverz. Nr. 12

sprechende Anleitung für Mütter, sowie allgemeinverständliche frauenärztliche Vorträge. Dabei nahm sie immer wieder zu Ehefragen Stellung, öffentlich auch zu den damals aufkommenden Eheberatungsstellen.[28] Diese waren nach damaligem amerikanischen und skandinavischen Vorbild in ihrer Aufgabe zunächst auf die Feststellung der gesundheitlichen Ehefähigkeit im Hinblick auf geistige, erbliche und suchtbedingte Krankheiten zuständig. Sie forderte darüberhinaus als Aufgabenstellung auch eine psychologische Vorbereitung und Beratung, um über das unterschiedliche psychische und sexuelle Erleben der Geschlechter und daraus entstehende Krisen mit ihren negativen Auswirkungen auf die „Volksgesundheit" aufzuklären. Ihre Auffassungen über unterschiedlich starke sexuelle Reaktionen der Geschlechter (und eventuell auch Rassen) sind auch heute noch weit verbreitet. Die sexualmedizinische Forschung hat die von ihr bereits betonten psychosozialen Bedingungen für das sexuelle Erleben deutlicher herausgearbeitet (z. B. Masters u. Johnson, Sigusch), während Rassenunterschiede nach den Beobachtungen der Verhaltensforschung eher unwahrscheinlich sind. „Notzuchtsdelikte" haben zwar die männliche Form der Sexualität zur Voraussetzung, sind aber primär nicht biologisch verursacht.

Die politische Entwicklung der Weimarer Republik und der Nazizeit erlebte sie zunächst als, wie sie sagt, „Nichtpolitikerin". Sie sah das Unrecht deutlich, bezog in persönlichen Situationen auch eindeutig Stellung. Im Gespräch auch mit ihren Kindern war sie gegen die Nazis so schroff und kompromißlos, daß die damals heranwachsende Tochter mit ihr über dieses Thema überhaupt nicht reden konnte, wohl aber mit dem umgänglicheren Vater. Dieser war jedoch genauso klar in seiner Haltung und gründete mit seiner Frau zusammen einen neuen Alpenverein in Berlin, um die bereits 1925 ausgeschlossenen Juden wieder zu integrieren. Auch öffentlich nahm er in Zeitungsartikeln hierzu Stellung. Sie wurde wegen ihrer offen ablehnenden Haltung im privaten Kreis immer wieder gewarnt, ist aber wohl tatsächlich nicht direkt denunziert worden. Anlaß dafür wäre z. B. auch gewesen, daß sie nie die Hausbesuche bei ihren jüdischen Patientinnen eingestellt hat[29], ein damals durchaus gefährliches Verhalten.

Das persönliche Leben, die 1912 mit Otto Heusler (1868-1943) geschlossene Ehe und die Beziehung zu ihren beiden Adoptivkindern bleiben am Rande der Schilderungen. Die Erschütterung über das Entstehen ihrer Ehe aus dem Zerbrechen der ersten Ehe ihres Mannes ließ sie nachdenklicher und weicher werden, wie sie selbst schreibt, aber sie blieb die beherrschende, kämpferische Frau, zu der sie in ihrer Entwicklungszeit wurde. Ihr Mann war genauso engagiert wie sie. Er war in manchem gelassener und souveräner, wird als umgänglich und begabt mit einem unbestechlichen Sinn für Gerech-

---

28 Vgl. Schriftenverz. Nr.17
29 Vgl. S. 154 u. pers. Mitteilung Frau Dr. Häußler

tigkeit geschildert. In der öffentlichen Auseinandersetzung bezog er klar Stellung, so in der Alpenvereinsfrage, zum ärztlichen Beruf der Frau und gegen den § 218.[30] Der Tod des Mannes Anfang 1943 an einer Nierenbeckenentzündung traf sie schwer und unvorbereitet.

Nebenstehende Abbildung: Rezept vom 18.4.1944 über Codeinsaft für eine Verwandte. 2 weitere Rezepte stammen aus der Zeit in Pewsum 1947 u. 1948.

---

30 vgl. Schriftenverz. Otto Heusler im Anhang

Dr. HERMINE HEUSLER-EDENHUIZEN
FACHÄRZTIN
FÜR
FRAUENKRANKHEITEN UND
GEBURTSHILFE

TEL.: 24 05 52
SPRECHZEIT: MONTAG, DIENSTAG, DONNERSTAG, FREITAG NACH VORANMELDUNG

BERLIN W 15,
KAISERALLEE 208

Ausklang

Über die Zeit nach dem zweiten Weltkrieg schreibt sie nichts Persönliches mehr. Der Zusammenbruch bedeutete auch für sie nach dem Tod des Mannes das Ende ihres bisherigen Lebens. Sie ging im März 1945 zu ihrer sterbenden jüngsten Schwester Helene nach Ostfriesland und lebte dann wieder für einige Jahre, wohl bis 1950, in der Burg Pewsum, weil sie keine Rückkehrgenehmigung nach Berlin erhielt. Ihr Leben nach 1945 wollte sie in den Erinnerungen nicht mehr schildern, weil sie ihren Kampf als gekämpft ansah. In einem Vortrag[31] vor Emder Primanerinnen 1949 sagte sie zum Schluß: „Im langsamen, hartnäckigen Kleinkampf solch größeren Zielen sein Leben widmen zu dürfen, war Glück, Glück, das heute gekrönt wird durch den Beschluß des parlamentarischen Rates in Bonn, in der Verfassung, die er ausarbeitet, die „Gleichberechtigung der Frau" festzulegen." In Pewsum lebte sie einige Jahre, praktizierte auch, stellte Rezepte aus, beurteilte 1948 die Schulreife des Verfassers dieser Zeilen, schrieb erhalten gebliebene Briefe über ihre Besuche bei verschiedenen Verwandten, ihr Sohn kam 1949 aus russischer Gefangenschaft dorthin zurück und gründete auf dem Gelände der Burg eine Gärtnerei. Doch im persönlichen Umgang war sie schwierig, es hielt sie nicht in Pewsum. Sie hatte Adressen in Celle, Ludwigshafen und Hannover bei Freunden, zuletzt in einer Pension in Berlin. Sie schrieb ihre Erinnerungen 1954 in Hannover zu Ende, schrieb Artikel, Leserbriefe, hielt Vorträge zu ihren alten Themen mit dem gleichen Elan wie zuvor. Die verfallende Alte Burg in Pewsum wurde 1954 für einen symbolischen Preis an den dortigen Heimatverein verkauft und als Museum eingerichtet. Die „Edenhuizenstraße" in Pewsum erinnert an Hermine Edenhuizen und ihre Familie.

Hermine Edenhuizen starb am 26.11.1955 in einem Berliner Krankenhaus an einem Schlaganfall im Beisein ihrer Tochter. Auf dem Waldfriedhof Heerstraße in Berlin wurde sie neben ihrem Mann in der Nähe des Grabes von Helene Lange beerdigt. Die Grabstätte ist inzwischen jedoch aufgehoben.

Der Berliner Ärztinnenbund und der Akademikerinnenbund Berlin veranstalteten am 10. Februar 1956 im Musiksaal des Lette-Vereins am Viktoria-Luisen-Platz eine Feierstunde, auf der für den Ärztinnenbund Frau Dr. Annemarie Durand-Wever und für den Akademikerinnenbund Frau Dr. Ella Barowski sprachen.

Schon zu ihrem 60. Geburtstag 1932 hatte Gertrud Bäumer eine Würdigung in der Zeitschrift „Die Frau" veröffentlicht[32]. Darin heißt es nach einigen biographischen Angaben:

---

31 Unveröffentlichtes Vortragsmanuskript im Nachlaß
32 Bäumer, G.: „Dr. med. Hermine Heusler-Edenhuizen". Die Frau 39, 111-112 (1931).

"In jedem Sinne und unerschüttert bestimmte "Das Gesetz, nach dem sie angetreten", ihren Lebensgang. Sie bleibt eine der überzeugtesten und zugleich überzeugendsten Trägerinnen der Berufsidee im Frauenleben – in einem Beruf, der bei ihr, wie bei wenigen anderen zugleich, durch die Frau Inhalt und Prägung bekam. Sie begründet – eine der repäsentativsten Vertreterinnen ihrer Arbeit – den Bund deutscher Ärztinnen, dessen Vorsitzende sie lange Zeit war. In der Erziehung der Frauen zu einer neuen Sicherheit in dem innersten Gebiet ihres weiblichen Lebens hat wohl kaum jemand so große Möglichkeiten und so große Verantwortung wie die Frauenärztin. Wie kaum auf einem anderen Felde ärztlicher Tätigkeit ist auf diesem medizinische und seelische Hilfe verbunden. Hermine Heusler-Edenhuizen hat durch die eigene ruhige Kraft und Klarheit Generationen von Frauen in der Verworrenheit der Zeit Richtung gegeben.

Es gehört zu ihrem Bilde und der Einordnung ihrer Persönlichkeit in die Geschichte der Frauenbewegung, daß sie Helene Lange bis zu ihrem Tode auf das Innigste verbunden blieb – eine der wenigen Frauen, die ihr im eigentlichsten Sinne nahestanden. Sie half ihr, durch Jahre, zu leben, – sie half ihr in der Todesstunde." –

Zum Schluß dieser biographischen Anmerkungen möchte ich aus dem erwähnten Vortrag vor Primanerinnen in Emden im März 1949 zitieren. Der Vortrag beginnt:

"Meine jungen Zuhörerinnen!

Das gehetzte Lebenstempo unserer technischen Zeit mit ihren Existenzsorgen läßt schneller noch, als das gemeinhin schon der Fall ist, heute vergessen, was gestern geschah. Die jetzige Generation nimmt, was sie vorfindet, als gegeben hin und fragt nicht viel danach, woher das ihr gewordene Gut gekommen und wie es errungen worden ist."...

Der Vortrag gibt dann eine Kurzfassung ihrer Lebenserinnerungen und zum Schluß heißt es:

"Für Sie, meine jungen Zuhörerinnen, die Sie bald von der Schule ins Leben treten, bleibt ein anderer Kampf als der von uns geführte, ein sehr ernster und sehr wichtiger, für den wir Ihnen die Waffen geschmiedet haben. Das ist der Kampf um die Sittlichkeit, der Kampf um die Würde der Frau und um die Erhaltung der Familie. Für ihn hat die Natur der Frau den Mutterinstinkt gegeben, der sie zur Ordnung im Sexualleben treibt und zum Schützen der Kinder innerhalb der Familie.

Der Mann allein ist diesem Kampf nicht gewachsen, weil er zu schwach ist gegen sich selbst.

Nehmen Sie jungen Menschen ihn auf, sorgen Sie im Kleinen und Großen für Aufklärung und verantwortungsvollen Einsatz."

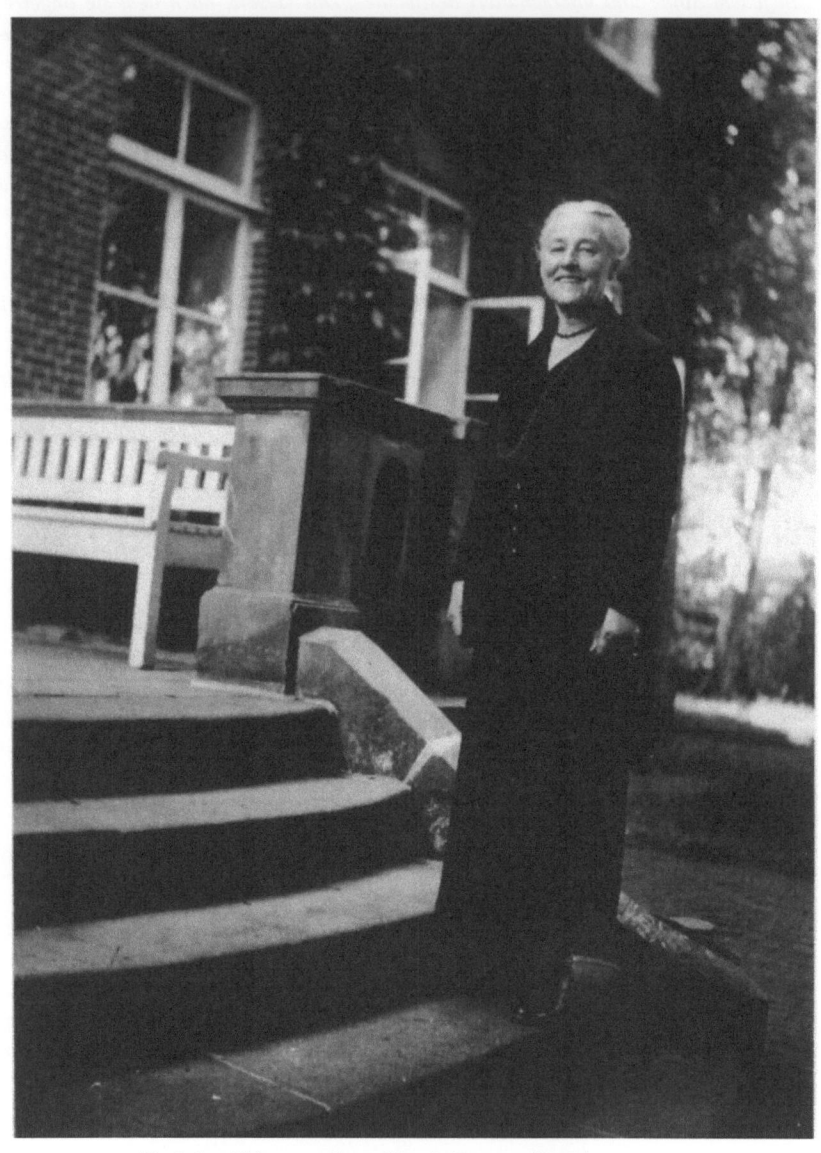
Nach dem Kriege vor ihrem Haus in Pewsum (Ostfr.)

Nachbetrachtung

Am Ende unseres Jahrhunderts der Moderne geht der Blick zurück zu den Menschen am Beginn dieser Entwicklung. Der Glaube an den Fortschritt ist nicht mehr ungebrochen, wir halten inne und fragen nach den Absichten und Erfahrungen derer, die diese, unsere Zeit herbeiführten. Es waren die Großeltern der heutigen Generationen, die mit ihren Ideen und ihrem Erleben den Durchbruch durch die Grenzen des damaligen Denkens vorantrieben. Der Aufbruch in die Moderne hatte die Entdeckung des Individuums in seiner Kreativität und Leistungsfähigkeit zur Voraussetzung. Die daraus entspringende Idee von den individuellen Menschenrechten führte zwangsläufig auch zu dem Verlangen der Frauen nach ihrer Gleichberechtigung und zur Entdeckung des Rechtes der Kinder auf ein menschenwürdiges Leben. Die Entwicklung des schützenden und bewahrenden Beitrages der Frau in allen gesellschaftlichen Bereichen als ihrer besonderen „Kulturaufgabe"[33] war eines der Anliegen von Frauen wie Helene Lange und Hermine Edenhuizen.

Die besondere „Kulturaufgabe" der Frau, die Polarität der Geschlechter, (das sog. „Ergänzungstheorem") war damals schon umstritten und wird heute oft als konservativ abgelehnt.[34] Dem biologisch geschulten Beobachter kommt der Gegensatz konstruiert vor, denn die biologischen Geschlechtsunterschiede bis in die Verhaltensstrukturen sind die beiden gleichwertigen und notwendigen Seiten zur Aufrechterhaltung des Lebens. Die kulturellen Ausformungen, z.B. auch eine angebliche Minderwertigkeit der Frau, lassen sich nicht biologisch begründen. Der Widerspruch zwischen egalitärem („Menschenrechte haben kein Geschlecht", Hedwig Dohm) und dualistischem Weltbild („Kulturaufgabe der Frau", Helene Lange) ist ein Scheinproblem und verstellt den Blick für die brennend aktuelle Frage nach dem Wert individueller, ethnischer oder eben auch geschlechtlicher Unterschiede. Die Gefahr liegt in einem egozentrischen Weltbild, sei es z.B. patriarchalisch, feministisch oder ethnozentrisch, das nur die eigene „Art" als vollwertig gelten läßt und alle „Andersartigen" abwertet. In diesem Sinne verstehe ich das Anliegen von Helene Lange, Hermine Edenhuizen und Otto Heusler auch für die heutige Situation als gültig, wenn auch der Begriff „Kulturaufgabe" antiquiert klingt.

Die äußeren Widerstände gegen die Befreiung der Frau aus der damaligen gesellschaftlichen Einengung und die anerzogene eigene Vorstellung von der Unterlegenheit der Frau waren Themen der bürgerlichen Frauenbewegung. Es ging um eine gleichberechtigte Ergänzung im menschlichen Miteinander der Geschlechter, nicht um einen Geschlechterkampf.

---

33 Helene Lange: Lebenserinnerungen S. 260. a.a.O.
34 Vgl. zusammenfassend R. Nave-Herz, a.a.O. S. 17ff.

Soziologen wie Ulrich Beck[35] weisen darauf hin, daß die unterschiedlichen Lebenslagen von Männern und Frauen aus der Anfangszeit der modernen Wettbewerbsgesellschaft infrage gestellt wurden. Die Männer waren durch Mobilität und Vertraglichkeit ihrer Arbeit, durch Bildung und Karriere zu konkurrierenden Einzelwesen geworden, während der Frau mit der Ortsstabilität, der familiären Solidarität und der unvertraglichen Vermischung von Arbeit und persönlichem Leben eine „gegenmoderne" Lebenslage zugewiesen worden war.

Die Moderne war deshalb nur eine halbe Moderne und Frauen wie Hermine Edenhuizen kämpften für eine volle Moderne. Aber sie sah bereits die Krise der Familie durch den Druck dieser modernen Wettbewerbsgesellschaft gegen die familiären Werte zugunsten eines für die Wirtschaft verfügbaren „vollmobilen Singles" (U. Beck). Als Ausdruck dieser familienfeindlichen Tendenzen der modernen Entwicklung wurden sinkende Kinderzahlen befürchtet, was als Argument für den § 218 von den Frauenrechtlerinnen mit der Überzeugung bekämpft wurde, daß die natürliche Mütterlichkeit der Frau für eine „richtige" Kinderzahl sorgen würde. Sie wollten eine sich ergänzende und gleichberechtigte Partnerschaft der Geschlechter auf der Suche nach menschenwürdigen Lebensmöglichkeiten in der modernen Welt.

Mit der Überwindung der öffentlichen gesellschaftlichen Rollenungleichheit wurde der Rollenkonflikt der Geschlechter in der Wettbewerbsgesellschaft jedoch ins Private verlagert als persönlicher Beziehungskonflikt um die Form der individuellen Lebensgestaltung. Die Vereinbarkeit von Beruf und Familie ist das in den Privatbereich abgeschobene große Problem der modernen Lebensgestaltung geblieben. Hermine Edenhuizen sah diese Entwicklung bereits früh, wenn sie sich immer wieder mit der Beziehung der Geschlechter auseinandersetzt und für Eheberatungsstellen auch die Hilfestellung bei persönlichen Konflikten fordert[36].

Nach dem Erreichen der äußeren Gleichberechtigung appelliert sie gegen Ende ihres Lebens an die nächsten Frauengenerationen, den Kampf fortzusetzen als Kampf um „Sittlichkeit und Würde", um die Erhaltung der Familie. Sie sah die Risiken der modernen Entwicklung durch Aufgabe der gegenseitigen Verantwortlichkeit der Geschlechter. In ihrem Ringen um die weibliche Identität in der „Kulturaufgabe der Frau", in ihrem Ringen um die menschliche Würde der Geschlechter behielt sie ihre Kraft durch ihr Vorbild Helene Lange mit dem als Schülerin erhaltenen Wahlspruch:

„In der Beständigkeit liegt das Geheimnis des Erfolgs"

Heyo Prahm

---

35 Beck, U.: Die Risikogesellschaft. – Auf dem Weg in eine andere Moderne, edition Suhrkamp 1986, S. 161ff.
36 S. Schriftenverzeichnis. Nr. 13, 15, 17.

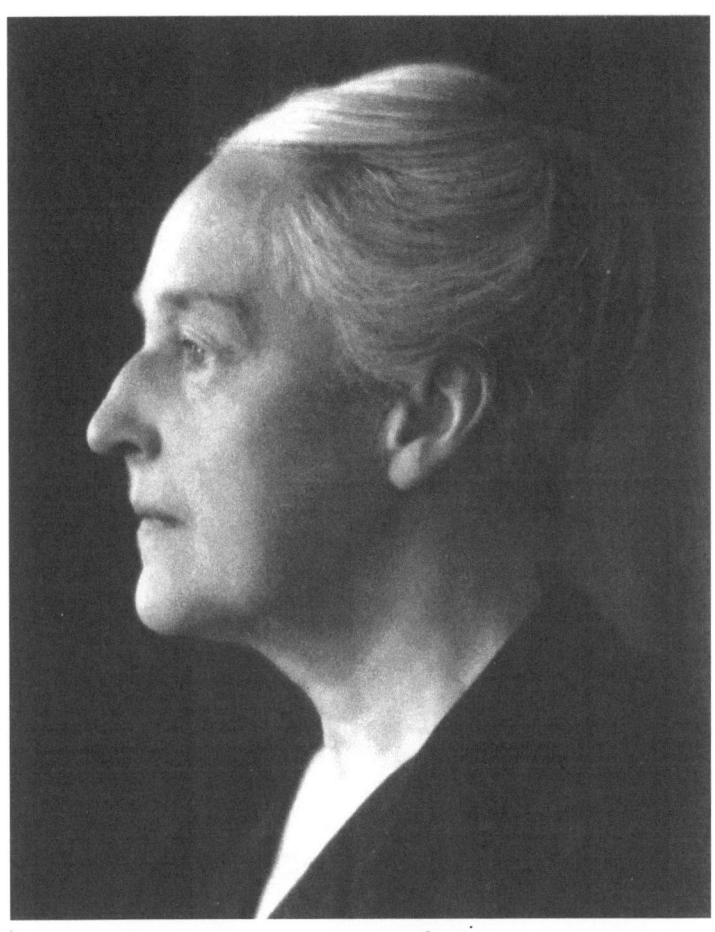

1872-1955
„In der Beständigkeit liegt das Geheimnis des Erfolgs" Dr. med. Hermine Heusler-Edenhuizen.
Der von Helene Lange als Schülerin 1896 erhaltene Wahlspruch begleitete sie ihr Leben lang.

Verzeichnis der Schriften Hermine Heusler-Edenhuizen

Bei Abschluß ihrer Lebenserinnerungen 1954 in Hannover versuchte Hermine Heusler-Edenhuizen, ein Verzeichnis ihrer „Arbeiten" aufzustellen:

> „Bei der Kapitulation sind in Berlin meine Praxisbücher alle verbrannt und mit ihnen die Sonderdrucke von einigen Arbeiten. So kann ich einige nur summarisch angeben und andere mit ungenauem Titel aus der Erinnerung. Meine Lebensarbeit war der Kampf gegen das Kindbettfieber, das ich in meiner Praxis überwunden hatte."

Durch die Auswertung des Nachlasses und weitere Nachforschungen konnte ein wesentlicher Teil des publizistischen Wirkens verzeichnet werden. Es fehlen bisher nähere Hinweise auf eine Arbeit über die Blutserumreaktion (1905) sowie die Artikel gegen Angriffe auf die Frau als Ärztin aus der Zeit von 1910-14. Die Publikationen erschienen zunächst unter ihrem Geburtsnamen Hermine Edenhuizen, die Dissertation noch unter Harmina E., nach ihrer Heirat 1912 dann unter dem Doppelnamen Heusler-Edenhuizen.

Medizinisch-wissenschaftliche Publikationen

1. 1903   Über Albuminurie bei Schwangeren und Gebärenden.
   Inaugural-Dissertation, Bonn, 1903

2. 1905   Ein bemerkenswerter Fall von Magentetanie. Archiv
   für Verdauungskrankheiten 11, 1905, 333-345

3. 1906   Über einen Fall von Polymyositis bei akuter Polyarthritis.
   Dt. Archiv f. klin. Medizin. 1906, 14-30.

4. 1916   Ätiologie und Therapie des Pruritus vulvae et ani.
   Münch. Med. Wschr. 1916.

5. 1924   Eine unbeachtete Ursache des Puerperalfiebers.
   Zentr. bl. f. Gyn. 1924, Nr. 45, 2472-2474

6. 1949   Zur Frage der Verhütung der Schwangerschaftsstreifen.
   Dt. Med. Wschr. 74, 1949, 247-248.

7. 1949   Neuralgie als häufige Ursache der „Kreuzschmerzen"
           der Frauen. Dt. Med. Wschr. 74, 1949, 1338-1339.
8. 1952   Ein Beitrag zur praeventiven Medizin des Praktischen
           Arztes. Dt. Med. Wschr. 77, 1952, 817-818
           (zum Problem Kindbettfieber).

Sozial-politische Publikationen

9. 1924   Zum § 218 des StGB. Soziale Praxis 1933, Nr. 32, 1924,
           649-652.

10. 1924   Zum § 218 des StGB. Vjschr. Bd. dt. Ärztinnen 1,
           1924, 30-33 (war in veränderter Fassung abgedruckt
           in Soziale Praxis 1924, Nr. 32).

11. 1924   Was wir wollen! Vjsch. Bd. dt. Ärztinnen 1, 1924,
           S. 1

12. 1925   Erfahrungen und Wünsche einer Frauenärztin. In:
           Die körperliche Ertüchtigung der Frau. Herbig-
           Verlag, Berlin 1925, 26-29 (Vortrag auf der ersten
           öffentlichen Tagung für die körperliche Ertüchtigung der
           Frau, veranstaltet vom Bund Deutscher Frauenvereine).

13. 1927   Ehefragen – zum Programm der Eheberatungsstellen
           Vjschr. Bd. dt. Ärztinnen 3, 1927, 5-8.

14. 1927   Kampf um das eigene Kind. Berliner Tagebl. Nr. 176
           vom 14.04.1927.

15. 1928   Die sexuelle Not unserer Jugend. Die Frau 35, 1927/1928,
           605-611.

16. 1928   Der Bund Deutscher Ärztinnen. Die Studentin 4, 1928,
           106-109.

17. 1928   Eheberatungsstellen. Soziale Praxis 37, 1928, 184-188.

18. 1928   An die Mitglieder des Bundes Deutscher Ärztinnen. Monatsschrift Deutscher Ärztinnen 1, 1928, 1 (Umwandlung der Vierteljahresschrift in eine Monatsschrift).

19. 1928   Die Höhere Tochter von dazumal und Helene Lange. Festnummer des Nachrichtenblatts des Bundes Deutscher Frauenvereine: Helene Lange Zum Achtzigsten Geburtstag – Am 9. April 1928 –

20. 1928   Helene Langes Bedeutung für die Ärztinnen. Mschr. Dt. Ärztinnen 4, 1928, 56-57

21. 1928   Was lehrt der Primanerstreik? Die Frau 35, 1927/28, 437-439 (Gymnasiasten streiken gegen die schulärztliche Untersuchung durch eine Ärztin).

22. 1930   § 218, ein Produkt vermännlichter Kultur. Mschr. Dt. Ärztinnen 6, 1930, 252-255.

23. 1931   § 218 vom Standpunkt der Frau, Dt. Ärztebl. 9, 1931, 173-174.

24. 1953   Das Kind war viel zu groß – wie ich die erste Fachärztin Deutschlands wurde. Der Deutsche Arzt 3, 1953, 287-291.

25. 1954   Noch einmal: „Mangelware Schwestern". Ärztliche Mitteilungen H. 16 vom 21.8.1954, 548.

26. 1954   Schwester 1902 – Putzfrau, Ärztliche Mitteilungen 1954, 783-784 (kontroverse Diskussion mit M. Kaehler).

27. 1956   Vor 50 Jahren. Der dt. Arzt 6, 1956, 135-137, (Teilabdruck aus den Erinnerungen, verbunden mit einem Nachruf der Redaktion.)

Stellungnahmen, Eingaben, Ansprachen

28. 1902   Zus. m. Gertrud Roegner, Elisabeth Cords, Hildegard Lindner, Hedwig Meischeider: Petition an den Preußischen Kultusminister.
In: Kaufmann, Ella, Die Vorgänge an der Universität Halle. Zentralblatt des Bundes Deutscher Frauenvereine 3, 1902, 157-158 und in: Lange, Helene: Zur Kalamität des Frauenstudiums. Die Frau 9, 1902, 243-247.

29. 1924   Rundschreiben: „Sehr geehrte Kollegen!"
(Bekanntmachung der Gründung des Bundes Deutscher Ärztinnen) 1 S.

30. 1924   „Ladies and Gentleman!" (Ansprache auf dem Kongreß der „Medical Womens International Association" 1924 in London, 1/2 S.)

31. 1927   Dr. Franziska Tiburtius (Ansprache für den Bund Deutscher Ärztinnen zum Tode von Dr. Franziska Tiburtius, hschr. 5 S.)

32. 1927   Dr. Franziska Tiburtius (Für die Monatsschrift Deutscher Ärztinnen, dort jedoch nicht publiziert, mschr. 4 S.)

33. 1928   Eingaben an die Reichseisenbahndirektion Stettin zwecks Zulassung von Ärztinnen als Bahnärztinnen sowie an die Reichsversicherungsanstalt für Angestellte zwecks Zulassung von Bahnärztinnen als „Vertragsärztinnen". Verfaßt als Vorsitzende des Bundes Deutscher Ärztinnen. Quelle: Dokumentation „Ärztinnen" des Instituts für Geschichte der Medizin, Berlin, Ausdruck vom 22.10.1993 (unveröff.).

34. 1928   Ansprache und Begrüßung der Teilnehmer der Tagung des Bundes Deutscher Ärztinnen in Bamberg, September 1928. (hschr. 4 S.)

35. 1930   Eingabe an den Strafrechtsausschuß des Reichstages zur Abschaffung des § 218. Zusammen mit 360 Großberliner Ärztinnen Sommer 1930.

Quelle: Dokumentation „Ärztinnen" des Instituts für Geschichte der Medizin, Berlin, Ausdruck vom 22.10.1993 (unveröff.)

36. 1932 Gutachten – erstattet als Gegengutachten auf Veranlassung des Vereins Badischer Lehrerinnen. ADLV – Deutsche Lehrerinnenzeitung 49, 1932, 159-162 (Problem der Minderbezahlung von Lehrerinnen gegen durch männliche Gutachter behauptete geringere weibliche Leistungsfähigkeit)

37. 1932 Gutachten über höhere Belastbarkeit und höheren Krankenstand von Lehrerinnen. Ärztin 8, 1932, 161ff.

Im Nachlaß finden sich noch weitere 30 maschinen- und handschriftliche Manuskripte, meist für Vorträge von z.T. erheblichem Umfang. Neben Themen zur Sexualaufklärung finden sich auch Arbeiten über die „Kameradschaftsehe", die Zusammenarbeit von Frauen und Männern in den akademischen Berufen, 1926 die Überlegung, ob der Bund die Vorarbeiten für den Entwurf eines Sexualgesetzes in Angriff nehmen solle, 1947 und 1949 Vortrag vor Emder Primanerinnen über ihr Leben, 1949 ein Rundfunkvortrag über geschlechtliche Erziehung und noch 1953 ein Vortrag in Celle über den § 218. In einem umfassenderen Sinne können auch die Arbeiten ihres Mannes Otto Heusler als Ausdruck der Vorstellungen von Hermine Heusler-Edenhuizen angesehen werden.

Publikationen von Otto Heusler

38. 1925　　Der Antisemitismus im Hochgebirge und seine Abwehr. Zeitschrift „Hilfe" Nr. 12 v. 15.06.1925 (Aufruf zum Eintritt in den neuen „Deutschen Alpenverein Berlin")

39. 1926　　An die Mitglieder der Sektion des D. u. Oe. Alpenvereins. Betr. den Ausschluß von Mitgliedern der Sektion Berlin mit Rücksicht auf ihre Zugehörigkeit zum Deutschen Alpenverein Berlin. Rundbrief vom 01.10.1926

40. 1926　　Die Frau im Arztberuf. Tägliche Rundschau Berlin 28.07.1926

41. 1927　　Ethik in den Bergen. Berliner Tageblatt 04.09.1927

42. 1927　　Die Rückwirkung der Frauenertüchtigung auf die Ehe. (Argumentation für die Berufstätigkeit der Frau) Tägliche Rundschau Berlin, Jan. 1927

43. 1927　　Rassenhygiene und Beamtenpolitik
Dt. Lehrerinnenzeitung Nr. 3, 1927 (Kritik der Forderung nach Ausschluß von Frauen aus Beamtenberufen)

44. 1928　　Unberechtigt ausgeschlossen. Grundsätzliches zum Alpenvereinsstreit. Vossische Zeitung v. 07.02.1928

45. 1930　　Kampf gegen § 218. 360 Großberliner Ärztinnen appellieren an den Reichstag. Vossische Zeitung Berlin, 31.5.1930

46. 1932　　Der Beruf der Ärztin im Lichte „nationaler, sozialer und ethischer Erkenntnis." Dt. Ärzteblatt Nr. 20/21 (1932). Sonderdruck. (Erwiderung gegen Forderung nach Ausschluß der Frauen vom Arztberuf wegen der angeblichen „Vernichtung des Lebensraums Familie" durch die Berufstätigkeit der Frau)

47. 1932　　Kampf oder Unterordnung –
Helene Lange zum Gedächtnis. Dt. Lehrerinnenzeitung Nr. 15, 1932. (Kritik der Unterstützung frauenfeindlicher Parteien durch Frauen)

Verzeichnis der von Hermine Edenhuizen erwähnten Namen

Althoff, Friedrich (Min. beamter)	46
Bäumer, Gertrud	105; 126
Baum, Marie	54; 55; 82; 105; 112; 126
Beckmann, Emmy	126
Bender, Clara	43
Bischof, Theodor, Prof.	43
Bleek, Margarete	72
Bleuler, Eugen	55
Blériot, Louis	124
Bluhm, Agnes	107
Borst, Prof.	80
Bumm, Prof.	62; 121
Busse, Oberst	131
Busch, Frida	43; 48; 51; 53; 55; 56; 57; 60; 61; 62; 72; 73; 77; 78; 80; 87; 90; 157
Cords, Elisabeth	59
Corssen, Peter, Prof.	44; 80; 130
Darwin, Charles	37
Davidson, Erzbischof v. Canterbury	149
Dorsch, (Maler)	77
Duensing, Frida	55; 112; 126; 127
Düring, Gerd	108
Durand-Wever, Anne-Marie	147; 156
Ebert, Friedrich	133; 134; 144
Eckstein, Ernst	77
Finsen, Niels, dän. Arzt	79
Frapan, Ilse	55
Frenssen, Gustav	78; 87; 90
Freytag, Katharina	61
Freytag, Thekla	43; 44
Friedensburg, Pol. präs.	132
Fritsch, Heinrich, Prof.	67; 73; 80; 84; 113
Gaule, Prof. Physiologie, Zürich	55
Göbbels	153
Hacker, Agnes	90
Hagen von dem, Marie Luise	36; 90
Hennemann, Karl	98

Herlyn, Geeske	38
Hertwig, Prof.	51
Heusler, Otto	87; 89; 90
Heusler-Edenhuizen, Hella	103; 105; 106
Heusler-Edenhuizen, Werner	105; 106
Heyl, Hedwig	35
Hindenburg	131; 144
Hitler	151; 152
Höber, Priv. Doz.	55
Hoffmann, Oberin	110
Huch, Ricarda	55
Jadasson, Josef, Prof.	78; 79; 151
Kant, Immanuel	37
Knoop, Anna	107
Köster, Prof.	69
Krönig, Prof.	85; 115
Lange, Helene	36; 40; 43; 44; 46; 49; 53; 56; 75; 90; 103; 105; 125; 126; 137; 149; 157; 158
Langsdorf, v., Toni	147
Liebknecht, Karl	132; 133
Lindner, Hildegard	59
Lovejoy, amerik. Ärztin	147
Ludendorff	131
Lüders, Marie-Elisabeth	126
Luxemburg, Rosa	132; 133; 142
MacDonald, Isabel	147
MacDonald, Ramsay	147
Mecready, engl. Ärztin	147
Mehring, Prof.	62
Meyer-Wedell, Lilly	147
Miericke (Konditor)	95
Mittelstaedt, Anni	43
Morawitz, Maria	55
Moser	55
Naumann, Friedrich	133
Nernst, Prof.	60
Nihitits, Otto	98
Papen, v., Franz	151; 152
Pflüger, Prof.	68

Pilger, Schulrat	46
Rabinowitsch-Kempner, Lydia, Prof.	147
Rachow, Oskar	98
Reifferscheid, Prof.	81
Reuss, Prinzessin	66
Roux, Prof.	56
Ruge, Karl	121
Schebest, Agnes	102
Scheidemann, Philip	134
Schleiden, Prof.	44
Schlossmann, Prof.	77; 82
Schmidt, Adolf, Prof.	77
Schröder, Prof.	72
Schulze, Friedr. Wilhelm, Prof.	74
Sering, Geheimrat	78
Sharlieb, engl. Ärztin	147
Stöckel, Geheimrat	143
Strauß, David Friedrich	25; 36; 87; 102
Sudek, Chirurg	66
Thullier-Landry, frz. Ärztin	149
Tiburtius, Franziska	107; 149
Treuge, Margarete	126
Turnau, Laura	147
Üxküll, v., Studentin	55
Victoria, Queen	107
Virchow, Hans	51
Virchow, Rudolf	35
Vogeler, Heinrich	77
Waldeyer, Wilhelm	49
Wied, Prinzessin	112
Wilkens, (Maler)	77
Zedlitz-Trütschler, Graf v.	129
Zeppelin, Ferdinand, Graf v.	125

Zeittafel Hermine Edenhuizen

1872	16. 3. Geburt der Harmina Egberta Edenhuizen auf Burg Pewsum/Ostfriesland
1881	Tod der Mutter
1889	Pensionserziehung in Berlin
1893	Erster Briefkontakt mit Helene Lange
1894 - 98	Gymnasialkurs bei Helene Lange in Berlin
1896	Tod des Vaters
1898	Studienbeginn in Berlin
1898 - 99	Wintersemester in Zürich
1900	Physikum in Halle
1900 - 1903	Klinisches Studium in Bonn
1901 - 1902	Wintersemester in Halle
1901	Brief von Helene Lange
1902	Krankenschwester in Hamburg-Eppendorf
1903	Staatsexamen u. Promotion in Bonn
1903 - 1905	Volontärärztin in Bonn, Dresden, Bern, Göttingen
1906	Erste etatmäßige Assistentin Deutschlands an der Frauenklinik Bonn
1909	Anerkennung als Spezialärztin für Frauenheilkunde und Geburtshilfe
	Niederlassung in Köln, dann Berlin
1912	Heirat mit Dr. med. Otto Heusler
1914 - 1918	I. Weltkrieg
1924	Gründungsvorsitzende des Bundes deutscher Ärztinnen
1933 - 1936	Auflösung des Bundes deutscher Ärztinnen
1938	9. 11. Reichsprogromnacht
1943	Tod von Otto Heusler (9.5.1868 - 6.1.1943)
1945	März Beerdigung der Schwester Helene in Norden/Ostfr.
1945 - 1950	Wohnsitz und Praxis in der Neuen Burg Pewsum
1952	Wiederentstehung des Deutschen Ärztinnenbundes
1954	Abschluß der „Erinnerungen"
	Verkauf der Alten Burg Pewsum
1955	26. 11. Tod in Berlin
1996	Veröffentlichung der „Erinnerungen"

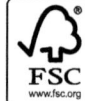

If you have any concerns about our products,
you can contact us on
ProductSafety@springernature.com

In case Publisher is established outside the EU,
the EU authorized representative is:
**Springer Nature Customer Service Center GmbH
Europaplatz 3, 69115 Heidelberg, Germany**

Printed by Libri Plureos GmbH
in Hamburg, Germany